処方箋の なぜ を病態から 推論する

著 宇高 伸宜・岸田 直樹

病態がわかると
**服薬指導が
変わる！**

じほう

はじめに

　私は，北海道札幌市に本社を置く株式会社サンクール あしたば薬局グループに所属する，ごく一般的な調剤薬局勤務の薬剤師です。共著である医師・岸田直樹先生のお力添えがあり，本書を出版させていただく運びとなりました。

　経歴として，神経内科単科の病院に6年勤務した後，現グループ薬局に移りました。数年の経験後，大学病院前に新規出店する調剤薬局の管理者を任されましたが，多くの疾患や病態を理解できていなかった私は，初回問診票に記載された疾患名や，処方内容，処方意図などに関しても知識のなさを痛感しました。

　そこで，当時一緒に働いていた同僚の薬剤師たちとともに，受けた処方箋の薬や疾患について調べてまとめ，互いに勉強しあうことにしました。また，それを医薬品情報（DI）の社内情報紙として毎月グループ全店に配信することで，「忙しいから作れなかった」という逃げ道を断ちました。当然，業務中には作業を完結できないので，プライベートの時間も平日はできるだけ社内DI情報紙の作成に充てるようにし，続けるのがつらいときもありましたが，以前はわからなかった症例が少しでも理解できるようになっている自分を実感でき，継続することの必要性を感じました。

　本書はこの社内DI情報紙をベースに構成されています。各ケースの表題は，薬剤師が処方箋を受けた際に思い浮かべる最初の"疑問"となっています。そして処方箋の内容と，患者さんから聞き取りした内容や問診票・アンケートの情報から一つの答えを導き，実際に私が感じた感想やその後の関わり方を述べています。この部分だけでも各ケースの概要を把握していただけると思いますが，"疑

問"を解決するためにもっと情報を掘り下げ，処方された薬や疾患について順を追って解説した後，調剤薬局での患者対応の一例を会話形式で記載し，最後に岸田先生からコメントをいただいています。これは医師の視点や考えに触れることのできる貴重な機会と思います。また，必要に応じて「One More Lecture」として応用的な解説も加えています。

　本書で解説しているケースは大学病院前の調剤薬局で受けた処方箋であり，他の薬局ではそれほど多く遭遇する症例ではないかもしれません。ですが，これからの薬剤師のあり方を考えた際に，より臨床的な知識を増やし，どのような疑問をもち，どのように解決していくか？ という思考過程が非常に重要で，これはただ参考書を読むだけでは身につきにくく，他者の思考過程を知ることで得られるものだと思います。本書ではその思考過程を順序立てて解説しました。自分自身の"薬剤師力"アップのために，あるいは新人教育のツールや症例検討会の材料として，研修担当の方にも役立てていただける一冊ではないかと考えております。

　一人でも多くの患者さんから「薬剤師がいてよかった」と言ってもらえる，そのために本書が少しでもお役に立てれば幸いです。

株式会社サンクール あしたば薬局グループ
宇高 伸宜

処方を解析するだけはもうやめよう！
病態を踏まえた患者ごとのアプローチを

　調剤がメインの薬局業務をしている薬剤師がどのように患者に臨床的に関われるか？　これは医師からみても難題だ。国が作り上げたこのようなシステムで，医療者が，機械以上の能力で，しかも人として関わるのは"無理である"と言い切ってしまってもいいのかもしれない。そこに調剤士としての仕事はあれど，薬剤師としての仕事はやっぱりないのかもしれない。医薬分業により，良くも悪くもそのような医療システムのなかに薬剤師が投げ込まれ，多くの薬剤師は調剤士と化してきた。好きでやっているわけではないという声を近年よく聞くようになってきた。しかし，変化を求められているいまでも，多くの調剤メイン薬局は処方箋をにぎりしめ，そこから脱却できずにもがいている。

　そのようななか，人としての臨床的な関わりが極めて困難な現状においても，一人ひとりの患者に処方箋からその病態に迫り，アプローチしようと試みている薬剤師に私は出会った。それが本書の著者である。1日何枚の処方箋をこなしたか？　が薬剤師の日常のもっぱらの話題で，そのノルマをこなせたかが日々の目標となっているなか，目の前を通り過ぎていくはずの処方箋の一枚一枚を大切にし，処方箋から見えてくる患者の病気をその病態から診断，治療，経過まで勉強し，患者対応へ活かしていた。

　処方箋から病気の治療薬を調べている薬剤師は多い。しかし，著者の学びの深さは医師から見てもびっくりするほど深い。少なくともその領域に関して専門としていない医師のレベルは間違いなく超えている。処方箋からどのような病気に出されているか？　を読み解くレベルの処方解析はよく見かける。しかし，その病気を単なる

ガイドラインの治療と照らし合わせて確認するなどということではなく，病態生理を踏まえ，診断から治療経過までの深い学びを得ようとしている薬剤師にはそう出会えなかった．

　本書から多くの薬剤師に知ってほしいことは，日々の業務で何となく通り過ぎるであろう一枚の処方箋から，ここまでの知識を学ぶことができるということだ．ここは医師としても頭が上がらない．そして何より，その深い知識があるからこそ，その処方箋を持った患者に，病態生理を踏まえた患者ごとのきめ細やかな対応ができている．

　本書のもう一つの大きな特徴は，その深い知識を踏まえて，どのように患者対応に当てはめるか？　を対話形式で臨場感ある形で再現しているところであろう．処方解析はできても，結局は副作用の説明くらいしかできていないことが少なくないであろう．そりゃそうである．仮に患者の病名が推測できたところで，その病態を踏まえた治療経過までの知識がないと，目の前の患者ごとに薬以外の注意事項，受診勧奨のタイミングなどを説明することは不可能である．処方を解析するだけではなく，その処方の理由となる病気を病態から把握し，さらに病期ごとの治療経過を知っていて初めて，目の前の患者に的確なアプローチが可能となろう．つまり，処方解析で満足しているようであれば，そこに人はいらない．患者ごとの病態も推論したうえでの的確なサポート，何よりコミュニケーションが求められている．「処方解析」から「処方推論」へと新たな薬剤師になろう．

　改めて確認するが，本書はいままでにあるような，あらゆる処方から病名などを解析するものではない．本書に出てくるケースの数でそれをカバーできているとは到底思わない．本書の目的はそのような点にあるのではなく，一枚の処方箋から薬剤師もここまで病態を踏まえた学びを得ることができること，そしてその勉強の仕方・情報の調べ方，さらにはそのまとめ方を紹介した本である．また，

その知識を踏まえて，目の前の患者にどのような形で人としてのコミュニケーションにつなげるか？を実践的に紹介している。それが本書の大きな特徴であると感じる。

　日々学び続ける優秀な臨床医は，臨床の素朴な疑問をClinical questionとして文章化し，それを適切な一次資料や二次資料で調べ，批判的吟味をし，目の前の患者にその情報を活用するという同じステップを日々踏んでいる。ここで最も大切なステップは，得られた情報をいかに上手に患者に活用できるか？であり，ここは教科書やガイドラインには書かれていない。知識があってもそれが患者に活かされていないのであれば，やはり意味はない。
　優秀な臨床医ならば，分厚い教科書を1ページ目から開き読破していることはまずない。本書のように患者ごとに発生する日々のClinical questionを大切に，それを一つひとつ丁寧に調べ，目の前の患者に調べた結果を当てはめていく作業を淡々と繰り返し蓄積している医師なのだ。臨床で真に活躍する薬剤師も同じであろう。目の前に来る処方箋をただ枚数合わせの一つとしてこなすのではなく，その処方から見えてくる患者背景，何よりそこから生まれる日々のClinical questionを無視しない姿勢を忘れてはいけない。さらに，本書のようにそこから病態を踏まえて深く学び，目の前の患者説明，コミュニケーションに活かしていく，この作業を日々繰り返している薬剤師こそが，機械には代替できない新しい時代の薬局薬剤師の姿として見えていると感じる。

総合診療医・感染症医／北海道科学大学薬学部 客員教授
岸田 直樹

本書の読み方 5 ステップ！

本書は Case 1 〜 30 まで
興味をもったケースから読むことができます

Step 1 ▶▶▶ 処方箋と患者情報

> **3**
> 難易度 ★★★☆☆
>
> ## 若年女性にコルヒチンが処方…連日服用！？
>
> **処方箋（内分泌科）／ 26 歳女性**
>
> | Rp.1 | コルヒチン錠 0.5mg | 1回2錠（1日2錠） |
> |---|---|---|
> | | 1日1回 朝食後 | 14日分 |
> | Rp.2 | ウルソデオキシコール酸錠（ウルソ®）100mg | 1回1錠（1日3錠） |
> | | 酪酸菌製剤（ミヤ BM®錠） | 1回2錠（1日6錠） |
> | | 1日3回 毎食後 | 14日分 |
> | Rp.3 | エソメプラゾールカプセル（ネキシウム®）10mg | 1回1Cap（1日1Cap） |
> | | 1日1回 夕食後 | 14日分 |
> | Rp.4 | ラメルテオン錠（ロゼレム®）8mg | 1回1錠（1日1錠） |
> | | 1日1回 就寝前 | 14日分 |
>
> 【わかっていること】
> ・新患，26 歳女性。歩行は足をかばう素振りがなく，痛風発作ではなさそう。
> ・コルヒチンが頓服ではなく連日で処方されていることも痛風発作ではないことを示唆している。

💬 処方意図や患者さんの病態を考えてみましょう

Step 2 ▶▶▶ 解説

💬 この症例の疾患・病態や薬の知識がグッと深まります！

> **ANSWER**
>
> ▶ 病名は「家族性地中海熱」。発熱，腹痛，胸痛，関節痛を繰り返すのが特徴です。
>
> **解説の前に　今回のケースを振り返って**
>
> 家族性地中海熱は，初めて聞いた疾患名でした。調べてみてわかったのは，コルヒチンの長期服用による影響や，リスクはあるが妊娠・出産は可能ということでした。発作を抑えるために長く薬とつきあっていかなければならない疾患ですから，患者さんの副作用に対する不安や，女性の場合は年齢も考慮して妊娠・出産に関する質問にもきちんと答えられるように理解を深めることができてよかったと思います。
>
> ### ▶ 家族性地中海熱とは？？
>
> 地中海沿岸の人々や中近東に遺伝的起源をもつ人（ユダヤ人，トルコ人，アルメニア人）が発症することの多い疾患で，2009 年には日本でも約 300 人の患者がいると推定されています[1]。

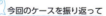

Step3 ▶▶▶ この症例にはこんな対応を (Case ① ~ ⑳)

若年女性にコルヒチンが処方…連日服用！？

この症例にはこんな対応を

薬剤師 今日はコルヒチンという薬が出ています。医師から尿酸値の話はありましたか？
患 者 いいえ。
薬剤師 では、どこかに痛みがあったり、熱が出たりといった症状で受診されたのでしょうか？
患 者 はい。定期的に熱と腹痛を繰り返すので、いろいろな病院にかかりました。今回、やっとですが難しい病名を言われました。

❶ 毎日服用で処方されているので、痛風とは関連ではないと思いますが、一応確認しましょう。

❷ 痛風発作以外では、2016年9月に適応追加となった家族性地中海熱、またはコルヒチンの適応外使用と考えられます。確定診断は専門医が行う場合が多いので、総合病院などでは上で述べたように診療科も参考になります。

❸ 家族性地中海熱の典型的症状です。第一選択薬のコルヒチンが処方されていることより、「家族性地中海熱」

患者さんへの説明や質問のコツがつかめます！

Step4 ▶▶▶ 医師が教える処方のとらえ方 (Case ① ~ ⑳)

医師が教える 処方のとらえ方

家族性地中海熱はまれな疾患ですが、総合診療医を中心にその病名が知られるようになり、いままで診断されてなかった患者さんが適切に診断され治療されるようになっています。そのため、大学病院や大きな総合病院でフォローされている患者さんに出会う頻度は増しているでしょう。しかし、家族性地中海熱の確定診断は遺伝子検査を行うなど簡単ではないため、熱の原因がわからない（いわゆる不明熱の）患者さんでとりあえずコルヒチンやステロイドが処方されていることも見かけます。そのような患者さんでは副作用が起こることは極力避けたいですので、遺伝子検査がされずに疑いとして処方されている場合には副作用が発生していないか細心の注意を払うようにしてください。

Dr. 岸田からの実践的アドバイスが日々の薬局業務に役立ちます！

Step5 ▶▶▶ One More Lecture

One More Lecture

▶ **家族性地中海熱に対するステロイドの効果**

　一般的にこのような炎症が主体となる病気にはステロイドが有効ですが、家族性地中海熱はステロイドがほとんど効かないという特徴があります。確定診断される前はステロイドが漠然と処方されるといったケースもあるようです。
　ただし、発熱期の長引く筋痛（5日間続いたり、何もできなくなるほど痛い、など）に対してはステロイドで速やかな改善が得られる場合があるため、家族性地中海熱の患者にステロイドが処方される場合もあります。

知っておきたいプラスアルファの情報を得られます

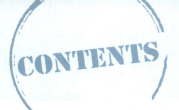

症例の難易度を★で表しています

- はじめに　　　　　　　　　　　　　　　　　　　　　　　　　　iii
- 病態を踏まえた患者ごとのアプローチを　　　　　　　　　　　　v
- プロローグ　薬局薬剤師としての思考過程を磨くために　　　　　xiv

Case ①〜⑳ 病態の理解から服薬指導までしっかり解説

1	がん患者にパンビタン®…単なるビタミン補給？	★	1
2	乳がん治療薬とともに処方されたデノタス®チュアブル配合錠って？	★★	9
3	若年女性にコルヒチンが処方…連日服用！？	★★★	19
4	抗がん薬服用中の患者にレボフロキサシンを処方…？	★	27
5	食道アカラシアの患者——ニフェジピンとニトログリセリンを処方…？	★★★★★	39
6	歯科治療中の授乳婦——副鼻腔炎にガレノキサシンを処方？	★★	47
7	大腸がん患者に対してなぜ牛車腎気丸を処方？	★	63
8	抗菌薬が2剤処方…同時服用と説明して大丈夫？	★★	77
9	歯科からアモキシシリン 250mg を 8Cap…1回分で処方？	★★★	93
10	メサラジンの錠剤から腸溶錠に変更された潰瘍性大腸炎患者…なぜ？	★	107
11	産婦人科からニフェジピン徐放錠が処方…妊娠高血圧？	★★★★★	123
12	尿管結石の患者に食事からカルシウム補給の指示？	★★★	139
13	多剤併用の CKD 患者——処方から注意すべきポイントは？	★★	155
14	バセドウ病にカリウム製剤…その理由と注意点は？	★★★★	175

15	肝障害の患者にカナマイシンを処方…？	★★★	186
16	婦人科から月経不順でカベルゴリンが処方…？	★★★★	195
17	u-Alb 値，Alb/Cre 比って？ シルニジピンが追加された理由は？	★★	205
18	婦人科から男性に処方…受診理由，処方目的は？	★	219
19	多発性嚢胞腎の患者にカンデサルタンのみ処方…？	★★	231
20	亜鉛欠乏で酢酸亜鉛が処方…説明の注意点は？	★	241

Case ㉑〜㉚ コンパクトにポイントを押さえて解説

21	アシクロビル＋シメチジン＋葛根湯 ＝単純疱疹のウイルスに対抗？	★★	252
22	不妊治療のために抗がん薬を処方…？	★	256
23	デキサメタゾンは吐き気止めとして…？	★	262
24	鉄剤の併用注意，どこまで指導する？	★	266
25	精神科からメコバラミンが処方…？	★★★	271
26	関節痛を訴える患者になぜシメチジン？	★★	275
27	3歳の子どもにレボドパが処方… パーキンソン病の薬で検査って？	★★★★	279
28	生理食塩液を点鼻で処方！？	★	284
29	抗パーキンソン病薬のトリヘキシフェニジルが 処方される痙性斜頸って？	★★	288
30	リウマチ治療にビオチン，どんな効果があるの？	★★★	294

○ 索引　　　　　　　　　　　　　　　　　　　　　　　　　　299
○ 著者プロフィール　　　　　　　　　　　　　　　　　　　　305

> 疾患・病態や薬剤から引きたい方はここからわかります

知りたいことインデックス

Case	タイトル（一部）	診療科	症例
1 (p.1)	がん患者にパンビタン®〜	呼吸器内科	70歳男性
2 (p.9)	乳がん治療薬とともに〜	乳腺内分泌外科	67歳女性／48歳女性
3 (p.19)	若年女性にコルヒチン〜	内分泌科	26歳女性
4 (p.27)	抗がん薬服用中の患者〜	消化器内科	64歳男性
5 (p.39)	食道アカラシアの患者〜	消化器内科	39歳男性
6 (p.47)	歯科治療中の授乳婦〜	耳鼻咽喉科	35歳女性
7 (p.63)	大腸がん患者に対して〜	消化器内科	73歳女性
8 (p.77)	抗菌薬が2剤処方〜	呼吸器内科	34歳女性
9 (p.93)	歯科からアモキシシリン〜	歯科	75歳女性
10 (p.107)	メサラジンの錠剤から〜	内科	30歳男性
11 (p.123)	産婦人科からニフェジピン〜	産婦人科	39歳女性
12 (p.139)	尿管結石の患者に〜	耳鼻咽喉科	39歳女性
13 (p.155)	多剤併用のCKD患者〜	内科	79歳女性
14 (p.175)	バセドウ病にカリウム〜	内分泌内科	51歳男性／52歳女性
15 (p.186)	肝障害の患者に〜	内科	67歳男性
16 (p.195)	婦人科から月経不順〜	婦人科	36歳女性
17 (p.205)	u-Alb値，Alb/Cre比〜	内科	64歳女性
18 (p.219)	婦人科から男性に処方〜	婦人科	33歳男性
19 (p.231)	多発性嚢胞腎の患者〜	内科	39歳女性
20 (p.241)	亜鉛欠乏で酢酸亜鉛〜	歯科	65歳女性
21 (p.252)	アシクロビル+シメチジン〜	脳神経外科	56歳男性
22 (p.256)	不妊治療のために〜	婦人科	41歳女性
23 (p.262)	デキサメタゾンは吐き気〜	腫瘍内科	53歳女性
24 (p.266)	鉄剤の併用注意〜	産科	29歳女性
25 (p.271)	精神科からメコバラミン〜	精神科	19歳男性
26 (p.275)	関節痛を訴える患者〜	スポーツ医学診療科	62歳男性
27 (p.279)	3歳の子どもにレボドパ〜	小児科	3歳女児
28 (p.284)	生理食塩液を点鼻〜	耳鼻咽喉科	53歳男性
29 (p.288)	抗パーキンソン病薬〜	リハビリ科	45歳女性
30 (p.294)	リウマチ治療にビオチン〜	内分泌科	58歳女性

登場する主な疾患・病態	登場する主な薬剤
肺がん	ゲフィチニブ，ペメトレキセド，パンビタン®
乳がん，骨転移，骨粗鬆症，低・高 Ca 血症，副甲状腺機能低下症	デノスマブ，デノタス®チュアブル配合錠
家族性地中海熱，急性腹症，アミロイドーシス	コルヒチン
大腸がん，発熱性好中球減少症，敗血症	レゴラフェニブ，レボフロキサシン
食道アカラシア	ニトログリセリン，ニフェジピン
副鼻腔炎，授乳婦への薬剤投与	ガレノキサシン，ベポタスチン，オーグメンチン®
大腸がん，末梢神経障害，ホリナート，レボホリナート	牛車腎気丸，カペシタビン，オキサリプラチン
市中肺炎，ニューモシスチス肺炎，多発性硬化症	各種抗菌薬，フィンゴリモド，アマンタジン
感染性心内膜炎，ベーチェット病	アモキシシリン
炎症性腸疾患（潰瘍性大腸炎），薬剤性腸炎，C. difficile 感染症	メサラジン（錠，腸溶錠），サラゾスルファピリン，他の 5-ASA 製剤
妊娠高血圧症候群，切迫早産，絨毛膜羊膜炎，子宮頸管無力症	ニフェジピン，他の降圧薬，β刺激薬，硫酸マグネシウム，ピペリドレート，NSAIDs
尿路結石，甲状腺腫，シュウ酸が高くなる病態	アルファカルシドール，カルシウム製剤
慢性腎臓病（CKD），NSAIDs による腎障害	降圧薬，ビタミン D 製剤，高尿酸血症治療薬，沈降炭酸カルシウム，球形吸着炭，その他 CKD に使われる薬剤
バセドウ病，甲状腺中毒性周期性四肢麻痺，低 K 血症，代謝性アルカローシス，甲状腺クリーゼ	塩化カリウム，L-アスパラギン酸カリウム
高アンモニア血症，肝性脳症，門脈圧亢進	カナマイシン，ラクツロース，リファキシミン
高プロラクチン血症，月経不順	カベルゴリン，他のドパミン作動薬
糖尿病腎症，（尿検査），高血圧	シルニジピン，他の降圧薬
男性不妊症，無精子症，精索静脈瘤	トコフェロール酢酸，補中益気湯，クロミフェン
多発性嚢胞腎，腎嚢胞の感染症	各種降圧薬，トルバプタン
亜鉛欠乏，舌の不調，ウィルソン病	酢酸亜鉛（ノベルジン®），ポラプレジンク
単純疱疹，帯状疱疹，顔面神経麻痺	アシクロビル，シメチジン，葛根湯
不妊症	ホルモン療法薬，レトロゾール，クロミフェン
抗がん薬による悪心・嘔吐	デキサメタゾン，アプレピタント
鉄剤と制酸薬の併用	フマル酸第一鉄，他の鉄剤，酸化マグネシウム
睡眠障害	メコバラミン，ラメルテオン
関節痛，石灰沈着性腱板炎	シメチジン
成長ホルモン分泌刺激試験，低身長症	インスリン，アルギニン，レボドパ，クロニジン
耳管開放症	生理食塩液，加味帰脾湯
ジストニア，痙性斜頚	トリヘキシフェニジル，ボツリヌス毒素製剤
ビオチン欠乏症	ビオチン

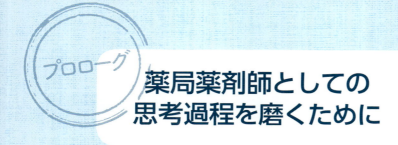

▶ 処方箋の「なぜ」を突き詰めて考える

　序文でも触れましたが，勤務先の調剤薬局で受け付ける処方箋の「なぜ？」の多さが，社内のDI情報紙を作成する発端でした。来局してくれる患者さんに少しでも有用な情報を提供し，副作用などを未然に防ぐために，そして次にやって来る同じ処方・同じ疾患の患者さんには初回から病態や治療方針なども理解している状態で薬の説明ができるように…と考えてDI情報紙の作成を始めたわけですが，次第に自分が勤務する店舗だけではなく，系列のどの薬局でもどの薬剤師でも必要な情報になると考え，社内DI情報紙として毎月配信することとしました。

　情報をまとめる際には，一般的な中堅薬剤師が処方箋を受けてから感じる「なぜ？」を明確にして，そこから「何がわからないのか？」，「何を調べるべきか？」，「何を知っておくべきか？」，「今後どのような点に注目して患者さんと関わるべきか？」について，順を追って解説していくスタイルとしました（本書も同じ構成ですが，さらに情報を掘り下げています）。

　薬や疾患に関する情報は基本的にインターネットで調べましたが，情報の発信源には注意しました。最もよく参考にしたのは，専門クリニックの医師が解説するWebサイトと，各種学会が作成しているガイドラインです。特にがん領域は，ガイドラインやレジメンが更新される頻度が高いので注意しました。また，学会によっては会員でないとWeb上で最新の情報が閲覧できない場合もあり，最新ガイドラインを書籍で購入することもありました。

▶ 病態や治療方針がわかると服薬指導の質も上がる

　調べていて知識が足りないと感じたのは，病態と基本的な治療方針についてで

した．薬局薬剤師として，処方薬から診断名を推察し，その処方の適正さを考え，薬の効果や副作用を説明するというのが基本的な行動と思いますが，疾患や病態の基本的な情報や，患者さんがその疾患のどのステージにいるのか，病院ではどのような検査や治療をしてきたのか…ということがまったく抜け落ちた状態で話をするので，処方薬が前回と変わらないときは問題ないのですが，状態が変わり処方薬が変更になった際には適切に推察することができませんでした．

DI情報紙を作成するようになり，患者さんに病態や治療方針も含めた情報提供を続けていくうちに，類似の処方がある患者さんに対しても病態や治療の流れを考えられるようになり，投薬時の不安がかなり軽減されました．その結果，患者さんとより深くコミュニケーションをとれるようになってきました．5年経過した頃にはDI情報紙も第100号を超えましたが，日々の業務と密接であったため見直す機会が多く，自分ではいつ頃の号に何の情報を載せていたかをだいたい覚えていたので，効率よく情報を検索できるツールとしても役立ちました．

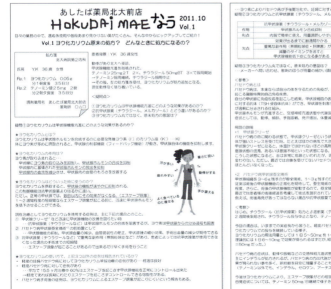
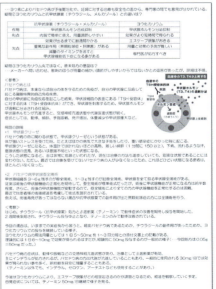

社内DI情報紙「Hokudai MAEなう」の記念すべき第1号

▶ 知識とともに思考過程を磨くために

　いままでに調べた情報は現在，社内薬剤師の研修会を通じてフィードバックしています．長期実務実習で薬学生を受け入れた際は処方解析をしてもらい，その解答ツールとして DI 情報紙を活用しており，新人薬剤師には処方解析や薬剤師としての思考過程を説明するツールとして活用しています．

　本書では，実際に応需した処方箋の内容や聞き取りをした病名・病態から疑問点を抽出し，それを解決するために必要な知識を解説しています．また，投薬する際に患者さんに何を伝えるべきかについても会話形式で紹介し，最後に内容全体について岸田先生から評価・コメントをいただいています．

　掲載された症例がそのまま，読者の皆さんが対応される患者さんに当てはまることは多くないかもしれません．また，私の感じた内容や考え方がすべて正しいとは限りません．重要なのは「疑問に感じたことをどのように調べて知識を深めたのか」というプロセスを知っていただくことです．薬剤師としての思考過程において，自分にはない他者の思考過程を知ることで考えの幅が広がると思います．本書はその"他者の思考過程"を知っていただける機会の一つになると思います．他職種にはない薬剤師の視点や思考過程を，本書で磨くのはいかがでしょうか？

▶ 社会人はアウトプットがゴール

　私自身の仕事のあり方として，以前読んだビジネス書にあった「社会人はアウトプットがゴール」という言葉を常に意識するようにしています．岸田先生の講演に参加すると，知識を得る勉強だけではなく，「自分で考えること」がいかに重要かを常に発信し続けておられます．つまり「勉強して終わり」ではなく，自分なりに考え，それをいかに患者さんにフィードバックするかが大切で，本書を書かせていただいたのもアウトプットの一つとなりました．

　考えること，アウトプットすることは，常に意識し続けることが重要だと思います．時間のかかることでなくても結構です．日々の業務で疑問に思ったことをメモしておき後で調べるだけでも，患者さんが次回来たときに自信をもって対応できるのではないでしょうか．「メモをとり，仕事終わりに 10 分調べる」という少しの行動が，1 年で大きな差となって表れると思います．ほかにも，例えばこんなことから…という例をあげてみます．

- ◎**自分なりの「処方解析マイノート」を作る**
  - ⇒調べたことは記録して，いつでも見直せるようにすることが重要です。
- ◎**セミナーや勉強会でもマイノートにメモをとり，情報を集約する**
  - ⇒セミナーや勉強会に参加する際は，マイノートにメモをとるようにします。製薬企業などからもらう資料にメモしても必ず行方不明になり，必要なときにすぐに情報を探せません。情報はマイノートに集約して，いつでもすぐに見直すようにすると「忘れる」のを少しでも防ぐことができます。
- ◎**本や雑誌で気になったページをスクラップしておく**
  - ⇒これも情報にすぐアクセスするための手段です。
- ◎**勉強したことをブログやSNSで発信する**
  - ⇒反応があると，やる気も上がりますね。
- ◎**薬学生や新人の教育係を買って出る**
  - ⇒教えることこそ，何よりの学習機会です。

　最近ではITが発達して，病院のカルテ情報を確認できる薬局もありますが，やはり薬局薬剤師には病名・診断名が確認できない場合が多々あります。そのため，疾患・病態を十分理解できていないケースが多くあると思いますが，それでも年齢や性別，病歴，治療薬などから推察することは可能と思います。

　処方意図や病態がわからない処方箋を受けたとき，「わかっていること・わかっていないこと」を整理したうえで，「患者に聞くべき情報は何か」，「自らは何を調べるべきか」，そして「患者に何を伝えたらよいか」などを考えて行動に移せる力を一人でも多くの薬剤師が身につけることが，今後さらに求められると思います。そのために本書を活用していただければ幸いです。

宇高 伸宜

本書のご利用にあたって

　本書の記載内容が最新かつ正確であるよう最善の努力をしておりますが，診断・治療法，医薬品添付文書・インタビューフォーム等は最新の知見に基づき変更されることがあります．そのため，本書を利用される際は十分な注意を払われるようお願い申し上げます．

株式会社じほう

がん患者にパンビタン®…
単なるビタミン補給？

難易度
★☆☆☆☆

処方箋（呼吸器内科）／70歳男性

Rp.1　レチノール・カルフェシロール配合剤（パンビタン®末）1g
　　　　　　　　　　　　　　　　　　　　　　1回1g（1日1g）
　　　1日1回　朝食後　　　　　　　　　　　21日分

【わかっていること】
・お薬手帳により処方歴を確認したところ，過去にゲフィチニブ（イレッサ®）を服用していたが現在は投与されていない。
・患者より「病院内で点滴を受けてきた」との情報あり。

QUESTION

パンビタン®末は総合ビタミン剤として処方されているのでしょうか？　それとも別の理由があるのでしょうか？

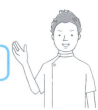

ANSWER

▶ パンビタン®末は葉酸投与目的で処方されました。

解説の前に 今回のケースを振り返って

　患者さんがお薬手帳を持参していたので，過去の処方歴から抗がん薬治療中とわかったケースです。がん患者さんにパンビタン®末が処方されていた場合，ペメトレキセド（アリムタ®）などによる副作用予防の可能性を思い浮かべることが大切だと思いました。

▶ 肺がんの分類

　肺がんの組織型は小細胞肺がん（約15〜20％）と非小細胞肺がん（約80〜85％）に分かれ，非小細胞肺がんはさらに①扁平上皮がん，②腺がん，③大細胞がんに分かれます。非小細胞肺がんで最も多いのは腺がんで，次に多いのが扁平上皮がんです。大細胞がんや小細胞がんは比較的発症頻度が低いとされています（表1）。

表1　肺がんの分類

		好発部位	特徴
非小細胞肺がん	腺がん　　　（約50％）	肺野部（肺の奥のほう）	女性の肺がんに多い／症状が出にくい
	扁平上皮がん（約30％）	肺門部（肺の入口近く）	多くが喫煙者
	大細胞がん　（約5％）	肺野部（肺の奥のほう）	増殖が速いことが多い
小細胞肺がん（約15％）		肺門部（肺の入口近く）	多くが喫煙者／転移しやすい

▶ ゲフィチニブの特徴

　患者さんはゲフィチニブの服用歴があります。同剤の効能・効果は「EGFR遺伝子変異陽性の手術不能または再発非小細胞肺がん」ですが，EGFR遺伝子とはどのようなものでしょうか。

　上皮成長因子受容体（epidermal growth factor receptor；EGFR）とは，がん細胞が増殖するためのスイッチの役割をする蛋白質であり，がん細胞の表面に存在します。EGFR細胞の一部（チロシンキナーゼ部位）に変異があると，がん細胞を増殖させるスイッチが常にオンの状態になり，がん細胞が増殖します。EGFR遺伝子変異のほとんどは腺がんに存在しており，腺がんの約50％に変異が認められます[1]。この患者さんも後で確認したところ腺がんでした。

　ゲフィチニブは，遺伝子変異のあるEGFRを阻害し細胞増殖を抑制します。一方，遺伝子変異のない患者では治療成績が大きく劣る[2]ため，治療選択にはEGFR遺伝子変異を調べる必要があります。

▶ 院内で受けた点滴内容を確認すると…

　患者さんが受けた点滴とはペメトレキセド（アリムタ®）でした。一次治療であるゲフィチニブが効かなくなったことで投与中止となり，二次治療としてペメトレキセドが開始されました。ペメトレキセドは切除不能な進行・再発の非小細胞肺がんに適応があるほか，悪性胸膜中皮腫に対する効能・効果もあります。悪性胸膜中皮腫はほとんどがアスベスト（石綿）の吸入により発症するがんです。

　ペメトレキセドは，複数の葉酸代謝酵素を同時に阻害することで効果を発揮する葉酸代謝拮抗薬です。正常細胞もがん細胞も，DNAを合成するには葉酸の活性化が必要になりますが，ジヒドロ葉酸レダクターゼを阻害すると葉酸の活性化が進まず，DNA合成が阻害されがん細胞の増殖が抑制されます（図1）。これはメトトレキサートとも同じ作用ですが，ペメトレキセドはほかにもチミジル酸シンターゼやグリシンアミドリボヌクレオチド ホルミルトランスフェラーゼ（GARFT）など葉酸代謝を行う複数の酵素を阻害し，これらも抗腫瘍活性に関連します[3]。

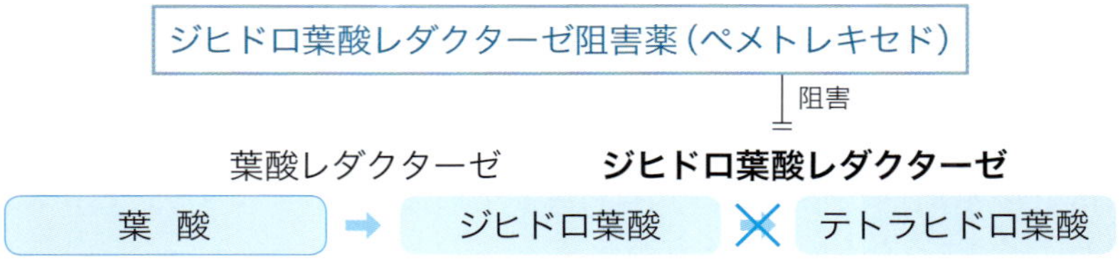

```
           ジヒドロ葉酸レダクターゼ阻害薬（ペメトレキセド）
                                        │阻害
           葉酸レダクターゼ      ジヒドロ葉酸レダクターゼ
    葉 酸    ➡    ジヒドロ葉酸   ✕   テトラヒドロ葉酸
```

図1　ペメトレキセドの作用機序

▶ パンビタン®末が処方された理由

1. ペメトレキセドの副作用

　ペメトレキセドの副作用は主に，正常細胞において葉酸が欠乏することで起こります。その対策として葉酸とビタミン B_{12} を投与するよう添付文書にも記載されています。葉酸を阻害する薬を飲みながら葉酸を投与するのは矛盾するように感じるかもしれません。しかし，がん細胞では正常細胞より DNA 合成がはるかに速く葉酸必要量も多くなるため，低用量の葉酸を投与した場合は正常細胞の必要量には達しますが，がん細胞の必要量には達しません。その結果，抗腫瘍効果を邪魔することなく正常細胞の副作用を軽減します。

2. 葉酸の投与方法

　ペメトレキセドのレジメンでは，ペメトレキセド初回投与の 7 日以上前から葉酸として 1 日 1 回 0.5mg を連日経口投与します（図2）。また，ペメトレキセドを中止する場合は最終投与から 22 日目まで可能な限り葉酸を連日投与します。

　しかし，葉酸 0.5mg を調剤するにはフォリアミン® 5mg を 1/10 に粉砕する必要があり現実的ではありません。そこで，葉酸含有の総合ビタミン剤であるパンビタン®末が通常使用されることになります。パンビタン®末 1g に対し，葉酸 0.5mg が含有されているので，冒頭の処方箋のようにパンビタン®末が 1 日 1 回で処方されます。

がん患者にパンビタン®…単なるビタミン補給？

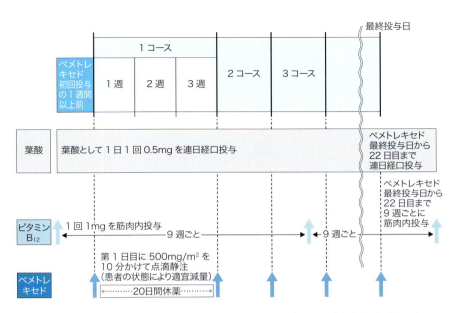

図2 ペメトレキセドと葉酸・ビタミンB₁₂の投与スケジュール（非小細胞肺がん）

この症例にはこんな対応を

薬剤師：今日はパンビタン®が処方されていますが、先生と何かお話しされていますか？

患者：「副作用予防の薬をまた処方しておきますね」と言われました。

薬剤師：なるほど。点滴のお薬の副作用予防で出ているのですね。今は吐き気や疲れやすいといったことはありますか？❶

患者：いいえ、今は特にありません。

薬剤師：点滴のお薬は今回が初めてですか？❷

患者：今日で2回目ですね。

❶ ペメトレキセドの主な副作用として悪心、疲労、嘔吐が報告されています。

❷ ペメトレキセドは好中球数と血小板数の低下によりそれぞれ前回用量の75％、50％に減量することが添付文書に記載されています。検査値が

> [薬剤師] わかりました．もし今後，吐き気や嘔吐があったり，疲れやすさやだるさを感じた場合はお薬の副作用の可能性があるので，ご自宅に帰られてからもご注意ください．気になることがあれば早めにご連絡ください．

> 印字されている処方箋の場合はこの点も確認し，必要に応じて疑義照会するようにしましょう．

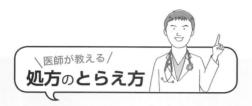

医師が教える 処方のとらえ方

　自分も総合診療医として，入院患者さんの処方をいつも解析します．必ず，処方と既往歴が一致するかを研修医とともに確認し，「処方があるけど既往歴にそれらしい病名がない」，もしくは「既往歴にある病名であれば出ているはずの薬がない」というところを確認し，良い意味でのチェック機構となるように努めています．

　そのなかで，正直イライラする処方の一つがビタミン剤です．医療の適正化が叫ばれるなか，謎のビタミン剤の処方が後を絶ちません．単一成分のビタミン剤なら，その目的を探すことは不可能ではないのですが，総合ビタミン剤は"風邪に抗菌薬"なみに性善説では説明しにくい薬です．ということで，本症例のパンビタン®も「何じゃこりゃ」とついそう思いがちですが，何か変です．1日1回1gという少なめの量が，良い意味で「もしかして意味があるのでは？」という気づきになります．

　このようにがん患者さんでは，副作用予防目的の処方があり，一見わかりにくいので丁寧に解析しアプローチする必要があります．パンビタン®以外にもがん治療中の患者では下痢もしくは便秘が起こりやすいため出ている薬や，過敏症予防目的でのステロイドやH_1受容体拮抗薬，H_2受容体拮抗薬などがあり，ある程度許容されるものがあることを知っておく必要があります．短期間だけ出ているなど気づきはあります．ただし，判断が難しいものは難しいですので，医師の自分でもわからないときには素直に患者さんに聞くことも大切です．「たいへん申し訳ないのですが，この薬は何

がん患者にパンビタン®…単なるビタミン補給？

に対して出したと先生が言っていたか教えていただけますか？」と聞くとよいでしょう。この質問で原疾患と治療内容が少しでもわかれば，今後どういうことに注意したらよいかの説明ができますね。

 One More Lecture

▶ ビタミン B_{12} の投与

　葉酸の複数の代謝段階には，ホモシステイン→メチオニンに代謝される作用が関連している箇所があります。ホモシステイン値が高い症例で副作用が増大した報告があり[4]，ホモシステインの代謝を促進すると副作用が軽減するとされます。そのため，ホモシステイン→メチオニン代謝に必要なビタミン B_{12} が投与されます。国内の臨床試験ではフレスミン®S注射液1000μgが筋注で投与されていました。

▶ 皮疹に対するステロイド投与

　ペメトレキセドによる皮疹の程度により，ステロイドをペメトレキセド投与日から3日間投与することで軽減することが報告されています[5,6]。

▶ ペメトレキセドとNSAIDsの併用

　ほかの葉酸代謝拮抗薬と同じく，ペメトレキセドにおいてもNSAIDsとの併用によりクリアランスが低下し副作用が増強することが報告されているため，併用は要注意です。半減期の短いNSAIDsを併用する場合は，ペメトレキセド投与2日前～投与2日後の5日間，また半減期の長いNSAIDsの場合はペメトレキセド投与5日前～投与2日後の8日間，可能な限り併用を控えるようにインタビューフォームに明記されています。また，併用する場合は骨髄抑制，腎毒性，消化器毒性などの副作用に注意が必要です。

▶ 肺がん治療における免疫チェックポイント阻害薬

　免疫チェックポイント阻害薬の抗PD-1抗体や抗PD-L1抗体による免疫治療が新たな薬物療法として注目されています。がん細胞には，腫瘍細胞表面に発現するPD-L1をリンパ球表面に発現するPD-1に結合させることでリンパ球からの攻撃を避ける性質があり，抗PD-1抗体や抗PD-L1抗体は，この免疫逃避機構を阻害することでがんの進行を妨げます。

　抗PD-1抗体のニボルマブは2014年7月に「根治切除不能な悪性黒色腫」の効能・効果で承認され，さらに2015年12月に「切除不能な進行・再発の非小細胞肺がん」の追加承認を得ています。2016年9月にはペムブロリズマブ，2018年1月にはアテゾリズマブ，同年7月にはデュルバルマブがそれぞれ非小細胞肺がんに承認されました。臨床試験では従来の肺がん標準治療に対する優越性が示されており，今後は進行・再発非小細胞肺がんの二次治療における第一選択として推奨される可能性がありますが，医療費増大の観点からも注目されている薬剤です。

引用文献

1) Haneda H, et al.：A correlation between EGFR gene mutation status and bronchioloalveolar carcinoma features in Japanese patients with adenocarcinoma. Jpn J Clin Oncol, 36（2）：69-75, 2006
2) Mok TS, et al.：Gefitinib or carboplatin-paclitaxel in pulmonary adenocarcinoma. N Engl J Med, 361（10）：947-957, 2009
3) 日本イーライリリー：アリムタ，インタビューフォーム（2015年1月，第10版）
4) Vogelzang NJ, et al.：Phase Ⅲ study of pemetrexed in combination with cisplatin versus cisplatin alone in patients with malignant pleural mesothelioma. J Clin Oncol, 21（14）：2636-2644, 2003
5) Rusthoven JJ, et al.：Multitargeted antifolate LY231514 as first-line chemotherapy for patients with advanced non-small-cell lung cancer：A phase Ⅱ study. J Clin Oncol, 17（4）：1194-1199, 1999
6) Cripps C, et al. : Phase Ⅱ study of first-line LY231514 (multi-targeted antifolate) in patients with locally advanced or metastatic colorectal cancer：an NCIC Clinical Trials Group study. Ann Oncol, 10（10）：1175-1179, 1999

2 乳がん治療薬とともに処方された デノタス®チュアブル配合錠って？

難易度 ★★☆☆☆

処方箋①（乳腺内分泌外科）／67歳女性

Rp.1　アナストロゾール錠（アリミデックス®）1mg　　1回1錠（1日1錠）
　　　デノタス®チュアブル配合錠　　　　　　　　　　1回2錠（1日2錠）
　　　　1日1回　朝食後　　　　　　　　　　　　　　28日分

処方箋②（乳腺内分泌外科）／48歳女性

Rp.1　レトロゾール錠（フェマーラ®）2.5mg　　　　　1回1錠
　　　デノタス®チュアブル配合錠　　　　　　　　　　1回2錠（1日2錠）
　　　　1日1回　朝食後　　　　　　　　　　　　　　28日分

【わかっていること】
・処方箋①，②の患者とも今回初めて服用する薬と確認している。
・処方箋①の患者は半年に1回注射，処方箋②の患者は4週間に1回注射を行っていることを確認している。

QUESTION

Q1：2つの処方箋では注射の間隔が異なります。どのような種類の注射をしているのでしょうか？
Q2：2つの処方箋ともにデノタス®チュアブル配合錠が処方されていますが，その理由は何でしょうか？

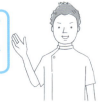

ANSWER

▶ 処方箋①の患者はプラリア®皮下注，処方箋②の患者はランマーク®皮下注を注射しています（両剤とも有効成分はデノスマブ）。

▶ デノタス®チュアブル配合錠は低カルシウム血症の予防目的で処方されています。

今回のケースを振り返って

　乳がんの治療薬としてよく処方されるアナストロゾールやレトロゾールなどは卵胞ホルモン（エストラジオール）の合成を抑えるため，副作用として骨密度の低下が問題とされています。処方箋①の患者さんは，骨粗鬆症予防の薬として経口か注射を選択できると医師から聞き，これ以上飲み薬を増やしたくないと半年に1回のプラリア®注を選択したようですが，逆に低カルシウム（Ca）血症予防の薬を連日2錠服用することになったというジレンマがあります。服薬アドヒアランスの低下によって低Ca血症を起こさないか心配です。一方，処方箋②の患者さんは乳がんで骨転移があり，骨粗鬆症予防ではなく骨吸収を抑制するためランマーク®注が使用されていると考えられます。

　2例は同じような処方内容ですが，患者の状態がまったく違うと推察されます。患者背景を理解することで，より患者の状態変化を考えた投薬ができると感じました。

▶ 乳がん治療とホルモン療法[1]

　乳がんに対する治療法は主に4つに分かれます。乳房の中のがん細胞に対する局所療法として外科手術と放射線療法，乳房以外に存在するかもしれないがん細胞に対する全身療法として化学療法とホルモン療法があります。

　乳がんと診断されたら，しこりの大きさや他臓器への転移などが調べられます。他臓器への転移があった場合は薬物療法が選択され，他臓器への転移がない場合は手術による切除が検討されます。また，腫瘍径が大きい場合は化学

療法によって腫瘍を小さくしてから手術を行う術前化学療法が検討されます。手術で切除したがん細胞の病理結果から，エストロゲン受容体の有無（ホルモン依存性かどうか），HER2 の有無，リンパ節転移の有無，腫瘍径や悪性度などを確認したうえで治療方針が立てられます。

ホルモン療法は，エストロゲンを取り込んで増殖する性質のある乳がん（ホルモン受容体陽性乳がん）に効果があります。手術後に実施することで再発の予防が期待でき，進行・再発乳がんでは進行を抑える効果が期待できます。抗エストロゲン薬のタモキシフェン（ノルバデックス®）は閉経前後に関係なく用いますが，LH-RH アゴニストは閉経前に，アロマターゼ阻害薬は閉経後に使用します。なお，タモキシフェンは閉経後にも用いられますが，アロマターゼ阻害薬を服用したほうが再発の可能性を低下させるため，閉経後は多くの場合，タモキシフェンではなくアロマターゼ阻害薬が用いられます[2,3]。

▶ デノタス®チュアブル配合錠の特徴

デノタス®は沈降炭酸カルシウム／コレカルシフェロール（天然型ビタミン D）／炭酸マグネシウムの配合錠で，もともとは第一三共より OTC で新カルシチュウ® D_3 として販売されていましたが，製造中止となり，薬価収載の医療用医薬品として 2013 年 5 月に発売されました。ヨーグルト風味のチュアブル錠で，水なしでそのまま噛み砕くか，口内で溶かして服用します。効果・効能は RANKL（ランクル）阻害薬（デノスマブなど）投与に伴う低 Ca 血症の治療および予防です。多発性骨髄腫による骨病変や，固形がん骨転移による骨病変において，デノスマブ投与時の重篤な低 Ca 血症の発現を軽減するために 1 日 1 回 2 錠投与します。

▶ デノスマブって？？

デノスマブは成分名であり，RANKL（receptor activator of NF-κB ligand）阻害薬に分類されます。RANKL とは，破骨細胞の分化・活性化・生存に必須である破骨細胞分化促進因子のことで，デノスマブは RANKL と特異性に結合し破骨細胞の作用を阻害します（破骨細胞とは骨を溶かす細胞です）。2012 年 4 月に第一三共よりランマーク®皮下注 120mg として発売されました。

前立腺がん，乳がん，肺がんなどでは進行すると高率で骨に転移します。がん細胞が転移した骨部位では破骨細胞の活性が亢進し，骨吸収が異常亢進します。そのため，骨転移を有する進行がん患者では，骨吸収を抑制する作用をもつ点滴用ビスホスホネート製剤のゾレドロン酸（ゾメタ®）が使用されてきました。近年，破骨細胞の活性化にはRANKLが関与していることが明らかになり[4]，ランマーク®はRANKL経路を介した破骨細胞の分化・活性化・生存を抑制し，骨破壊による病的骨折などの発現を抑制すると期待されています。

ただしランマーク®には，重篤な副作用として低Ca血症が報告されています。死亡例も出たため，2012年9月には安全性速報（ブルーレター）が出され，販売元である第一三共では，OTC薬として販売していた自社製品の新カルシチュウ®D$_3$をランマーク®使用患者に無償提供するという対応をとっていました（新カルシチュウ®D$_3$はランマーク®の治験で使用されていたので，有効性・安全性が確認されていました）。

▶ 注射の間隔が違う理由は？

処方箋①の患者は「半年に1回」注射といわれているのでプラリア®皮下注を使用，処方箋②の患者は「4週間に1回」注射といわれているのでランマーク®皮下注を使用していると考えられます（表1）。

プラリア®皮下注60mgは2013年5月に骨粗鬆症治療薬として第一三共よ

表1 ランマーク®とプラリア®の比較

	プラリア®皮下注	ランマーク®皮下注
有効成分	デノスマブ	デノスマブ
規格	60mg/本	120mg/本
効能・効果	骨粗鬆症	多発性骨髄腫による骨病変および固形がん骨転移による骨病変
用法・用量	6カ月に1回60mg皮下注	4週間に1回120mg皮下注

ランマーク®にはほかに骨巨細胞腫の効能・効果もある。

り発売された薬で，成分はランマーク®皮下注と同じデノスマブです。1本60mg含有された皮下注シリンジで，適応は骨粗鬆症のみ。用法・用量は，6カ月に1回60mgを皮下注します。

適応から考えると，処方箋①の患者は，乳がん患者，**骨転移なし**，エストロゲン生成を抑制するアロマターゼ阻害薬を服用しているため骨密度低下のリスクあり，67歳という年齢も考慮して**骨粗鬆症予防のためプラリア®皮下注を使用**．低Ca血症の予防のためにデノタス®チュアブル配合錠が処方されていると考えられます。

一方，処方箋②の患者は，乳がん患者，**骨転移あり**，**破骨細胞の活性化・骨吸収の促進が起こっているためランマーク®皮下注を使用**．低Ca血症の予防のためにデノタス®チュアブル配合錠が処方されていると考えられます。

このように処方箋上はアロマターゼ阻害薬＋デノタス®チュアブル配合錠の併用と同じですが，患者の病態が大きく違うことを推察することができます。

▶ 低Ca血症だけでなく高Ca血症にも注意が必要

デノスマブ投与による低Ca血症の危険性とともに，デノタス®の服用継続や併用薬（ビタミンDなど），牛乳などの食品の大量摂取による高Ca血症の可能性もあり，注意が必要です。血清Caの基準値は8.8～10.1mg/dL[5]ですが，検査値がわからなくても身体的症状を聞き取ることで副作用を防ぐことができます（表2）。

表2 低Ca血症・高Ca血症で現れる主な症状

低Ca血症	軽度：手足の震え，筋肉の脱力感，痙攣，痺れ 高度：テタニー（口唇・舌・手指・足の感覚異常など），不整脈　など
高Ca血症	軽度：便秘，食欲不振，悪心・嘔吐，腹痛，腸閉塞 高度：骨格筋の筋力低下，情緒不安定，錯乱，せん妄，精神病，昏迷，昏睡，多尿 重度：心電図異常（QTの短縮），腎障害，腎不全　など

この症例にはこんな対応を（処方箋②の患者）

[薬剤師] 今日はデノタス®というCa補給の薬が処方されていますが，医師とは何かお話しされていますか？

[患者] はい。「ホルモンを抑える薬と一緒に，副作用の予防のための薬を追加しておきます」と言われました。

[薬剤師] なるほど。病院では何か注射をしましたか？ また今回が初めてですか？ ❶

[患者] はい，注射は今回が初めてです。4週間に1回注射をすると言われました。❷

[薬剤師] わかりました。注射の副作用を予防する目的でCa補給の薬が処方されています。チュアブル錠といって，そのまま飲み込むのではなく，口の中で噛み砕くか溶かしてから服用する必要があります。ほかの薬と一緒に飲み込まないようにしてください。❸ それから，注射の副作用で血液中のCaの濃度が下がり続けてしまうと手足の痺れや筋肉の脱力感，唇や舌の感覚異常などを感じるかもしれません。その場合は次回受診日を待たずに受診する必要も出てくるので，自宅でも手足や筋肉の症状に注意してください。気になることがあればお早めにご連絡ください。

❶
デノタス®チュアブル配合錠が処方されているということは，ランマーク®かプラリア®のどちらかを注射しているはずです。患者の病態を理解するうえで注射の間隔を確認してみましょう。

❷
投与間隔よりランマーク®皮下注であることがわかります。ランマーク®皮下注では重篤な低Ca血症による死亡例も報告されているため，添付文書に警告が記載されており，血清Ca値が高値でない限りCaおよびビタミンDを経口補充することとされています。

ランマーク®の使用が確認できた患者にCa補給のための薬が出ていない場合は疑義照会が必要となります（血清Ca値が高値の場合はCa補給の薬が処方されないこともあります）。

❸
アロマターゼ阻害薬も朝食後で処方されています。一緒に服用しないように説明が必要です。また，一緒に服用してしまった場合や飲み忘れがあった場合などは低Ca血症の可能性も考えられるので，低Ca血症の初期自覚症状は十分に説明し，まずは自分で副作用に気づいてもらう必要があります。

また，症状があった場合は次回受診のときではなく，すぐに対応が必要な場合もあるので，医師でも薬剤師でもよいので連絡してもらうよう説明しましょう。

乳がん治療薬とともに処方されたデノタス®チュアブル配合錠って？

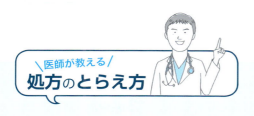
\医師が教える/
処方のとらえ方

　素晴らしい処方解析とそれによる患者説明（アクション）が加わった処方推論だと思います。現時点で副作用が出ていないかどうかだけではなく、今後注意すべき症状についてもしっかり説明していて素晴らしいですね。
　今回は薬を中心としたCa異常へのアプローチでしたね。低Ca血症が起こった場合に「使用している薬の影響ではないか？」、この思考は薬剤師は得意でしょう。しかし、「低Ca血症が起こった＝使用している薬の影響」とは限らず、特に副作用は原則**除外診断**ですので、薬以外の別な病態の可能性も考えられることは重要なポイントです。さて、そうすると教科書的には低Ca血症として次のような疾患が載っていますが、その可能性はどうでしょうか？

> 【鑑別疾患】副甲状腺機能低下症、偽性副甲状腺機能低下症、ビタミンD欠乏症、腎疾患、マグネシウム欠乏など
> （メルクマニュアル第18版より）

　薬剤性以外となると途端に難しくなり、「薬以外が原因だったらどうしよ…」と思ってしまうと思います。低Ca血症を来す疾患としては副甲状腺機能低下症の頻度が多いのですが、多いといっても低Ca血症の鑑別のなかでは多いほうかもしれないくらいで、疾病全体のなかでは極めてまれな疾患です。よって、低Ca血症となる薬剤が入っていればほぼここに関しては薬剤性と考えて問題ないことが多いでしょう。ナトリウムやカリウムの異常と違って、特に低Ca血症を来す疾患はどれもまれなのです。

▶副甲状腺機能低下症のおさらい

　副甲状腺から分泌される副甲状腺ホルモン（パラトルモン；PTH）は、血液中のCa濃度を調整する役割をもっています。PTHの主な標的臓器は骨と腎臓で、骨では破骨細胞を活性化させて骨吸収を促進したり（骨吸収によりCaは骨から血液中に放出される）、腎臓ではCaの再吸収を促進したり

することで血中 Ca 濃度を増加させます。

　副甲状腺の機能が低下すると PTH が減少するため，血中 Ca 濃度も下がります。また，PTH は腎臓の尿細管におけるリンの再吸収を抑制しますが，PTH 減少により血中リン濃度は上昇します。こうして副甲状腺機能低下症では低 Ca 血症と高リン血症が大きな特徴となります。低 Ca 血症によって，表 2 に示されている手足の震えやテタニー症状が起こりますが，これは Ca が筋肉を規則的に収縮・弛緩させる作用をもっているためです。

　副甲状腺機能低下症は原発性と二次性に分けられますが，多くは二次性で，甲状腺や副甲状腺摘出術のような頸部手術後に発症することが一般的ですので，そのような既往歴が明確に聴取できます。原発性は自己免疫疾患として起こりうるのですが，極めてまれです。一方，PTH の分泌は減少していないにもかかわらず，標的臓器における PTH の作用不全によって低 Ca 血症や高リン血症などの副甲状腺機能低下状態を呈する場合があります。これが上記の鑑別疾患にも示されている偽性副甲状腺機能低下症ですが，これも全国で約 400 例程度といわれており，難病にも指定されている極めてまれな疾患です。

●ポリファーマシーにより高まる副作用の可能性

　さて，ここで医師から一つお願いがあります。本症例のように「薬の副作用に対する予防」という切り口はよくあるのですが，その適応をしっかり吟味する一人に薬剤師もなってください。

　医師は「薬で何かあったら心配」と思い，例えば痛み止め＋胃薬の処方などもよく見かけますが，それは本当に必要でしょうか？　薬の副作用予防のための薬の処方といった切り口の結果，「処方のカスケード」となってポリファーマシーとなっている患者さんに出会います。最悪なのは，予防のための薬で副作用が出ているという本末転倒のような結果になっている患者さんが多々いることです。例えば，本症例にも出てきた Ca 製剤の漫然とした投与の結果，高 Ca 血症になって多尿になり著明な脱水に陥り入院する事例や，尿管結石になる事例もあります。その副作用の早期発見に薬剤師がなっていただくことはとても大きいですし，何より漫然と処方され続けている場合には中止を提案してみてください。

ちなみに，皆さんは「ミルクアルカリ症候群」という病気をご存知でしょうか？　これはその名のとおり，牛乳の大量摂取とともにアルカリ（炭酸カルシウムなど）を同時に摂取したことで高Ca血症が発生する疾患です。必要量以上のCa摂取により，その排泄が追いつかなくなった状態です。

　最近，この疾患の高齢者に時々出会います。制酸薬とCa製剤の同時投与も原因となり得るのです。ミルクアルカリ症候群になると高Ca血症に伴うさまざまな症状（倦怠感，多尿，意識障害など）が現れ，さらに内臓の病的な石灰化・結石などが起こることがあります。ぜひ，薬剤師が「処方のカスケード」を発見し，重篤なイベントが起こる前に介入する一人になっていただければとてもうれしいです。

One More Lecture

▶ デノタス®を腎機能障害患者に使うときは要注意！

　デノタス®チュアブル配合錠は天然型ビタミンD製剤です。肝臓で代謝され25(OH)Dに，さらに腎臓で活性化され1,25(OH)$_2$Dとなり，小腸でのカルシウム吸収を促進し，腎臓では尿細管内Caの再吸収を促進することで血中Caを増加させます。

　腎機能低下患者ではビタミンDの活性化が障害されているため，十分な効果を発揮することができない場合があります。腎機能障害の程度によってはデノタス®チュアブル配合錠ではなく，活性型ビタミンD$_3$製剤への切り替えが必要になる場合もあります。

引用文献

1) 日本乳癌学会 編：科学的根拠に基づく乳癌診療ガイドライン 1 治療編 2013 年版，金原出版，2013
2) Margolese RG, et al. : Anastrozole versus tamoxifen in postmenopausal women with ductal carcinoma in situ undergoing lumpectomy plus radiotherapy（NSABP B-35）: a randomised, double-blind, phase 3 clinical trial. Lancet, 387（10021）: 849-856, 2016
3) Breast International Group（BIG）1-98 Collaborative Group : A comparison of letrozole and tamoxifen in postmenopausal women with early breast cancer. N Engl J Med, 353（26）: 2747-2757, 2005
4) Lacey DL, et al. : Osteoprotegerin ligand is a cytokine that regulates osteoclast differentiation and activation. Cell, 93（2）: 165-176, 1998
5) 日本臨床検査標準協議会：共用基準範囲一覧

3 若年女性にコルヒチンが処方… 連日服用！？

難易度 ★★★☆☆

処方箋（内分泌科）／26歳女性

Rp.1	コルヒチン錠（コルヒチン「タカタ」）0.5mg 1日1回　朝食後	1回2錠（1日2錠） 14日分
Rp.2	ウルソデオキシコール酸錠（ウルソ®）100mg 酪酸菌製剤（ミヤBM®錠） 1日3回　毎食後	1回1錠（1日3錠） 1回2錠（1日6錠） 14日分
Rp.3	エソメプラゾールカプセル（ネキシウム®）10mg 1日1回　夕食後	1回1Cap（1日Cap） 14日分
Rp.4	ラメルテオン錠（ロゼレム®）8mg 1日1回　就寝前	1回1錠（1日1錠） 14日分

【わかっていること】
- 新患，26歳女性。歩行は足をかばう素振りがなく，痛風発作ではなさそう。
- コルヒチンが頓服ではなく連日で処方されていることも痛風発作ではないことを示唆している。

QUESTION
コルヒチンが痛風発作以外に処方されているようですが，何と診断されているのでしょうか？

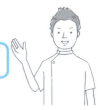

ANSWER

> 病名は「家族性地中海熱」。発熱，腹痛，胸痛，関節痛を繰り返すのが特徴です。

今回のケースを振り返って

　家族性地中海熱は，初めて聞いた疾患名でした。調べてみてわかったのは，コルヒチンの長期服用による影響や，リスクはあるが妊娠・出産は可能ということでした。発作を抑えるために長く薬とつきあっていかなければならない疾患ですから，患者さんの副作用に対する不安や，女性の場合は年齢も考慮して妊娠・出産に関する質問にもきちんと答えられるように理解を深めることができてよかったと思います。

▶ 家族性地中海熱とは？？

　地中海沿岸の人々や中近東に遺伝的起源をもつ人（ユダヤ人，トルコ人，アルメニア人）が発症することの多い疾患で，2009年には日本でも約300人の患者がいると推定されています[1]。

1. 症状

　周期的に繰り返す発熱，腹膜炎，胸膜炎，関節痛などが主症状です。

（1）発熱

　CRPの上昇を伴う周期的な発熱が最も多くみられる症状です。38℃を超える発熱が急に起こりますが，発熱時間が12〜72時間と比較的短く，自然に軽快するのが典型的なパターンです。発熱がないときにはCRPは正常化します。発熱発作の頻度は個人差がありますが，ストレス，手術などによる侵襲，女性では生理などが発作の誘因となります。

（2）腹膜炎

　突然始まる腹痛で，腹部全体または部分的に痛みが出ます。一般的には片側性の痛みが多く，適切に診断されず**急性腹症**[*1]と診断され，開腹手術が検

討される場合もあります。

(3) 胸膜炎

胸部から背中に刺すような痛みや，呼吸時の違和感，咳嗽などを訴えることがあります。

(4) 関節痛

下肢の関節（足首，膝，股関節など）に症状が現れやすく，主な症状は腫れ，痛み，熱感です。関節内に水が溜まることもあります。

2. 治療

治療の中心はコルヒチンの内服で，約9割の患者で症状の改善がみられます。2016年9月にコルヒチンは「家族性地中海熱」に対して，効能・効果の追加承認が得られました。成人には1日0.5mgを分1～2で投与し，1日最高1.5mgまでと用量設定されています。

3. 合併症と予後

家族性地中海熱の予後に影響する最も重篤な合併症は**アミロイドーシス**[*2]です。コルヒチンが導入される以前は，40歳以上の家族性地中海熱患者においてアミロイドーシスの合併は60％に達すると報告されていました[3]。現在日本では約4％の患者に合併が確認されています。

アミロイドーシスは，症状が出現してから治療開始までの期間が長い場合に起こることがあり，重症度が低い症例でも治療介入が遅れると合併のリスクが上がります。コルヒチン投与により炎症を沈静化するとアミロイドーシスの合併は予防できるため，家族性地中海熱の早期発見，早期治療介入が必要となります。

[*1] 急性腹症：急な腹痛で発症し，場合によっては緊急手術が必要となる急病の総称。最も多いのは非特異的腹痛（特に異常のない腹痛）で外来での点滴や内服で改善しますが，急性虫垂炎のような入院や手術が必要な重篤疾患や，生命に関わる血管・胃腸の破裂や閉塞もあります[2]。

[*2] アミロイドーシス：アミロイドと呼ばれる線維状の異常蛋白質が全身のさまざまな臓器に沈着し，機能障害を起こす病気の総称です。症状は沈着する臓器や組織によって異なります。心障害（心不全や不整脈），腎障害（ネフローゼ症候群や腎不全），胃腸障害，末梢神経や自律神経の障害（手足の痺れ，麻痺，立ちくらみ，排尿の異常，便秘，下痢），アルツハイマー病や，脳血管に沈着することによる脳出血などさまざまな症状が現れます。個人差はありますが，基本的には進行性で，治療しなければ予後不良です。

▶ コルヒチンの特徴と注意点

1. 作用機序

　コルヒチンはユリ科のイヌサフランの種子や球根に含まれるアルカロイドで，白血球（特に好中球）に取り込まれやすく，炎症が起きた部位に白血球が集まるのを防ぎ（白血球遊走抑制；特に好中球の走化性因子のロイコトリエンB4やインターロイキン8に対する反応性を顕著に低下させる）[4]，さらに白血球が炎症物質を放出するのを阻害すると考えられています。

　このようにコルヒチンは炎症を起こしにくくする作用がありますが，炎症反応が進んでいる場合は，すでに多くの白血球が炎症部位に集まり，炎症物質の放出も進んでいるため，抗炎症効果や鎮痛効果をもたないコルヒチンでは効果が期待できないと考えられています。

2. 使用時の注意点

　コルヒチンの大量服用や誤飲により急性中毒症状が現れる可能性があります。徴候・症状としては，悪心・嘔吐，腹部痛，激烈な下痢，咽頭部・胃・皮膚の灼熱感，血液障害，ショック，血尿，乏尿，顕著な筋脱力，中枢神経系の上行性麻痺，せん妄，痙攣，呼吸抑制による死亡などが報告されています。

　長期間の服用により，血液障害，肝・腎障害，横紋筋融解症，ミオパチー，末梢神経障害，脱毛などの副作用が現れる可能性があるため，炎症の予防的服用をしている方には注意が必要となります。また，CYP3A4で代謝されるため，薬物相互作用にも注意が必要です。

▶ コルヒチンは適応外使用のことも

　コルヒチンが連日服用で処方されている場合は，家族性地中海熱のほか，適応外処方の可能性があります。処方されている科によって病名をある程度推察することができます。

皮膚科：ベーチェット病，皮膚血管炎，掌蹠膿疱症，強皮症など
眼　科：ベーチェット病によるブドウ膜炎など
内　科：原発性胆汁性肝硬変，アミロイドーシス，再発性の心膜炎など

若年女性にコルヒチンが処方…連日服用！？

この症例にはこんな対応を

[薬剤師] 今日はコルヒチンという薬が出ています。医師から尿酸値の話はありましたか？❶

[患者] いいえ。

[薬剤師] では、どこかに痛みがあったり、熱が出たりといった症状で受診されたのでしょうか？❷

[患者] はい。定期的に熱と腹痛を繰り返すので、いろいろな病院にかかりました。❸ 今回、やっとですが難しい病名を言われました。

[薬剤師] なるほど。今回の薬は初めて出されたのでしょうか？

[患者] はい。今回初めて出ました。

[薬剤師] わかりました。服用を続けていて下痢が続く、貧血や出血症状、吐き気・嘔吐・疲れやすさ・食欲不振を感じる、むくみ・おしっこの回数が少ない、原因不明の筋肉痛や手足の痺れなどがあった場合は、お薬の副作用の可能性があります。❹ 気になることがあれば早めに医師・薬剤師にご相談ください。

❶
毎日服用で処方されているので尿酸関連ではないと思いますが、一応確認しましょう。

❷
痛風発作以外では、2016年9月に適応追加となった家族性地中海熱、またはコルヒチンの適応外使用と考えられます。確定診断は専門医が行う場合が多いので、総合病院などでは上で述べたように診療科も参考になります。

❸
家族性地中海熱の典型的症状です。第一選択薬のコルヒチンが処方されていることより、「家族性地中海熱」と診断されていることで間違いなさそうです。

❹
コルヒチン継続服用による下痢などの胃腸障害、血液障害、肝・腎機能障害、横紋筋融解症、神経障害などの副作用が報告されています。個人差はありますが下痢は程度が強く、「下痢がひどくて仕事にならない」と感じている方もいます。用法を1日1回から1日数回に分服したほうが下痢が起きにくくなったという方もいます。

高脂肪食も下痢・腹痛の原因となるため食事内容にも注意が必要です。コルヒチンを安心して服用してもらうために、服用方法の提案や、副作用が起きた際の初期自覚症状と対応を説明しておくことが重要となります。

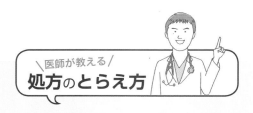

医師が教える 処方のとらえ方

　家族性地中海熱はまれな疾患ですが，総合診療医を中心にその病名が知られるようになり，いままで診断されてなかった患者さんが適切に診断され治療されるようになっています。そのため，大学病院や大きな総合病院でフォローされている患者さんに出会う頻度は増しているでしょう。しかし，家族性地中海熱の確定診断は遺伝子検査を行うなど簡単ではないため，熱の原因がわからない（いわゆる不明熱の）患者さんでとりあえずコルヒチンやステロイドが処方されていることも見かけます。そのような患者さんでは副作用が起こることは極力避けたいですので，遺伝子検査がされずに疑いとして処方されている場合には副作用が発生していないか細心の注意を払うようにしてください。

　家族性地中海熱では，上記のようにさまざまな症状が出ることがあります。例えば熱とともに腹痛が出るタイプの家族性地中海熱の患者さんで，腹痛がある場合にはどのような病歴聴取が重要でしょうか。それは原疾患の増悪でしょうか？　急性胃腸炎でしょうか？　それとも，それ以外の急性腹症（虫垂炎など）の可能性はないでしょうか？　もっともよくある腹痛の原因である急性胃腸炎（ウイルス性胃腸炎）であれば，腹痛だけではなく吐き気・嘔吐や水様下痢があってほしいのでそれを確認しましょう（図1）。もしそれらがなければ急性胃腸炎とは言いがたいことになります。また，虫垂炎であれば右下腹部に限局した痛みがないかを確認するとよいでしょう。

　このように，よくある疾患，見逃してはいけない疾患に関した病歴聴取，特に**レッドフラッグサイン**を意識した問診が重要となります（図2；詳しくは筆者の書籍[5]の腹痛の項を参照）。しかし，その判断が難しいことも少なくはありません。このような場合は，本人に「**いつもの腹痛と違いますか？**」と聞くのが最も効果的です。もし本人がその程度や性状が「違う」と言うのであれば受診勧奨するのがよいと考えます。やはり，その繰り返してきた腹痛との違いを最もよく感じているのは本人なのです。**慢性疾患の症状がある患者さんでは，いつもとの違いを聞く！**　これをぜひ知っておいてください。

若年女性にコルヒチンが処方…連日服用！？

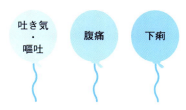

吐き気・嘔吐，腹痛，下痢の3症状が，「急性に」，「同時に」，「同程度」存在すれば，それをウイルス性胃腸炎（お腹のかぜ）とする

➡ 3症状チェック！

図1　ウイルス性胃腸炎（お腹のかぜ）の定義
〔岸田直樹：総合診療医が教える よくある気になるその症状．じほう，p177，2015より〕

```
以前から繰り返す腹痛か別の腹痛か？
いつもと同じ腹痛かどうかを確認
          ↓
突然発症の病歴と痛みの場所・性状を問診
```

| バイタルの異常があるか？ | 突然の発症か？ | 血便・黒色便や不正出血があるか？ |

腹痛のレッドフラッグサイン

- ☑ バイタルサインの異常（明らかなショックバイタルだけではなく，収縮期血圧よりも心拍数が早い場合もショックバイタルと考える）
- ☑ 突然発症
- ☑ 血便・黒色便を伴う
- ☑ 腹部の局所がピンポイントで痛いという場合（特に右下腹部）
- ☑ 歩いて腹部に響く（咳で腹部に響く）
- ☑ 起立試験でClass Ⅲ以上の脱水

こんな症状があったら，出血を伴う緊急疾患，虫垂炎，腹膜炎などの可能性あり。
受診勧奨を！

図2　レッドフラッグサインを見逃さないための腹痛へのアプローチ
〔岸田直樹：総合診療医が教える よくある気になるその症状．じほう，p208，2015より〕

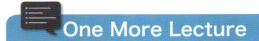

▶ 家族性地中海熱に対するステロイドの効果

　一般的にこのような炎症が主体となる病気にはステロイドが有効ですが，家族性地中海熱はステロイドがほとんど効かないという特徴があります。確定診断される前はステロイドが漠然と処方されるといったケースもあるようです。

　ただし，発熱期の長引く筋痛（5日間続いたり，何もできなくなるほど痛い，など）に対してはステロイドで速やかな改善が得られる場合があるため，家族性地中海熱の患者にステロイドが処方される場合もあります。

▶ 妊娠への影響

　コルヒチンは妊婦に禁忌ですが，家族性地中海熱に限り，治療上の有益性が危険性を上回る場合の投与が添付文書に記載されています。禁忌なのはマウスでの催奇形性（髄膜脳瘤，小眼，無眼など）が報告[6]されているからです。家族性地中海熱の患者で明確な催奇形性の報告はないようですが，夫婦いずれかのコルヒチンの内服は妊娠成立3カ月前からの中止が勧められています[7]。

　家族性地中海熱の患者は，繰り返す腹膜炎症状などが原因で不妊症になりやすいと考えられています。コルヒチン服用による催奇形性のリスクもあり，妊娠・出産に対して不安を感じている女性も多いと考えられています。

引用文献

1) Migita K, et al. : Familial Mediterranean fever in Japan. Medicine, 91（6）: 337-343, 2012
2) 急性腹症診療ガイドライン出版委員会・編：急性腹症診療ガイドライン2015, 医学書院, 2015
3) Zemer D, et al. : Colchicine in the prevention and treatment of the amyloidosis of familial Mediterranean Fever. N Engl J Med, 314（16）: 1001-1005, 1986
4) 近藤啓文，他：薬物療法での注意点，非ステロイド抗炎症剤とコルヒチン．高尿酸血症と痛風，3（2）: 49-54, 1995
5) 岸田直樹：昼くらいからお腹が痛くて；腹痛．総合診療医が教える よくある気になるその症状，じほう，pp198-210, 2015
6) Ingalls TH, et al. : Colchicine-induced craniofacial defects in the mouse embryo. Arch Environ Health, 16（3）: 326-332, 1968
7) Berkowitz BL・著，柳沼忢・訳：妊婦のための薬剤ハンドブック 第2版，メディカル・サイエンス・インターナショナル，p90, 1991

抗がん薬服用中の患者にレボフロキサシンを処方…？

難易度 ★☆☆☆☆

処方箋（消化器内科）／64歳男性

| Rp.1 | ウルソデオキシコール酸錠（ウルソ®）100mg
　　1日3回　毎食後 | 1回1錠（1日3錠）
14日分 |

Rp.2　アムロジピンOD錠（アムロジン®）10mg　　　1回1錠（1日1錠）
　　　カンデサルタン錠（ブロプレス®）8mg　　　　1回1錠（1日1錠）
　　　ラベプラゾール錠（パリエット®）10mg　　　　1回1錠（1日1錠）
　　　レボチロキシン錠（チラーヂン®S）25μg　　　1回1錠（1日1錠）
　　　レゴラフェニブ錠（スチバーガ®）40mg　　　　1回3錠（1日1錠）
　　　　1日1回　朝食後　　　　　　　　　　　　　14日分

Rp.3　レボフロキサシン錠（クラビット®）500mg　　1回1錠（1日1錠）
　　　　1日1回　朝食後　　　　　　　　　　　　　5日分

Rp.4　アセトアミノフェン錠（カロナール®）200mg　1回2錠
　　　　発熱時　　　　　　　　　　　　　　　　　10回分

【わかっていること】
・新患，初回アンケートに大腸がんと記載あり。レゴラフェニブは先月から服用開始。
・レボフロキサシンは以前にも処方されたことがあると確認済み。

QUESTION
レボフロキサシンは今日（明日）から服用するように説明してよいでしょうか？

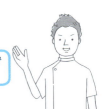

ANSWER

▶ レボフロキサシンは「発熱時」に服用開始するように指示が出ていると考えられます。現在発熱がないなら，次に発熱したときに服用開始するため，医師から具体的にどのような説明を受けているか確認しましょう。

解説の前に 今回のケースを振り返って

レボフロキサシンが処方された場合，まず併用薬や薬歴から抗がん薬治療の支持療法だと気づくことが重要で，「今日から服用してください」と説明しないように注意が必要だとよく耳にします。また，後述するシプロフロキサシン＋アモキシシリン・クラブラン酸（オーグメンチン®配合錠）の処方箋はこれまで受け付けたことがありませんが，知識として覚えておく必要を感じました。安心・安全な抗がん薬治療を継続できるように，細かい体調変化の確認と，変化があった場合の行動をしっかり説明していきたいと改めて思いました。

▶ 大腸がんのおさらい

1. 大腸がんの疫学

大腸がんと診断される患者数は年々増加傾向にあります。2014年の臓器別がん死亡者数は，男性では肺がん，胃がんに次いで第3位，女性では第1位となっています[1]。

大腸壁粘膜の浅いところで止まっている大腸がんは，早期の段階で治療を行えば高い確率で治療することができますが，早期の段階では自覚症状がほとんどありません。また，40歳以上で罹患率が上がるため，40歳を超えたら定期的に検診を受けることが勧められています。

2. 大腸がんの症状

大腸がんの症状を表1に示します。症状として多いのは血便ですが，「がん」とは思わず「痔」と思い込み受診しない方も多いようです。大腸がんは早期発

表1　大腸がんの症状

排便の変化	血便，下血（肛門からの出血），便が細くなる，下痢と便秘を繰り返す，残便感　　など
お腹の変化	お腹が張っていると感じる，腹痛，お腹にしこりがある　　など
その他	貧血，嘔吐，急激な体重低下　　など

見ほど治癒率が高くなるため，血便が出たら専門医を受診してもらうことが重要です。

3. 大腸がんのステージ

がんの進行度によって治療方針が決定されます。ポイントは3つあります。
①大腸の壁にどれだけ深く入り込んでいるか？
　→深達度という基準で判断される
②リンパ節に転移しているか？
③他の臓器に転移しているか？
　→大腸がんは肺や肝臓，腹膜の転移が多いと考えられている
　これら3つの基準によりステージ0〜Ⅳの5段階に分類されます（図1）。

▶ 今回のキードラッグ：レゴラフェニブの特徴

レゴラフェニブは，2013年3月に「治癒切除不能な進行・再発の結腸・直腸癌」を効能・効果として承認された分子標的薬です。切除不能進行再発性大腸がんの治療において，一次治療，二次治療では有効性・安全性が確立されていないため，三次治療以降の使用が推奨されています。大腸がん治療の最終ラインで用いられる薬が点滴ではなく経口剤ということでも注目されている薬です。

レゴラフェニブは，がん細胞の増殖信号をブロックすることと，がん細胞に栄養を送る血管ができるのを防ぐことで腫瘍の増殖や血管新生を抑制すると考えられています。血管新生に関わるキナーゼ（VEGFR1，VEGFR2，VEGFR3，TIE2），腫瘍微小環境に関わるキナーゼ（PDGFRβ，FGFR）および腫瘍形成に関わるキナーゼ（KIT，RET，RAF-1，BRAF）を阻害する

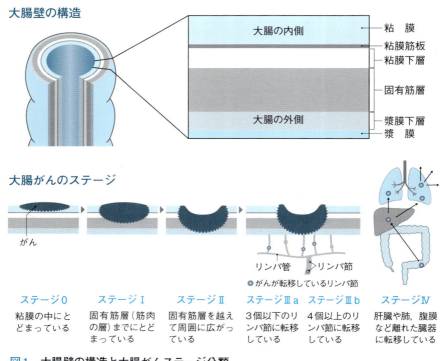

図1 大腸壁の構造と大腸がんステージ分類

働きが示されていて、マルチキナーゼ阻害薬ともいわれています。

1. レゴラフェニブの副作用

よく起こる副作用としては、手足症候群（45.0%）、下痢（33.8%）、食欲減退（30.4%）、疲労（29.0%）、発声障害（28.4%）、高血圧（27.8%）、発疹（22.6%）などがあります[2]。また、頻度は高くありませんが重大な結果を招く可能性がある副作用として、肝機能障害（急激な増悪の可能性あり）、出血、消化管穿孔、血栓塞栓症、血小板減少、間質性肺炎、多形紅斑、皮膚粘膜眼症候群（SJS）、中毒性表皮壊死融解症（TEN）などが報告されています。

これらの症状が疑われる場合はレゴラフェニブの服用をやめて緊急で受診する必要もあります。

▶ 抗がん薬治療中の発熱と発熱性好中球減少症

　抗がん薬投与中に薬の副作用として発熱を起こすことがあります。解熱薬のみで対応することもありますが，問題となるのは骨髄抑制により白血球が減少した場合の発熱です。白血球中，最も割合の高い好中球が減少している期間が長いと発熱する危険性が高くなります（図2）。一般的には，抗がん薬投与後10～14日で好中球数が最少となるといわれているため，この時期の発熱には注意が必要です。これは**発熱性好中球減少症**（febrile neutropenia；FN）とよばれ[*1]，より重篤な細菌感染に発展し致命的となり得るため，緊急を要する状態です。

　発熱後直ちに広域スペクトルをもつ抗菌薬を投与すると症状が改善し，重篤な細菌感染への発展を防ぎ，死亡率が低下することが経験的に知られています[3,4]。このように，発熱時に原因菌同定前に広域抗菌薬を投与することは

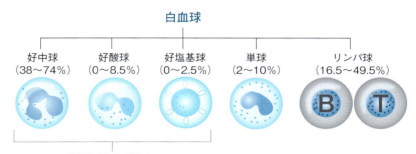

- 好中球：白血球の半分以上を占め，病原菌・異物の侵入があるとすぐに増加し，病原菌や異物を食べて分解する。
- 好酸球：体の防御反応に関与し，アレルギー性疾患に感染すると増加する。
- 好塩基球：ヒスタミンやヘパリンなどの物質を含み，アレルギーや血管拡張などの作用に関与している。
- 単球：マクロファージともいわれ，病原菌や異物などを食べる。
- リンパ球：病原菌侵入時，抗体を作って退治するほか，それらの外敵を記憶する働きをもつ。

図2　白血球を構成する5つの分画

[*1] 発熱性好中球減少症の定義：好中球数が500/μL未満，または1,000/μL未満で48時間以内に500/μLに減少すると予想される状態で，かつ腋窩温37.5℃以上（口腔内温38℃以上）の発熱を生じた状態。

FN に対する初期治療や経験的治療といわれています。

　がん薬物療法の安全性・有効性を高めるためには FN の管理と適切な治療が重要と考えられています。

1. FN に使用される薬剤は？[5]

- レボフロキサシン錠（＋オーグメンチン®配合錠）
- シプロフロキサシン錠（＋オーグメンチン®配合錠）

　好中球数の低下と発熱より FN が疑われると，重症度が判断されます (表2)[6]。低リスクと高リスクに分類され，低リスクの場合は経口抗菌薬が選択，高リスクの場合は注射用抗菌薬が選択されますが，前述したように発熱時は受診・検査することなく抗菌薬の服用を開始するために，前もって処方されている場合が多いと思います。

表2　発熱性好中球減少症の重症度を評価する MASCC スコア
　　　（Multinational Association for Supportive Care in cancer scoring system）

項　目	スコア
臨床症状（次のうち1つ） ・無症状 ・軽度の症状 ・中等度の症状	5 5 3
血圧低下なし	5
慢性閉塞性肺疾患なし	4
固形がんである または造血器腫瘍で真菌感染症の既往がない	4
脱水症状なし	3
外来管理中に発熱した患者	3
60歳未満（16歳未満には適用しない）	2

スコアの合計は最大26点。21点以上を低リスク症例，20点以下を高リスク症例とする。

この症例にはこんな対応を

薬剤師 今日は2週間分の薬と，抗菌薬が5日分処方されています。抗菌薬はいつから服用するように医師から説明されていますか？❶

患者 熱が38℃以上出たときに飲むよういわれています。

薬剤師 なるほど。いままでにも処方されたことはありますか？

患者 先月も処方されましたが，熱が出たので飲み切ってしまいました。❷

薬剤師 わかりました。今日も抗菌薬は5日分処方されています。熱が出たときに服用開始し，翌日以降も同じ時間で1日1回飲み続けてください。抗菌薬を服用しても熱が下がらないとか，ガクガク震えて押さえられないほどの悪寒がある，息苦しい，家で測定した血圧がいつもより低い（収縮期血圧で30mmHg低い）などの症状があれば抗菌薬が効いていない可能性があるので，その際はすぐに病院を受診してください。❸

❶
抗がん薬を服用中の患者は骨髄抑制により白血球（特に好中球）が減少し，FNへ発展するリスクが高いため，リスク軽減のため38℃程度の発熱があった場合は抗菌薬を予防的に服用するよう医師から指示されていることが予想できます。

❷
抗がん薬治療が長い患者はそれまでも他の抗がん薬を使用していることが多く，発熱時の抗菌薬服用について十分理解している方も多いと思います。

レゴラフェニブも大腸がんの三次治療以降で用いられるため，患者は発熱時に抗菌薬を服用することを十分理解している可能性が高いと思いますが，薬剤師が間違って「今日から服用してください」と説明してしまうと不安や混乱を与えてしまいます。「病院内でも十分説明があったと思いますが，もう一度抗菌薬の服用について確認させていただいてよいでしょうか？」など，クッションになる言葉を交えながら患者の理解度を薬局でも再確認することが重要と思います。

❸
抗菌薬による治療が効かなかった場合，重篤感染症へ発展する可能性もあります。全身状態が急激に悪くなる可能性もある緊急の状態なので，症状を知ってもらうことと緊急で対応する必要があることは，院内で聞いているかもしれませんが薬局からも伝えておいたほうが安全かもしれません。

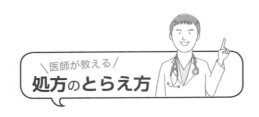

　この処方推論はとても悩ましいものです。というのも，一言で言ってしまうと，このような「外来化学療法中の発熱時キノロン内服」処方のほとんどは妥当なものではありません。すべてが不適切処方とは言いませんが，「かぜに抗菌薬」と同様に，これから抗菌薬適正使用が望まれる重要な切り口と考えます。そこに薬剤師の存在は欠かせません。現時点で処方推論からの理想的な介入は難しいとは思いますが，この処方の真の意味を薬剤師が理解することは重要です。この処方がされる背景として，いくつかの情報の拡大解釈があると考えます。

❶ 外来化学療法中の低リスク FN に対する外来内服治療の拡大解釈

　簡単に言ってしまえば，このような処方は，上述されているように外来化学療法中に FN が起こった場合に MASCC スコア（表 2）を算出し，低リスク群に対して外来で内服治療するという考え方の拡大解釈である場合が多いでしょう。ここで丁寧に考えてほしいのは「FN」のときです。つまり，この症例でレボフロキサシンを内服した場合，発熱は確認できても好中球減少は確認できていません。つまり，FN でもないのに治療となってしまっている場合が多々あることになります。

❷ 固形がん・リンパ腫化学療法中の好中球減少に対する予防抗菌薬の効果に関する論文の拡大解釈

　このような処方がされる理由としてもう一つ考えられるのは，2005 年の The New England Journal of Medicine 誌に載った「固形腫瘍・リンパ腫化学療法中の好中球減少に対する予防抗菌薬の効果」[7]の拡大解釈です。この論文では固形がん・リンパ腫の患者で好中球数が $500/\mu L$ 以下になった場合に，予防的にレボフロキサシン 500mg を投与した群とプラセボ群を比較し，発熱のエピソードや感染のイベントをアウトカムとして研究されています。結果として，抗菌薬投与群で有意に発熱のエピソードや

感染が疑われるイベントが少なかったとされています。しかし，ここでも注意してほしいのですが，好中球が減少していることが大前提です。また，この論文はあくまで予防の話であって，今回の処方にある「熱が出たとき」となると治療にあたりますので，この論文を当てはめることはできません。そして何より，今回の症例のような外来化学療法中の処方では好中球減少をまったく確認していません。

　論文は出たものの，このような処方を積極的に推奨するガイドラインはありません。日本臨床腫瘍学会の「発熱性好中球減少症（FN）診療ガイドライン」でも"診察後に低リスクであれば"という記載になっており，受診して評価することになっています。よって，外来化学療法中に発熱を認めた場合は副作用の判断も含めて受診して評価することが原則です。

●これを踏まえてどうアクションするか？

　理想を言うのはたやすいですが，すでにこのような処方があたりまえとなっている医師も多い現状で疑義照会することは，コンフリクトを生むだけになります。「かぜに抗菌薬が処方されていて，その抗菌薬処方に疑義を訴える難しさ」とも似ていると思います。また，本当にFNとなっているかはわかりませんが，そうだった場合には上述のように重篤な病態になるリスクはあります（が，繰り返しますが，だから服用が許容されるのではなく，受診可能な距離であれば受診して，本当にFNか？　そうでなくても熱源はどこか？　の評価をすることが重要です）。

　このような処方を減らすためには，ひとまず上で解説された内容に関する医師・薬剤師での勉強会が必要です。また，このような処方が絶対悪ということはなく，遠方で受診が気軽ではないという背景もあるでしょう（とはいっても遠方の定義も難しいですが…）。ひとまず現状では，以下のような情報提供が重要と考えます。

・外来化学療法中の発熱では，理想は可能な限りその日もしくは翌日に受診して，熱の原因に関して診察していただくのが望ましい。
・レボフロキサシンは，使うとしてもあくまで化学療法中限定であって，他の有熱時に使わないこと。

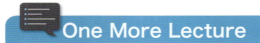

▶ キノロン系薬以外に使用される薬剤は？

　好中球減少が7日以上継続する場合や血液腫瘍（白血病など）では，真菌感染症のリスクが高くなるため，抗真菌薬が処方される場合もあります。この場合，フルコナゾールやイトラコナゾールなどが処方されます。

　また，リンパ球が低下した患者ではニューモシスチス肺炎を発症する危険があります。発症すると急速に低酸素血症が進行し致命的となり得るため，ST合剤の予防内服が推奨されています。

▶ 抗菌薬が効かなかった場合に起こり得る重症感染症

　敗血症はこれまで「感染症が原因の全身性炎症反応症候群」とされていましたが，炎症反応は敗血症という病態の一部に過ぎないことなどから，2016年に「感染症によって重篤な臓器障害が引き起こされる状態」へと定義が変わりました(表3)。それに伴い新たなスコアリングシステムとして，ICU以外(院外，ER，一般病棟)ではquick SOFA（qSOFA）が用いられます。qSOFAにより，①意識変容，②呼吸数≧22回/分，③収縮期血圧≦100mmHgのうち2項目以上を満たす場合に敗血症を疑います。

　敗血症では悪寒戦慄や発熱，心拍数や呼吸数の増加，血管拡張による血圧低下や意識障害，血栓形成による血流障害などが起こります。その結果，主要

表3　新たな敗血症の定義と診断基準

	敗血症	敗血症性ショック
定義	感染症によって重篤な臓器障害が引き起こされる状態	急性循環不全により細胞障害および代謝異常が重度となり，死亡率を増加させる可能性のある状態
診断基準	● ICU：感染症が疑われ，SOFAスコア2点以上の急上昇があれば診断 ● 非ICU：qSOFA 2点以上で敗血症を疑う。最終診断はICU患者に準じる	適切な輸液負荷にもかかわらず，平均血圧≧65mmHgを維持するために循環作動薬を必要とし，かつ血清乳酸値＞2mmol/L（18mg/dL）を認める

〔日本版敗血症診療ガイドライン2016より〕

臓器の血流低下による多臓器不全に発展する可能性があります。

　治療は強力な抗菌薬投与，正常血圧に戻すための大量の補液療法や昇圧薬の投与などが行われます．ほかにも呼吸不全・肝不全・腎不全などの臓器障害に対しては，人工呼吸管理，持続的血液濾過透析や血漿交換などが必要になる場合があります．

引用文献

1) 国立がん研修センターがん対策情報センター（http://www.ncc.go.jp/jp/cis/）
2) バイエル薬品株式会社：スチバーガ，添付文書（2014年2月改訂，第4版）
3) Freifeld AG, et al. : Clinical practice guideline for the use of antimicrobial agents in neutropenic patients with cancer : 2010 update by the Infectious Diseases Society of America. Clin Infect Dis, 52（4）: e56-e93, 2011
4) Pizzo PA, et al. : Management of fever in patients with cancer and treatment-induced neutropenia. N Engl J Med, 328（18）: 1323-1332, 1993
5) Tamura K, et al. : Clinical guidelines for the management of neutropenic patients with unexplained fever in Japan : validation by the Japan Febrile Neutropenia Study Group. Int J Antimicrob Agents, 26（Suppl 2）: S123-S127, 2005
6) Klastersky J, et al. : The Multinational Association for Supportive Care in Cancer risk index : A multinational scoring system for identifying low-risk febrile neutropenic cancer patients. J Clin Oncol, 18（16）: 3038-3051, 2000
7) Cullen M, et al. : Antibacterial prophylaxis after chemotherapy for solid tumors and lymphomas. N Engl J Med, 353（10）: 988-998, 2005

5 食道アカラシアの患者
ニフェジピンとニトログリセリンを処方…？

難易度 ★★★★★

処方箋（消化器内科）／39歳女性

Rp.1　ニフェジピンカプセル（アダラート®）10mg　1回1Cap（1日3Cap）
　　　1日3回　毎食前　　　　　　　　　　　　　40日分
Rp.2　ランソプラゾールOD錠（タケプロン®）15mg　1回1錠（1日1錠）
　　　1日1回　朝食後　　　　　　　　　　　　　40日分
Rp.3　ニトログリセリン舌下錠（ニトロペン®）0.3mg　1回1錠（1日1錠）
　　　1日1回　夕食前　　　　　　　　　　　　　3日分
Rp.4　ニフェジピンCR錠（アダラート®）20mg　　 1回1錠（1日1錠）
　　　1日1回　朝食後　　　　　　　　　　　　　5日分

【わかっていること】
・問診票に「食道アカラシア」との記載あり。
・今日はバリウム検査を実施。血圧は正常で，高血圧でも狭心症でもないことを確認済み。

QUESTION
Q1：食道アカラシアってどのような病態でしょうか？
Q2：高血圧でも狭心症でもない患者さん。ニフェジピンとニトログリセリンの処方目的は何でしょうか？

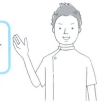

ANSWER

▷ 食道アカラシアは，食道の蠕動運動が障害され，下部食道括約筋が緩まなくなり，食物の通過障害や食道の拡張が起こる病態です。

▷ 亜硝酸塩（ニトログリセリン）とカルシウム拮抗薬（ニフェジピン）には下部食道括約筋の弛緩を助け，食道の拡張を防ぐ作用があります。

解説の前に　今回のケースを振り返って

　食道アカラシアという病名を初めて知り，患者さんに話を聞くと「食べ物を飲み込みにくい」，「食事は少量ずつゆっくり，水分も取りながら」，「食道がいっぱいになると嘔吐してしまうので，理解が得られにくく人前では食事できない」など，日常生活にかなり支障を来していることがわかりました。

　また，「食事の直前にニフェジピンカプセルを噛み砕いて服用する。当初は服薬後の急な血圧低下でめまいがあり立っていられなかったが，最近は慣れてきた」，「1日3度の食事以外にも飲食をするので，ニフェジピンCR錠は持続的な効果を期待して試してみる」，「ニトログリセリンはカプセルが服用できないときに服用するが，あまり効果が感じられない」とも話されました。今後はニフェジピンの耐性やCR錠の効果も確認したいと思います。手術療法としてPOEM治療（後述）がありますが，専門施設での治療となるため，今後の動向に期待したいところです。

▶ 下部食道括約筋の機能

　下部食道括約筋〔LES：lower（下部）esophageal（食道）sphincter（括約筋）〕は，食道と胃のつなぎ目付近の筋肉で，食べた物を食道から胃に自然に運ぶ機能と，胃に入った食物が食道に逆流するのを防ぐ働きをもっています。

食道アカラシアとは？？

1. 病態

　口から食べた物は，順次，食道の蠕動運動で胃へと運ばれていき，タイミングよくLESが緩むことで，食物は胃へと流れ込みます。食道アカラシアではそのLESの弛緩が生じないために，うまく食物が胃に入らず，食道内に停滞してしまいます（図1）。また，食道アカラシアでは食道の蠕動運動の低下も起こることが知られています。

　食道アカラシアの発症頻度は人口10万人あたり1人といわれていて，食道やLESの神経細胞（食道壁内に存在して食道の蠕動運動を支配しているアウエルバッハ神経叢など）の変性や減少，ウイルス感染が一因ではないかと考えられているようですが，現在のところ詳細はわかっていません。

2. 症状

　常にLESが収縮した状態なので食物がうまく胃内に入らず，食べた物がいつまでも食道内にたまり，詰まり感を訴えることが多くあります。また，たまっ

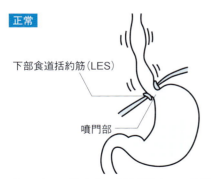
嚥下を行うと順方向の食道蠕動とLES弛緩が生じ，食べ物が食道から胃へ流れる。

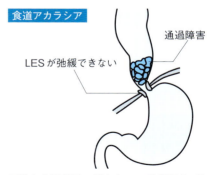
正常な食道蠕動の消失とLES弛緩不全が起こるため，食べ物の貯留，食道の拡張や蛇行が生じる。

図1　食道アカラシアの発生要因
〔広田将司：胃食道逆流症，食道アカラシア，胃潰瘍．消化器外科ナーシング，19（5）：452-455，2014より〕

た食物を嘔吐することも多く，慢性的な食物・唾液の逆流のため喘息患者のような咳症状が現れたり，食道自体の運動機能障害により食道が異常収縮を起こし，胸の強い痛みが出るのも特徴です．横になったときに，食道内に詰まった食事が逆流し，誤嚥性肺炎を起こすこともあります．

　症状が進行すると，食物の流れが悪いために徐々に食道が拡張してしまいます．そのため，一時的に食事が入るようになったと感じるようですが，実際には食べた物が食道の中にたまっているだけで，次第に食道の拡張が著明となり最後には食事がとれなくなります．また，食道アカラシアでは食道がんの発生リスクも10倍高まることが知られています[1]．

3. 診断

　バリウム検査，上部消化管内視鏡検査，CTなどが行われます．また，診断を確定するための精密検査として食道内圧測定検査が行われます．LESの圧・働きを調べるほか，食道の運動が正常かどうかの判定を行う検査です．

　バリウム検査をした際は，LESの狭窄と食道の拡張により，鳥をひっくり返したように見えることから「鳥のくちばし状の狭窄」と呼ばれているようです（図2）．

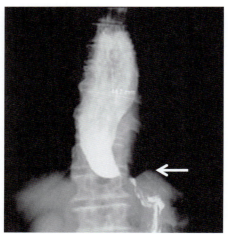

腹部食道に鳥のくちばし状の狭窄（bird's beak sign）を認める（矢印）．

図2　上部消化管造影検査による食道アカラシアの様子

〔碓井彰大，他：食道アカラシア術後再発に対して腹腔鏡下根治術を施行した1例．千葉医学雑誌，92（5）：189-192，2016より転載〕

▶ 食道アカラシアに対する治療

治療は大きく，①薬物治療，②内視鏡を用いた治療，③手術の3つに分けられます。

1. 薬物治療

薬物治療では，LES圧を下げる効果のある薬が処方されます。1930年以降に硝酸イソソルビドやニフェジピンがLES圧を47～63％低下させることが報告され[2]，βアゴニスト，ホスホジエステラーゼ阻害薬，カルシウム拮抗薬，抗コリン薬などでLES圧を下げる効果を期待できると考えられたようです。

現在の処方としては以下の例[3]のように亜硝酸製剤やニフェジピンが用いられますが，病態が進行した症例ではあまり効果が期待できないようです。

- 硝酸イソソルビド錠（ニトロール®）5mg
  1回1錠（1日1回）　毎食前 or 舌下投与
- ニフェジピン（アダラート®）5～10mg
  1回1錠（1日1回）　毎食前 or 舌下投与

2. 内視鏡治療

内視鏡を用いた治療では，バルーンを用いてLES部分を拡張する治療が行われてきましたが，再発しやすいため繰り返しバルーン拡張術を行う必要があります。

3. 手術

腹腔鏡下で食道の筋層を切開し，胃噴門部を弛緩させる手術が行われていますが，胃噴門部が体腔の奥にあるため，侵襲性が高いという問題点があります。

2009年末に，食道の内側から筋層を切開し内視鏡を挿入して，食道内輪筋を切開するという経口内視鏡的筋層切開術〔POEM：per（経）–oral（口）endoscopic（内視鏡的）myotomy（筋層切開術）〕が開発されました。患者の身体的・精神的負担の軽減や治療効果への期待から食道アカラシアの標準的治療になる可能性があるといわれ，2012年7月には先進医療として厚生労働省より承認されています。

この症例にはこんな対応を

薬剤師 今日は血圧の薬が多く処方されています。血圧が高くなって受診したのですか？①

患者 いいえ，血圧は普通です。以前から食事をとると胸につかえる感じがあり，実際に吐くこともありました。②

薬剤師 なるほど。以前から飲んでいる薬ですか？

患者 はい。2〜3カ月前から飲んでいます。③

薬剤師 わかりました。飲み続けていて薬の作用は十分感じられているかもしれませんが，食道と胃をつなぐ筋肉を柔らかくして食物を飲み込みやすくする目的で薬は処方されています。血圧を下げる作用もあるため，飲み続けている間はめまい・ふらつき・立ちくらみなどに注意が必要です。椅子から立つときにはゆっくり立ったりするとよいでしょう。

食事は水分・固形物に関係なく吐いてしまうことがあると思います。早食いになってしまうとさらに吐き気が強く出てしまう傾向があるので，食事はゆっくりと，少量ずつよく噛んで食べるようにしてください。生野菜のような軽いものは飲み込みにくく，納豆のようなネバネバしたものは食道を通りにくいといわれていますので，食事の工夫が必要になります。

精神的ストレスや冷水などで症状が悪化するといわれているので，ストレスを感じないように考え方を変える，ストレスをうまく発散させることなどが重要になります。身近に病態や症状を理解してくれる人をつくるというのも，精神的に安心できる要因になるかもしれません。

---

❶ 処方科が消化器内科という点，年齢が39歳とまだ若い点，ニフェジピンやニトログリセリンが定期処方されている点から，血圧の変化以外で処方されていると考えられますが，一応本人に確認しましょう。

❷ ニフェジピンや亜硝酸製剤が処方されており，"胸のつかえ"や"嘔吐"というキーワードから食道アカラシアを導くことができれば話をスムーズに進められますので，ぜひ病態の特徴を覚えておきましょう。

❸ ニフェジピンや亜硝酸製剤が処方されていることから，食道アカラシアの比較的初期の段階と推察されます。LESの弛緩目的で服用していますが，やはり血圧低下作用も現れるため，めまい・ふらつきのような低血圧症状を起こしていないか，転倒などのリスクはないか継続的にフォローする必要があります。

食道アカラシアの患者——ニフェジピンとニトログリセリンを処方…?

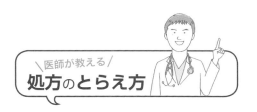

医師が教える 処方のとらえ方

　今回は，処方を病態から推論する（処方推論）ことにより「これらの薬は食道アカラシアに対して出ているのだろう」という考えにはなかなかたどりつけないのではないかと素直に思います。というのも食道アカラシアは10万人に1人の頻度とされ，比較的まれな疾患だからです。しかし，この年齢の女性で降圧薬を飲んでいるのは何か変だなとは思ってほしいと思います。仮に高血圧に対して処方されているとしても，本当に必要な薬か？ 白衣高血圧などで降圧薬の必要がない患者さんに出されてはいないか？ とチェックする一人に薬剤師もなってほしいと思います。

　まだ更年期という年齢ではないですが，40歳くらいから更年期様の症状を訴える女性はいます。かーっと熱くなったりイライラしたり，そんなときの血圧は高いものです。そこに降圧薬が出されているこの年齢くらいの女性にはときどき出会います。そのときに日本でよく処方される降圧薬がカルシウム拮抗薬なのですが（たまたま本症例もそうですが），カルシウム拮抗薬は血管拡張作用があるので，それ自体で更年期様のホットフラッシュ症状を呈しやすく，逆効果となっている患者さんに出会います。ぜひ，そのような負のスパイラルに陥っていないかをチェックする一人になってください。また，仮に高血圧が本当だとしても，この年齢で高血圧はおかしいですので，二次性高血圧を除外する過程がきちんと取られたか？ と考えることが重要です。原発性アルドステロン症やクッシング症候群といった副腎の問題や，腎血管性高血圧などの精査を考慮してもよいでしょう。

　さて，本症例では比較的まれな食道アカラシアに対して降圧薬，血管拡張薬が処方されていますが，かなりの用量ですね…。高血圧でもないのにこの用量だと，上の解説にあったように血圧低下による転倒などが心配です。気が遠くなるようなめまいが出ていないか，徐脈になっていないかが一番の注意点ですね。また，更年期様症状を起こしていないかも確認しましょう。そして，この年齢くらいの女性に多いのは血管拡張によるむくみですね。副作用によるむくみにさらに利尿薬が処方され，処方のカスケー

ドとなることのないよう薬剤師によるサポートをお願いします。

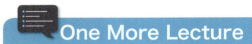

▶ 先進医療って？

　大学病院などで実施される先端医療で，厚生労働大臣の承認を受けた医療制度です。2006 年 9 月までは「高度先進医療」とよばれていましたが，同年10 月の健康保険法の一部改正により，名称が「先進医療」に変更されました。

　2019 年 1 月 1 日現在で 90 種類（先進医療 A 28 種類，先進医療 B 62 種類）が先進医療に該当しています（例えば，がん治療における陽子線治療：約 276 万円，白内障における多焦点眼内レンズを用いた水晶体再建術：約 58 万円など。いずれも自己負担金）。

　先進医療は通常の保険診療と併用できるため，診察や検査，入院，投薬などの保険診療との共通部分は保険対象となりますが，先進医療部分は保険対象外となり患者が全額自己負担する必要があります。

　また，保険診療部分は高額療養費制度の適用対象になるため，収入に応じて毎月の負担の上限額が設定されていますが，先進医療部分は高額療養費制度の対象にならないため，全額の支払いとなり費用が高額となってしまいます。

引用文献

1) Sandler RS, et al. : The risk of esophageal cancer in patients with achalasia. A population-based study. JAMA, 274（17）: 1359-1362, 1995
2) Wong RKH, et al. : Achalasia. Esophagus 3rd edtion (eds.by Castell DO, et al.), Lippincott Williams & Wilkins, pp185-213, 1999
3) 小林正文，他：食道アカラシアの治療；内科的治療．胃と腸, 35（10）: 1267-1272, 2000

6 歯科治療中の授乳婦
副鼻腔炎にガレノキサシンを処方？

難易度 ★★☆☆☆

処方箋（耳鼻咽喉科）／35歳女性

Rp.1　ガレノキサシン錠（ジェニナック®）200mg　　1回2錠（1日2錠）
　　　1日1回　夕食後　　　　　　　　　　　　　　7日分

Rp.2　ベポタスチン錠（タリオン®）10mg　　　　　1回1錠（1日2錠）
　　　1日2回　朝夕食後　　　　　　　　　　　　　14日分

Rp.3　カルボシステイン錠（ムコダイン®）500mg　　1回1錠（1日3錠）
　　　1日3回　毎食後　　　　　　　　　　　　　　14日分

10日前と3日前にも処方箋を対応。両日とも歯科よりジクロフェナク錠（ボルタレン®）25mg 1回1錠（1日3回）7日分が処方されている。

【わかっていること】
- 現在，授乳中（生後4カ月の乳児）
- 2カ月前ほどから歯科治療継続中（過去の虫歯治療跡が再度虫歯となったため）
- 2週間ほど前から左上奥歯の痛みあり。歯科医より親知らずが残っておりその影響の可能性を指摘された。10日前にジクロフェナク錠のみが処方となり服用継続していたが，1週間経っても痛みは変わらず，3日前にさらに1週間分が追加処方された。
- 3日前にジクロフェナク錠を投薬した際，「服用して3時間は痛みが治まるが，3時間以上経つと左上奥歯の強い痛みがまた出てくる」と聴取。歯科医からは「歯茎の炎症は強くないから，もう少しジクロフェナク錠で様子見」と言われていることを確認。

QUESTION

Q1：虫歯治療中に生じた上歯痛は親知らずの影響を指摘されていますが，ほかに考えられる原因はあるでしょうか？

Q2：授乳婦にガレノキサシンが処方されていますが，何を参考に安全性を判断すればよいでしょうか？

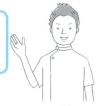

ANSWER

▶ 上歯痛は副鼻腔炎を疑う病歴の一つ。ジクロフェナクを1週間服用したものの継続する上歯痛を訴えているので，2回目のジクロフェナク処方時に上歯痛以外の病歴を確認するなどして，副鼻腔炎を疑って受診勧奨できた可能性はあります。

▶ 授乳婦への薬の投与については，添付文書だけで安全性を判断するのは限界があります。国立成育医療研究センター 妊娠と薬情報センターをはじめ，授乳婦への薬剤投与に関してまとまっている書籍やWebサイトを積極的に活用しましょう。

解説の前に 今回のケースを振り返って

　副鼻腔炎の特徴は岸田先生から学んでおり，上歯痛は副鼻腔炎のサインであることを十分理解していました。ですが，患者さんは以前から歯科治療で継続受診し，奥歯の痛みは親知らずの影響と言われていたこと，上歯痛以外に鼻症状や頬・額の痛みの訴えはなかったことから，副鼻腔炎疑いで受診を促すには至りませんでした。しかし今回，「鼻をかんだら，においのある膿性鼻汁が出た。過去に副鼻腔炎になったことがあるので耳鼻咽喉科を受診したら，やはり副鼻腔炎と診断された」とのことで，1週間経っても歯痛の改善がない点などから「歯科領域以外の原因かも…」と考えることができていたら…と反省しました。患者さんから病歴を聞くことの難しさを実感した症例です。

　ガレノキサシンについては，授乳中でも服用できる薬を希望したところ，耳鼻咽喉科の医師から「少し強い薬を出すが乳児には影響ないので授乳はそのまま継続して問題ない」と言われたようですが，今後の乳児への影響と母親の不安も考慮して，服用中と最終服用から24時間以内は授乳を控えるように説明しました。より安心・安全に薬を服用するために薬剤師の役割が重要と再確認できました。

▶ 副鼻腔炎の病態を知ろう

1. 副鼻腔炎とは？

副鼻腔（図1）に炎症が起きた状態をいいます。細菌（風邪などのウイルス感染の後に感染することが多い），ウイルス，真菌，アレルギー性鼻炎や虫歯などが原因となります。症状は，鼻水・鼻づまり，においがわからない，頭痛や顔面痛，鼻の中の悪臭，後鼻漏，咳や痰などさまざまです。

2. 副鼻腔炎の種類

（1）急性副鼻腔炎

風邪などのウイルス感染症によるものがほとんどです。ウイルス感染症の後に続く細菌性副鼻腔炎は数％とされます。急性鼻副鼻腔炎診療ガイドラインでは「急性に発症し，発症から4週間以内の鼻副鼻腔の感染症で，鼻閉，鼻漏，後鼻漏，咳嗽といった呼吸器症状を呈し，頭痛，頬部痛，顔面圧迫感などを伴う疾患」と定義されています[1]。

（2）慢性副鼻腔炎

急性副鼻腔炎が長引いたり繰り返されたりすることによって起きることが多いです。副鼻腔炎の状態が2〜3カ月以上続いた場合に慢性副鼻腔炎と診断されます。昔は「蓄膿症」とも呼ばれていました。

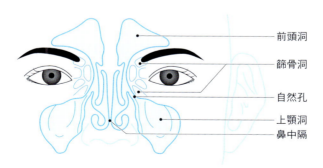

前頭洞，篩骨洞，上顎洞，蝶形骨洞の4つを合わせて副鼻腔という（蝶形骨洞は篩骨洞の後ろにある）。

図1　副鼻腔の解剖

今回の症例は上歯痛が現れて2週間程度経過しているため急性副鼻腔炎であり，上歯痛などもしっかり現れているため細菌性と判断されています。そこで以下では，急性副鼻腔炎に焦点を当てて解説します。

▶ 急性副鼻腔炎の治療と薬の使い方

1. 急性副鼻腔炎の治療目標は？

感染治癒，合併症予防（眼瞼・眼窩蜂巣炎，眼窩腫瘍，硬膜外・硬膜下腫瘍，髄膜炎，脳腫瘍など），慢性副鼻腔炎を防ぐことを目標に治療します。

前述のガイドラインでは，重症度（表1）に応じた治療が重要とされています。軽症と中等症の場合の治療アルゴリズムを図2に示します。感冒やウイルス性上気道感染からくるウイルス性副鼻腔炎は軽症であることが多く，自然に軽快することが多いようです。一方，細菌性副鼻腔炎は重症化することがあるため抗菌薬の治療が必要とされていますが，**軽症例では抗菌薬の投与なしで自然軽快する場合がある**ので，必ずしも抗菌薬は必要でないという考え方が一般的です。ガイドラインにも「軽症例に限って，抗菌薬非投与のうえ，自然経過を観察することが推奨される」と記載されています。副鼻腔炎発症当初はウイルス感染が主体であることや，細菌性としても軽症では抗菌薬が不要と考えられているからです。自然経過を観察するなかで，細菌感染に移行したり，さらに中等症や重症に移行したりした場合に抗菌薬治療を開始することで不要な抗菌薬投与を防ぎ，耐性菌増加を防ぐことができるという考えが根拠となっています。

表1 成人における急性鼻副鼻腔炎のスコアリングシステムと重症度分類

		なし	軽度/少量	中等以上
臨床症状	鼻漏	0	1	2
	顔面痛・前頭部痛	0	1	2
鼻腔所見	鼻汁・後鼻漏	0（漿液性）	2（粘膜性少量）	4（中等量以上）

軽症：1〜3，中等症：4〜6，重症：7〜8

〔日本鼻科学会編：日本鼻科学会会誌, 53：103-160, 2014より〕

歯科治療中の授乳婦——副鼻腔炎にガレノキサシンを処方？

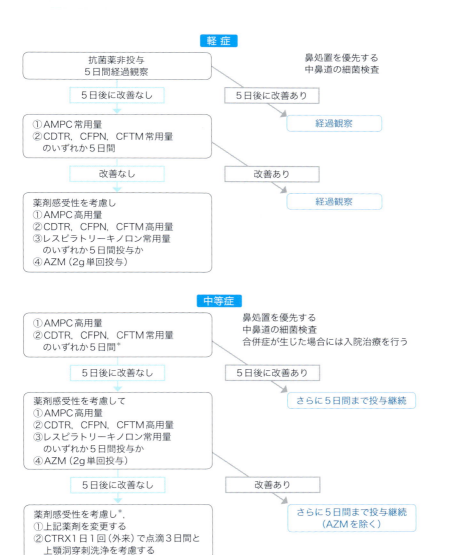

*で経過が思わしくない場合には肺炎球菌迅速診断なども参考のうえ，抗菌薬の変更を考慮する。
AMPC：アモキシシリン（サワシリン®），CDTR：セフジトレン　ピボキシル（メイアクト®），CFPN：セフカペン　ピボキシル（フロモックス®），CFTM：セフテラム　ピボキシル（トミロン®），AZM：アジスロマイシン（ジスロマック®），CTRX：セフトリアキソン（ロセフィン®）

図2　成人における急性副鼻腔炎治療アルゴリズム（軽症，中等症）
〔日本鼻科学会・編：日本鼻科学会誌，53：103-160, 2014より〕

2. 薬局でできる細菌性副鼻腔炎の見極め方

　現在，細菌性副鼻腔炎を診断するための優れた診断基準は存在していませんが，10日以上経っても症状が改善しない場合は，ウイルス性よりも細菌性副鼻腔炎が疑わしいと考えられているようです[2-5]。

　岸田先生の著書[6]より，細菌性副鼻腔炎を判断するための臨床上の特徴を以下に紹介します。健康相談や在宅などで受診勧奨を考える際に非常に有用と考えますので，この機会にぜひ覚えていただければと思います。特に，②～④の症状が確認できれば細菌性副鼻腔炎の可能性があります。

臨床像で鑑別する細菌性副鼻腔炎の特徴

① 鼻症状はあるが，咳症状や咽頭痛症状がない
② 2峰性の病歴が確認できる（先行する風邪症状があり，治りかけたのに再度鼻症状が出ている）
③ 片側性の前頭部の痛み，もしくは頬の痛みがある
④ 上歯痛がある
⑤ 病歴上，鼻汁色調の変化がある
⑥ 膿性鼻汁がある
⑦ 血管収縮薬や抗アレルギー薬に対する反応が悪い

3. 使用される抗菌薬は何が適切か？

　急性（細菌性）副鼻腔炎の原因菌は，成人・小児ともに肺炎球菌とインフルエンザ菌が2大原因菌ですが，日本では耐性化率が高いといわれており，これらの菌に対して感受性のある薬剤を選択する必要があります。ガイドラインでは，推奨グレードAとして「**第一選択としてアモキシシリンを投与し，臨床効果と原因菌から効果が認められない場合にセフェム系抗菌薬を選択する**」と記載されています[1]。

　また図2の治療アルゴリズムでは，アモキシシリンの通常量と高用量を使い分けています。通常量と高用量を比較すると，治療成績では有意差がありませんが，高用量投与のほうが肺炎球菌の消失率が高かったという報告があり[7]，高用量を使用することで耐性肺炎球菌の除菌も可能といわれています。

　セフェム系薬ではセフジトレン　ピボキシル（CDTR），セフカペン　ピボキ

シル（CFPN），セフテラム ピボキシル（CFTM）が推奨されています。海外ではセフジニル（CFDN）やセフポドキシム プロキセチル（CPDX）での治療も推奨されていますが，日本では推奨されていません。

レスピラトリーキノロン系薬[*1]については，推奨グレードBで「**中等症例でアモキシシリンまたはアンピシリン高用量あるいは第三世代経口セフェム系抗菌薬高用量による治療が無効であった症例に対する第二選択として，また，重症例に対する第一選択の1つとして用いる**」と記載されています。PK/PD理論に基づき高い抗菌活性を期待するために1日1回製剤を選択し，投与期間は5～7日間が望ましいとされています。

マクロライド系薬は推奨グレードC1とされています。14員環製剤（エリスロマイシン，クラリスロマイシン，ロキシスロマイシン）は肺炎球菌やインフルエンザ菌に対し高率で耐性となります。15員環製剤（アジスロマイシン）はインフルエンザ菌に対して良好な感受性をもち，高用量単回投与が可能なため効果が期待されていますが，第一選択とはなっていません。

▶ 授乳婦に対する薬の影響を調べる

授乳婦への投与に関して，添付文書には「服用中は授乳を回避させること」，「服用中は授乳を中止させること」と記載されていることが多く，授乳中の患者が服用継続できるか判断することが難しい状況にあります。

添付文書以外の判断材料としては，以下に紹介するようなWebサイト，書籍があり参考になります。

1. 国立成育医療研究センター 妊娠と薬情報センター

妊娠と薬情報センターは妊娠中の薬剤使用に関する情報を提供するとともに，妊娠中に薬剤を使用した症例を収集することでエビデンスを確立することを目的とした組織です。国立成育医療研究センターのホームページ（https://

[*1] レスピラトリーキノロン：呼吸器組織への移行性が良好で，ほとんどすべての主要呼吸器感染症の原因菌に対し優れた抗菌活性を有し，とりわけペニシリン耐性肺炎球菌（PRSP）を含む肺炎球菌への抗菌活性が強化されています。主な薬剤はレボフロキサシン（クラビット）、シタフロキサシン（グレースビット®），ガレノキサシン（ジェニナック®），モキシフロキサシン（アベロックス®），トスフロキサシン（オゼックス®）。

表2 MMMにおける授乳婦（乳児）へのリスク分類

安全性	L1	L2	L3	L4	L5
	高 ←――――――――→ 低				禁忌

www.ncchd.go.jp/index.html）から，【国立成育医療研究センターについて＞主な取り組み＞妊娠と薬情報センター＞ママのためのお薬情報＞授乳中の薬の影響】と進むと，「授乳中に安全に使用できると思われる薬」と「授乳中の治療に適さないと判断される薬」を調べられます[8]。

- ガレノキサシン：記載なし（類薬のレボフロキサシン，シプロフロキサンは「安全に使用できると思われる薬」に分類）
- ベポタスチン：記載なし（類薬のロラタジン，フェキソフェナジンは「安全に使用できると思われる薬」に分類）
- カルボシステイン：記載なし（類薬の記載もなし）

2. Medications & Mothers' Milk (MMM)

臨床薬理学者 Thomas Hale と Hilary Rowe によってまとめられている書籍で[9]，多くの薬局で購入されている『今日の治療薬』でも活用されています。最も安全（L1），比較的安全（L2），中程度の安全（L3），悪影響を与える可能性（L4），禁忌（L5）の5つにリスク分類されています（表2）。

- ガレノキサシン：記載なし（類薬の多くはL3）
- ベポタスチン：記載なし（類薬のロラタジン：L1，フェキソフェナジン：L2，レボセチリジン：L3）
- カルボシステイン：記載なし（類薬の記載もなし）

3. 薬物治療コンサルテーション 妊娠と授乳

最新版は第2版で，2014年に改訂されています[10]。授乳への評価は，「安全」，「慎重」，「禁忌」，さらに空欄（疫学情報が極めて少なく，安全性・危険性を理論的に推定するしかない薬）の4つに分類されています。

- ガレノキサシン：空欄（類薬のレボフロキサシン，モキシフロキサシンなどは「安全」）
- ベポタスチン：空欄（類薬のロラタジン，フェキソフェナジンなどは「安全」）

表3 母乳とくすりハンドブック2010のリスク評価

◎	多くの授乳婦で研究した結果，安全性が示された薬剤
○	限られた授乳婦で研究した結果，乳児へのリスクは最小限と考えられる薬剤
△	乳児に有害作用を及ぼす可能性があり，授乳婦へ使用する場合は注意が必要
×	薬剤の影響がある間は授乳を中止する必要がある

・カルボシステイン：空欄（去痰薬と分類されている薬剤はすべて空欄）

4. 母乳とくすりハンドブック2010

　大分県薬剤師会，大分県産婦人科医会，大分県小児科医会によって組織された研究会が，国内外の書籍・データベースを評価し作成したもので，オンラインで公開されています[11]。授乳のリスクは4段階に評価・分類されています（表3）。

- ガレノキサシン：記載なし（類薬のレボフロキサシン：○，シプロフロキサン：◎）。類薬には「短期間（1〜2週間）の投与は哺乳児にとって許容できる」との記載
- ベポタスチン：記載なし（類薬のロラタジン：◎，フェキソフェナジン：◎）
- カルボシステイン：○

　この他，海外のWebサイトになりますが，Drug and Lactation Database（LactMed）もよく知られており，専門の担当者により評価された医薬品情報や関連する文献などが載っています[12]。また，米国食品医薬品局（FDA）では妊娠期・授乳期における医薬品情報に関して新たな仕組み（PLLR）を導入しており，それについては後述のOne More Lectureで解説しています。

▶ 今回の患者さんにはどう対応する？

　前述した基準を踏まえ，ガレノキサシンは1〜2週間程度の短期間であれば乳児にとっても許容範囲で安全に服用できる薬剤と考えることができます。しかし，急性鼻副鼻腔炎診療ガイドラインでキノロン系薬は第一選択ではない

ので，アモキシシリン処方後，効果不十分であった場合にガレノキサシンが検討されてもよいのではないかと感じました。

しかし，薬局で確認できていない情報として，耳鼻咽喉科での副鼻腔のレントゲン検査結果があり，その他の病歴聴取から医師がどのように判断したかも不明です。重症と判断されたために初回よりガレノキサシンが処方された可能性も考えなくてはなりません。

今回のケースでは，投薬時に母親が強めの抗菌薬に対して抵抗があり，医師からは服用中の授乳も問題ないと言われたものの不安を感じていることを確認しました。また，上記の情報から1週間程度ミルクでの育児も可能と確認できたので，医師の説明と異なってしまうことに抵抗は感じましたが母親の不安感を優先して考え，「ガレノキサシン服用中と，服用終了後24時間以内は可能であれば母乳を中止してはどうか」と提案しました。

ベポタスチンについては影響不明なので，安全性の高いロラタジンやフェキソフェナジンへの変更も検討しましたが，授乳を中止するのであれば変更する必要もないと考え，そのまま服用してもらうこととし，カルボシステインについても同様に服用継続するように説明しました。

海外データですが，ガレノキサシン600mgを単回経口投与し，乳汁中への移行性を検討した報告があります[13]。乳汁中濃度は投与0〜6時間後に最高値（約3.0μg/mL）に達し，その後，時間の経過とともに低下しました（表4）。投与後120時間ではほとんど検出されませんでした。投与量600mgのうち，120時間後までに乳汁中へ分泌された量は約0.435mg（約0.07％）であり，ガレノキサシンの乳汁移行量は高いものではないことがわかったというデータになります。

表4　ガレノキサシン600mg単回経口投与後の乳汁中・血漿中濃度

時間 (hr)	乳汁中濃度 (μg/mL)	血漿中濃度 (μg/mL)
0〜6	3	8.9
6〜12	1.8	4.1
12〜24	0.8	2.1

〔Amsden GW, et al : J Clin Pharmacol, 44 : 188-192, 2004 より〕

この症例にはこんな対応を

耳鼻咽喉科から抗菌薬，アレルギーの薬，去痰薬が出ていますが，鼻の症状ですか？❶

（患者）はい。

（薬剤師）抗菌薬も1週間分出ていますが，黄色の鼻水（膿性鼻汁）があるのですか？❷

（患者）はい。においのある汚い鼻水が出ました。耳鼻咽喉科で副鼻腔炎と言われました。

（薬剤師）なるほど。汚い鼻水以外にも症状はありますか？　頬や額が痛いとか，下を向いたときに頬や額の辺りが重い感じがするとか，上の歯が痛いとかの症状はどうでしょう？❸

（患者）左上奥歯の痛みが続いています。歯科に通ってボルタレンを処方してもらっていますが，3時間程度で痛みが出てきます。

（薬剤師）上歯痛は歯の問題ではなく，副鼻腔炎が原因の痛みの可能性があります。副鼻腔炎の治療によって痛みも改善するかもしれません。抗菌薬を飲み切っても鼻水・鼻づまり・咳，頬や額の痛みや重い感じなどがあれば再度受診の必要があるので，飲み切った後も注意して様子をみてください。

※ここでは授乳婦に対するガレノキサシン処方の説明は省略しました。医師の判断や説明，母親の母乳育児へのこだわりも考慮に入れた薬剤師個々の判断が必要になると思いますので，上記の解説を参考にしていただければと思います。

❶
ベポタスチンとカルボシステインが処方になっていれば，咽頭痛などの喉症状ではなく鼻症状や後鼻漏があると推察できますが，念のため，喉症状なのか？鼻症状なのか？その他なのか？を確認しましょう。

❷
膿性鼻汁は細菌感染を示唆する所見の一つですが，ウイルス性感染でも出ます。膿性鼻汁＝抗菌薬が必要とはなりませんが，普通の鼻水程度では抗菌薬まで処方されることはないと思いますので，膿性鼻汁の有無を確認してみましょう。

❸
今回の症例は病院ですでに副鼻腔炎と診断されているので，これらの症状をわざわざ確認する必要はないかもしれませんが，もし病院受診前で，薬局に鼻症状で相談に来られた場合は，これらの病歴を確認することが受診勧奨するかどうかの重要なポイントとなります。

また病院受診前だったら，先行する風邪症状がなかったか（1週間程度前に風邪をひいていなかったか）を確認しましょう。このような病歴は「2峰性の病歴」と言い，先行する風邪症状はウイルス感染の場合が多いのですが，治りかけの時期に再度出てきた症状は細菌感染が原因の場合が多いため，抗菌薬治療が必要か，受診勧奨すべきかどうかの判断ポイントとなります。

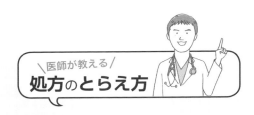
\医師が教える/
処方のとらえ方

　今回の処方推論も，抗菌薬適正使用の切り口という点でとても重要です。上の解説にもありますが，副鼻腔炎でも細菌性は少なく，そのなかでも抗菌薬が必要な細菌性副鼻腔炎となるとさらに頻度は減ります（細菌性副鼻腔炎でも全例抗菌薬は必要ということはありません）。

　仮に抗菌薬が必要だとしても，ペニシリン系薬ではなくキノロン系薬が必要な人となるとさらにさらに少ないはず……なのですが，実際はよく処方されているのが現状です。「ぜひそこに，広域抗菌薬使用による耐性菌増加を防ぐ側面から薬剤師が適正使用への介入を！」と言うのは簡単ですが，実際にはとても難しいかなとは思います。「そこまで広域抗菌薬は不要です」などという疑義照会は間違ってもしないようにしましょう。

　ではどうするか？ ですが，今回の処方推論の過程で，患者さんからの「強めの抗菌薬に抵抗があり，医師から服用中の授乳は問題ないと言われたが不安を感じている」という情報を収集できています。これはとても大きな情報です。つまり，「患者さんが」という伝え方で処方に介入できるチャンスを秘めています。病態生理・薬理学的に正しい理論を突きつけるよりも，「患者さんの希望が」と言われると，患者さんのためにということになりますので，医師も処方を変える提案を受け入れやすいことが多いでしょう。

　ではどう言うか？ ですが，例えば今回，授乳への移行のディスカッションがありましたが，もし妊娠していたらどうでしょうか？「授乳中＝妊娠の可能性はない」としてよいでしょうか？ 今回は産後4カ月ですが，だから妊娠の可能性がないとは言えません。自分であれば，患者さんに「この抗菌薬は授乳には問題ありませんが，妊娠している場合は飲んではいけない薬になります。大切な事項なので確認したいのですが，性交渉はまったくないということでよいでしょうか？（妊娠の可能性は100％ないということでよいでしょうか）」と聞きます。もしちょっとでも悩むようであれば，可能性ありとして医師にこう伝えるとよいと思います。「薬局で患者さんからお話を聞いたところ，産後4カ月ですが妊娠の可能性は否定できな

いようです。ジェニナックは授乳には問題ないですが，可能性は低いとしても妊娠しているとなるとまずいですし，ご本人も強めの抗菌薬に抵抗があるようなんですが…」。こう伝えると医師も変更を検討してくれるかもしれません。

　抗菌薬不適正使用に関わる抗菌薬使用量は，**注射剤よりも内服薬が圧倒的に多い**とされます。そこに薬剤師の介入が叫ばれていますが，特に薬局からの疑義照会による介入は簡単ではありません。上のような介入ができなかったとしても，ぜひ近隣の先生と，かぜやその周辺の細菌感染症（副鼻腔炎，咽頭炎，肺炎）に関して勉強会を開いてみてはいかがでしょうか？

One More Lecture

▶ 急性副鼻腔炎に対するオーグメンチン®配合錠の処方

　アモキシシリン・クラブラン酸カリウムの配合錠であるオーグメンチン®は，10日間の投与でペニシリン耐性肺炎球菌に対しても除菌率が96.7%[14)]と高い治療効果を示しており，海外では初期治療として推奨されていますが，日本では急性副鼻腔炎に対する保険適用がないため，処方しにくいという状況のようです。

▶ FDAによる新たな方式

　授乳婦とは異なりますが，海外では米国，オーストラリア，オランダ，ドイツなどが妊娠期における薬剤使用に関して危険度分類を作成しています。日本ではそうした公的な分類がないため，A, B, C, D, Xからなる米国FDAの分類を見たことがある人も多いと思います。このA〜XはPregnancy Categoryとして米国の医薬品添付文書に記載されていますが，FDAは2014年12月，妊娠・授乳中の薬剤情報をさらに充実させるために「ヒト用の処方箋医薬品および生物製剤の製品表示の内容と書式——妊娠および授乳に関する表示の要件」（通称 Pregnancy and Lactation Labeling Rule；PLLR）[15)]を

発表し，そのなかでA～Xの分類を今後廃止することを明らかにしました。

　その理由についてFDAは，AからXにかけてリスクが上昇するような順位づけではないにもかかわらず，分類が独り歩きして処方医がカテゴリーに依存した処方判断を行っていること，それにより各々の医薬品特有の情報を活用できていないこと，また一貫性をもって胎児へのリスクの程度を伝えるには区分の活用はふさわしくないことなどを挙げています。

　今後の米国の添付文書では，妊娠期・授乳期ともに，Risk Summary（リスクの概要），Clinical Considerations（臨床上の考察），Data（データ）の項目に沿って文章で記述される方式に変わります。上でも述べたように，薬剤師も各薬剤のできるだけ詳しい情報を調べたうえで，個々の授乳婦の置かれた状況や母乳育児へのこだわり，医師の処方意図などを踏まえて判断することが求められているように思います。

引用文献

1) 日本鼻科学会編：急性鼻副鼻腔炎診療ガイドライン2010年版（追補版）．日本鼻科学会会誌, 53：103-160, 2014
2) Evans FO Jr, et al.：Sinusitis of the maxillary antrum. N Engl J Med, 293（15）：735-739, 1975
3) Roberts DN, et al.：The diagnosis of inflammatory sinonasal disease. J Laryngol Otol, 109（1）：27-30, 1995
4) Stafford CT：The clinician's view of sinusitis. Otolaryngol Head Neck Surg, 103〔5（P+2）〕：870-875, 1990
5) Stankiewicz J, et al.：Medical treatment of sinusitis. Otolaryngol Head Neck Surg, 110(4)：361-362, 1994
6) 岸田直樹：鼻水が出て仕方がありません；鼻症状メイン型．総合診療医が教える よくある気になるその症状，じほう, p20, 2015
7) Brook I, et al.：Eradication of pathogens from the nasopharynx after therapy of acute maxillary sinusitis with low- or high-dose amoxicillin/clavulanic asid. Int J Antimicrob Agents, 26（5）：416-419, 2005
8) 国立成育医療研究センター 妊娠と薬情報センター：授乳中の薬の影響（https://www.ncchd.go.jp/kusuri/lactation/druglist.html）
9) Hale TW, et al.：Medications & Mothers' Milk 2014. Hale Publishing, 2014
10) 伊藤真也，他編：薬物治療コンサルテーション 妊娠と授乳 改訂第2版．南山堂, 2014
11) 大分県『母乳と薬剤』研究会編：母乳とくすりハンドブック．大分県地域保健協議会, 2010（http://www.oitaog.jp/syoko/binyutokusuri.pdf）

12) U.S. National Library of Medicine : Drugs and Lactation Database (LactMed) (https://toxnet.nlm.nih.gov/newtoxnet/lactmed.htm)
13) Amsden GW, et al. : Characterization of the penetration of garenoxacin into the breast milk of lactating women. J Clin Pharmacol, 44 (2) : 188-192, 2004
14) Anon JB, et al. : Efficacy/safety of amoxicillin/clavulanate in adult with bacterial rhinosinusitis. Am J Otolaryngol, 27 (4) : 248-254, 2006
15) U.S. Food & Drug Administration : Pregnancy and Lactation Labeling (Drugs) Final Rule (https://www.fda.gov/Drugs/DevelopmentApprovalProcess/DevelopmentResources/labeling/ucm093307.htm)

7 大腸がん患者に対してなぜ牛車腎気丸を処方？

難易度 ★☆☆☆☆

処方箋（消化器内科）／73歳女性

Rp.1	カペシタビン錠（ゼローダ®）300mg 1日2回　朝夕食後	1回6錠（1日12錠） 14日分
Rp.2	牛車腎気丸エキス細粒 1日3回　毎食前	1回2.5g（1日7.5g） 14日分
Rp.3	メトクロプラミド錠（プリンペラン®）5mg 頓用　吐き気時	1回1錠 10回分
Rp.4	ヘパリン類似物質軟膏（ヒルドイド®） 1日2～3回　乾燥部位	75g

【わかっていること】
- 新患。初回問診票に「大腸がん」、「数年前に手術歴あり」との記載あり。
- 本日，病院で点滴を受けてきたと確認。

QUESTION

牛車腎気丸は何を目的に処方されているのでしょうか？

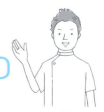

ANSWER

▶ 病院で受けた点滴の副作用に対する処方です。オキサリプラチンなどのプラチナ製剤では末梢神経障害が起こりやすくなります。

解説の前に 今回のケースを振り返って

　この症例では，吐き気の副作用に対してメトクロプラミドが，またカペシタビンによる手足症候群の予防にヘパリン類似物質軟膏が一緒に処方されています。一方，牛車腎気丸は病院で投与されたオキサリプラチンの神経毒性（末梢神経障害）に対して処方されています。一般に漢方薬は適応が広く，あいまいな服薬指導になりがちですが，抗がん薬の副作用に対して処方される主な漢方薬を把握しておくことで，自信をもってしっかり話ができると思います。

▶ カペシタビンの特徴

　カペシタビンは日本で開発されたフッ化ピリミジン系の経口抗がん薬です。消化管で未変化体のまま吸収された後，肝臓と腫瘍組織で段階的に代謝を受けることで抗腫瘍効果をもつフルオロウラシル（5-FU）に変化するプロドラッグです（カペシタビン自体には抗腫瘍効果がありません）。乳がん，大腸がん，胃がんへの適応がありますが，がん種と治療内容に応じてA法～D法まで4つの用法が設定されており複雑です（表1）。特に注意すべき副作用として手足症候群，悪心・嘔吐，下痢，好中球減少が知られており，また大腸がんでよく実施されるレジメン「**CapeOX療法**」[*1] では併用薬のオキサリプラチンの影響で末梢神経障害が起こりやすくなります（表2）[1]。

＊1　CapeOX療法：ともに一般名であるカペシタビン＋オキサリプラチンの頭文字をとっています。読者の方はゼローダ（商品名）＋オキサリプラチンの頭文字をとったXEROX（ゼロックス）療法のほうが聞き慣れているかもしれませんが，ここでは「大腸癌治療ガイドライン2016年版」に記載されているCapeOXで統一します。

表1 カペシタビンの効能・効果，用法・用量

効能・効果	手術不能または再発乳がん，結腸・直腸がん，胃がん
用法・用量	体表面積より用量を決定，1日2回朝夕食後服用 A法：21日間服用，7日間休薬を繰り返し B法：14日間服用，7日間休薬を繰り返し C法：14日間服用，7日間休薬を繰り返し* D法：5日間服用，2日間休薬を繰り返し
大腸がんに対する用法	結腸・直腸がんにおける補助化学療法 — B法 治癒切除不能な進行・再発の結腸・直腸がん（他の抗がん薬と併用） — C法 直腸がんにおける補助化学療法（放射線照射と併用） — D法

＊：B法とは用量が異なる。

表2 カペシタビンの主な副作用

単剤療法

手足症候群(59.1%)，悪心(33.2%)，食欲不振(30.5%)，赤血球数減少(26.2%)，下痢(25.5%)，白血球数減少(24.8%)，血中ビリルビン増加(24.2%)，口内炎(22.5%)，リンパ球数減少(21.5%)

CapeOX療法またはCapeOX療法＋ベバシズマブ療法

神経毒性（末梢性感覚・運動ニューロパシーなど）(93.9%)，悪心(82.9%)，食欲不振(75.0%)，好中球数減少(66.5%)，下痢(61.0%)，手足症候群(59.1%)，疲労(57.9%)，注射部位反応(40.9%)，嘔吐(40.9%)

〔中外製薬株式会社：ゼローダ錠，インタビューフォーム(2016年8月改訂，第17版)より〕

▶ 大腸がん化学療法のレジメン

　本症例では患者本人への聞き取りで，「病院で点滴を受けてきた」と確認しています。使用される薬剤や化学療法の種類，レジメンから，何を点滴したか考えていきたいと思います。その前に，大腸がんで使用される抗がん薬を整理するため表3を示します。

　化学療法には術後の再発抑制を目的とした「補助化学療法」と，切除不能な進行再発大腸がんを対象とした「全身化学療法」があります。術後補助化学

表3 大腸がんに対して使われる主な薬剤

剤形	成分名	略号	主な商品名
経・注	フルオロウラシル	5-FU	5-FU
経口	ドキシフルリジン	5'-DFUR	フルツロン
経・注	テガフール	FT, TGF	フトラフール
経口	カペシタビン	Cape	ゼローダ
経口	テガフール・ウラシル	UFT	ユーエフティー
経口	テガフール・ギメラシル・オテラシルカリウム	S-1	ティーエスワン
注射	レボホリナートカルシウム	l-LV	アイソボリン
経・注	ホリナートカルシウム	LV	ロイコボリン
経口	レゴラフェニブ		スチバーガ
経口	トリフルリジン・チピラシル	TAS-102	ロンサーフ
注射	マイトマイシンC	MMC	マイトマイシン
注射	オキサリプラチン	OX	エルプラット
注射	イリノテカン	CPT-11	トポテシン
注射	ベバシズマブ	Bmab	アバスチン
注射	セツキシマブ	Cmab	アービタックス
注射	パニツムマブ	Pmab	ベクティビックス
注射	ラムシルマブ	Rmab	サイラムザ

療法は，**R0 切除**[*2] が行われた症例に対して，再発を抑制し予後を改善する目的で術後に実施される治療です．推奨される化学療法を表4[2] に示します．

　一方，全身化学療法の目的は，腫瘍増大を遅延させて延命と症状コントロールを行うことです．切除不能な進行再発大腸がんでは，化学療法を実施しない場合，生存期間中央値（median survival time；MST）は8カ月と報告されています[3]．近年，化学療法の進歩によってMSTは約30カ月まで延長しました[4-6]が，いまだ根治を望むことは難しいようです．また，全身化学療法では一次治療，二次治療ともに強力な治療が適応となる患者，ならない患者に分けて治療方針を選択することが望ましいと考えられています（表5)[2]．

[*2] 手術後のがん遺残の度合いに基づき，RX（がんの遺残が判定できない），R0（がんの遺残がない），R1（切離端または剥離面が陽性），R2（がんの肉眼的な遺残がある）に分類されます．

大腸がん患者に対してなぜ牛車腎気丸を処方？

表4 術後補助化学療法で推奨される化学療法

5-FU + /-LV	■5-FU（静注）　■レボホリナート
UFT + LV	■テガフール・ウラシル　■ホリナート
Cape	■カペシタビン
FOLFOX	■5-FU（静注）　■レボホリナート　■オキサリプラチン
CapeOX	■カペシタビン　■オキサリプラチン
S-1	■ティーエスワン®（テガフール・ギメラシル・オテラシルカリウム）

投与期間は原則6カ月間が推奨されている。

〔大腸癌研究会・編：大腸癌治療ガイドライン 医師用 2016年版. 金原出版, p28, 2016より〕

表5 切除不能な進行再発大腸がんで推奨される全身化学療法

一次治療	
(1) 強力な治療が適応となる患者	
FOLFOX + Bmab	【FOLFOX】■ベバシズマブ
CapeOX + Bmab	■カペシタビン　■オキサリプラチン　■ベバシズマブ
SOX + Bmab	■ティーエスワン®　■オキサリプラチン　■ベバシズマブ
FOLFIRI + Bmab	【FOLFIRI】■ベバシズマブ
FOLFOX + Cmab/Pmab	【FOLFOX】■セツキシマブ/パニツムマブ
FOLFIRI + Cmab/Pmab	【FOLFIRI】■セツキシマブ/パニツムマブ
FOLFOXIRI	【FOLFOXIRI】
FOLFOXIRI + Bmab	【FOLFOXIRI】■ベバシズマブ
infusional 5-FU + /-LV + Bmab	■5-FU（静注）■レボホリナート　■ベバシズマブ
Cape + Bmab	■カペシタビン　■ベバシズマブ
UFT + LV + Bmab	■テガフール・ウラシル　■ホリナート　■ベバシズマブ
S-1 + Bmab	■ティーエスワン®　■ベバシズマブ
Cmab/Pmab	■セツキシマブ/■パニツムマブ
(2) 強力な治療が適応とならない患者	
infusional 5-FU + /-LV + Bmab	■5-FU（静注）■レボホリナート　■ベバシズマブ
Cape + Bmab	■カペシタビン　■ベバシズマブ
UFT + LV + Bmab	■テガフール・ウラシル　■ホリナート　■ベバシズマブ
S-1 + Bmab	■ティーエスワン®　■ベバシズマブ
Cmab/Pmab	■セツキシマブ/■パニツムマブ

(表5の続き)

二次治療	
(1) 強力な治療が適応となる患者	
(a) オキサリプラチン (OX) を含むレジメンに不応・不耐となった場合	
FOLFIRI + Bmab	【FOLFIRI】■ベバシズマブ
FOLFIRI + Rmab	【FOLFIRI】■ラムシルマブ
IRIS + Bmab	■ティーエスワン ■イリノテカン ■ベバシズマブ
IRI + Bmab	■イリノテカン ■ベバシズマブ
FOLFIRI + Cmab/Pmab	【FOLFIRI】■セツキシマブ/■パニツムマブ
IRI + Cmab/Pmab	■イリノテカン ■セツキシマブ/■パニツムマブ
(b) イリノテカン (IRI) を含むレジメンに不応・不耐となった場合	
FOLFOX + Bmab	【FOLFOX】■ベバシズマブ
CapeOX + Bmab	■カペシタビン ■オキサリプラチン ■ベバシズマブ
SOX + Bmab	■ティーエスワン® ■オキサリプラチン ■ベバシズマブ
FOLFOX + Cmab/Pmab	【FOLFOX】■セツキシマブ/■パニツムマブ
(c) 5-FU，OX，IRIを含むレジメンに不応・不耐となった場合	
IRI + Cmab/Pmab	■イリノテカン ■セツキシマブ/■パニツムマブ
Cmab/Pmab	■セツキシマブ/■パニツムマブ
(2) 強力な治療が適応とならない患者	
・可能なら，最適と判断されるレジメンを考慮 ・BSC (ベストサポーティブケア)	

三次治療	
三次治療以降の化学療法として次のレジメンを考慮する	
IRI + Cmab/Pmab	■イリノテカン ■セツキシマブ/■パニツムマブ
Cmab/Pmab	■セツキシマブ/■パニツムマブ
Regorafenib	■レゴラフェニブ
TAS-102	■トリフルリジン・チピラシル

- 3レジメンの構成薬剤
  - 【FOLFOX】：■5-FU (静注)
    ■レボホリナート
    ■オキサリプラチン
  - 【FOLFIRI】：■5-FU (静注)
    ■レボホリナート
    ■イリノテカン
  - 【FOLFOXIRI】：■5-FU (静注)
    ■レボホリナート
    ■オキサリプラチン
    ■イリノテカン

- スラッシュ (/) は，いずれかの薬剤を選択することを表す。
- ベストサポーティブケアとは，積極的ながん治療は行わず，身体的な苦痛や副作用の軽減を優先に考え，QOL向上を目的に行われる医療行為のことを指す。

〔大腸癌研究会・編：大腸癌治療ガイドライン 医師用 2016年版．金原出版，pp33-34, 2016より〕

▶ 病院で受けてきた点滴内容は？

　前述した化学療法レジメンより，点滴とカペシタビンが併用されている組み合わせはCape + Bmab，CapeOX，CapeOX + Bmabのいずれかなので，点滴はオキサリプラチン（エルプラット®）とベバシズマブ（アバスチン®）の2種類ということがわかります。
　オキサリプラチンは第三世代のプラチナ製剤で，2本のDNA鎖の間に入り込んでDNAの合成を阻害する作用があります。5-FU，イリノテカンとともに大腸がん治療の「標準3剤」と考えられています。

▶ オキサリプラチンによる末梢神経障害への対応

　オキサリプラチンを投与すると，高率で末梢神経障害が起こることが報告されています。この末梢神経障害はオキサリプラチン投与直後から数日以内にみられる急性と，治療が継続することによって起こる慢性に分けられます[7]。急性の症状は，指先・足先の感覚障害や，喉や舌先などの知覚障害が主であるといわれています。**冷たいものに触れることで痺れのような痛みを感じるため，冷水での炊事・洗濯，冷たいものをとらない，エアコンの風に直接当たらないなど，薬剤師から生活上の工夫を伝えていくことが重要になります。**
　慢性の症状は，オキサリプラチンの累積投与量に依存するといわれています。冷感刺激とは異なり手先が不自由になり，症状が進行するとお箸がうまく使えない，ボタンを掛けられないなど，日常生活に支障が出る場合があります。
　末梢神経障害の評価には，表6に示す有害事象共通用語規準（CTCAE）ver4.0が用いられていますが，Debiopharm社の神経症状−感覚性毒性基準（DEB-NTC）で評価される場合もあるようです（表7）。CTCAEで評価したGrade 3の末梢神経障害からの回復中央値は13週であったとの報告があり[8]，日常生活に制限が出るほどの末梢神経障害が起こってしまうと，本来のがん治療を延期または中断しなくてはなりません。治療を継続させるために末梢神経障害を軽減させる薬が期待されています。

表6　CTCAE ver4.0による末梢神経障害の評価

	Grade 1	Grade 2	Grade 3	Grade 4
末梢性運動ニューロパチー	症状がない；臨床所見または検査所見のみ；治療を要さない	中等度の症状がある；身の回り以外の日常動作の制限	高度の症状がある；身の回りの日常生活動作の制限；補助具を要する	生命を脅かす；緊急処置を要する
末梢性感覚ニューロパチー	症状がない；深部腱反射の低下または知覚異常	中程度の症状がある；身の回り以外の日常生活の制限	高度の症状がある；身の回りの日常生活動作の制限	生命を脅かす；緊急処置を要する

セミコロン（；）は「または」を意味している。

表7　DEB-NTCによる末梢神経障害の評価

Grade 0	症状なし
Grade 1	末梢神経症状の発現。ただし7日未満で消失
Grade 2	7日以上持続する末梢神経症状。ただし機能障害はない
Grade 3	機能障害の発現

▶ 末梢神経障害に対する牛車腎気丸の作用

　牛車腎気丸は，地黄（じおう）を主薬とした10種類の生薬で構成されていて，足の痛みや腰痛，痺れ，冷え，排尿困難，頻尿，むくみなどの治療に用いられています。2009年にオキサリプラチンによる末梢神経障害に対して牛車腎気丸が有効と報告され[9]，以降多くの研究により有効性が調べられてきました。作用機序は，一酸化窒素の産生増加を介した末梢血流量の改善や末梢性の鎮痛作用，脳のホルモン系を介した鎮痛作用などが関わると考えられています。

　オキサリプラチンに牛車腎気丸を併用することで，神経障害による治療中止までの期間，神経障害の発生頻度，Grade評価が，牛車腎気丸を併用しない群と比べて明らかに低かったと報告されています[9]。

　この他，がん治療で用いられる漢方薬を表8に示します。

大腸がん患者に対してなぜ牛車腎気丸を処方？

表8 がん治療で用いられる主な漢方薬

牛車腎気丸	オキサリプラチンによる神経障害
六君子湯	抗がん薬による食欲不振
補中益気湯，十全大補湯，人参養栄湯	全身倦怠感
半夏瀉心湯	口内炎，イリノテカンによる下痢
十全大補湯	骨髄抑制・血小板減少

この症例にはこんな対応を

[薬剤師] 今日はカペシタビンという重要な薬も出ています。病院で説明は受けましたか？❶

[患者] はい。薬を飲まない日があること，それから起きやすい副作用について聞きました。❷

[薬剤師] わかりました。点滴もしたと聞いていますが，手足の痺れについても聞きましたか？❸

[患者] はい。漢方を出しておくと言われました。

[薬剤師] わかりました。カペシタビンは2週間服用，1週間休薬の3週間を基本として服用を続けていく予定と思います。飲む日と飲まない日

❶
化学療法レジメンの説明と，服用スケジュール，副作用などについて十分な説明を受けていると思われますが，気が動転していて，その場で理解したけれど覚えていない…ということもあるかもしれません。薬局では患者の理解度を再度確認する意味で，病院で何と説明されたか確認することは重要と思います。

❷
カペシタビンは休薬期間があることを理解できているか，またいつからいつまで休薬期間かを一緒に確認してみましょう。副作用の手足症候群は悪化すると減量や休薬期間の延長が必要です。骨髄抑制も重篤な状態に陥る可能性もありますので，早めの対応できるように患者自身に理解を深めてもらう必要があります。

❸
化学療法レジメンより，プラチナ製剤のオキサリプラチンが併用されていると考えられます。カペシタビンと併用した場合，ほとんどの患者で末梢神経障害の報告があります[1]。日々の生活で冷水に触れないなどの提案が重篤な副作用を起こさないために重要です。

71

を間違えないためにカレンダーを活用されている方もおられます。また、手足に圧力をかけることで痛みを起こしやすい薬なので、重いものを持たないなどの対応と、症状がないときから保湿をすることが副作用を予防するために重要です。

点滴も手足に痺れや痛みを起こしやすいため、症状の軽減を期待して漢方が処方されています。症状が悪化すると治療継続が難しくなることもあるので、治療を続けるためにも飲み忘れないように服用してください。

❹ カペシタビンによる手足症候群の予防に対して処方されているヘパリン類似物質軟膏ですが、男性は保湿クリームを使用する習慣が少なく、手がベトベトするのが嫌でアドヒアランスが悪くなってしまいがちです。予防が治療継続のために重要！ という認識をもってもらいましょう。

また、男性では趣味の確認が重要です。運動系の趣味により物理的圧力を手足にかけることで手足症候群は悪化します。女性は食材買い出しのときの手さげ袋などが悪化のポイントです。手さげ袋を持つときはハンドタオルなどをクッションにして圧力を分散させるなどの工夫が重要になります。手足症候群による抗がん薬の減量や休薬期間の延長を防ぐための説明は、薬局薬剤師の重要な役割と思います。

また、オキサリプラチンによる末梢神経障害は、家事・炊事をする際の冷水による寒冷刺激が悪化のポイントになります。厚手のビニール手袋を用意するなど、患者個別の対応を伝えることで重篤な末梢神経障害を回避することができるので、薬局薬剤師の存在意義を感じてもらえるのではないでしょうか。

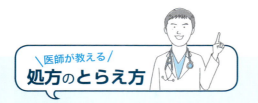

\医師が教える/
処方のとらえ方

　今回の処方推論はがん患者さんに関わる薬剤師ならよく見かける抗がん薬副作用対策としての漢方処方ですね。ぜひ、表8で紹介されている「がん治療で用いられる漢方薬」の一覧くらいは処方推論をするうえでも一対一対応として覚えておく必要はあります。正式な漢方医学的な考えでは、このような一対一対応では証を丁寧に判断しているとは言いがたいですので、ダメというご指摘もあるかとは思います。しかし、漢方薬は上手に使えばこのようなアプローチでも患者さんには大きな効果を期待できること

を実臨床でも実感します。ただ，丁寧な証によるアプローチをしていないという点に加え，日本は良くも悪くも（？）漢方薬を医師が気軽に処方できる国ですので（中国では漢方医のみ処方可），漢方薬による副作用が起こることだけは避けたいところです。有名どころの漢方薬の多くには胃薬として甘草が入っていることが多いですので，特に2剤以上の漢方薬を長期に内服している場合にはカリウムの動き，それによる筋力低下・脱力が出ていないかに注意しましょう。

　がん患者さんは，抗がん薬など使い方に細心の注意が必要な多くの薬を投与されており，薬剤師のサポートが最も欠かせない患者さんと感じます。そのようななか，がん患者さんは身体的・精神的苦痛，将来への不安などさまざまな悩みを抱えていることはよく知られています。実際，「がんの診断や治療を通してどのようなことに悩んだか？」という国内の調査では，最も多い悩みは「痛み，副作用，後遺症などの身体的苦痛」で60.5％でした[10]。痛みにも多くの薬が投与され，薬剤師のサポートは欠かせませんが，この項目のなかに副作用があります。がん患者さんの訴えは"不安"なのか？ "悪化"なのか？ それとも"副作用"なのか？ の判断はとても難しいことが多いのです。

　さらに，がん患者などの**免疫不全患者**は，訴えが多いようでいて，副作用や重篤な疾患でも訴えが軽微であることが多いとされます。つまり，がん患者さんの訴えをひも解くのは容易な作業ではありません。薬剤師がその"何か変では？"に最初に気がつく一人になることは多く，それに助けられることはしばしばあります。ぜひ，**臨床推論**の知識を駆使して，このようながん患者さんの複雑な訴えをひも解く一人になり，的確に医師などチーム医療のメンバーに伝え，ディスカッションできるようになりましょう。

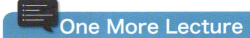

One More Lecture

▶ ホリナートカルシウムとレボホリナートカルシウムの違い

　ホリナートカルシウム（LV）の光学活性体がレボホリナートカルシウム（l–LV）で，いずれも葉酸（フォリン酸）から作られた薬です。抗腫瘍効果を強める目的でフルオロウラシルと一緒に投与されます。LV の効力は l–LV の 1/2 に相当します。LV は先発品としてロイコボリン®（5mg・25mg 錠，注射）とユーゼル®（25mg 錠）が，l–LV はアイソボリン®（点滴静注）が販売されています。

- ロイコボリン®の 5mg 錠と注射製剤はメトトレキサートの副作用軽減のために併用され，メトトレキサート・ロイコボリン®救援療法とよばれています。
- ユーゼル®は 25mg 錠しか製造されておらず，適応が 5-FU の作用増強のみなので，UFT/LV 療法は UFT/ユーゼル®療法と認識されている方も多いと思います。

▶ 抗がん薬の治療評価尺度

　抗がん薬治療の評価として，よく「奏効率○%」という表現が用いられます。これは抗がん薬治療を受けたなかで，完全奏効（CR）または部分奏効（PR）を示す症例がどの程度あったかを示す数値です（表 9）。また，腫瘍の大きさが不変で安定した状態（SD）も薬剤の効果であると考え，CR・PR・SD の 3

表9　がん治療で用いられる主な評価尺度

名称	英表記	状態
完全奏効，著効（CR）	Complete Response	腫瘍が完全に消失した状態
部分奏効，有効（PR）	Partial Response	腫瘍の大きさの和が 30% 以上縮小
安定（SD）	Stable Disease	腫瘍の大きさが変化しない状態
進行（PD）	Progressive Disease	腫瘍の大きさの和が 20% 以上増加かつ絶対値でも 5mm 以上増加した状態，あるいは新病変が出現した状態

つの合計を臨床的有効率または病勢コントロール率として用いる場合もあります。

▶ 地黄を主薬とする漢方薬は？

　地黄剤の代表的処方は「71：四物湯」「7：八味地黄丸」です（数字は製品番号）。

　四物湯は地黄，当帰，川芎，芍薬の4つの生薬を構成成分として，血虚を補う処方として婦人科領域でよく処方されます。この四物湯の構成生薬に数種類の生薬を加えることにより，「46：七物降下湯」「48：十全大補湯」「57：温清飲」「77：芎帰膠艾湯」「86：当帰飲子」「97：大防風湯」が作られています。

　八味地黄丸は"八味"というように，地黄，山茱萸（さんしゅゆ），山薬（さんやく），沢瀉（たくしゃ），茯苓（ぶくりょう），牡丹皮（ぼたんぴ），桂皮（けいひ），附子（ぶし）の8つの生薬から構成されています。これにあと2つ，牛膝（ごしつ）と車前子（しゃぜんし）を加えたものが「107：牛車腎気丸」です。牛車腎気丸の「牛車」とは牛膝と車前子の頭文字からとっています。

引用文献

1) 中外製薬株式会社：ゼローダ錠，インタビューフォーム（2016年8月改訂，第17版）
2) 大腸癌研究会・編：大腸癌治療ガイドライン 医師用 2016年版. 金原出版, 2016
3) Simmonds PC : Palliative chemotherapy for advanced colorectal cancer : systematic review and meta-analysis. Colorectal Cancer Collaborative Group. BMJ, 321（7260）: 531-535, 2000
4) Yamada Y, et al. : Leucovorin, fluorouracil, and oxaliplatin plus bevacizumab versus S-1 and oxaliplatin plus bevacizumab in patients with metastatic colorectal cancer（SOFT）: an open-label, non-inferiority, randomised phase 3 trial. Lancet Oncol, 14（13）: 1278-1286, 2013
5) Loupakis F, et al. : Initial therapy with FOLFOXIRI and bevacizumab for metastatic colorectal cancer. N Engl J Med, 371（17）: 1609-1618, 2014
6) Yamazaki K, et al. : Randomized phase III study of bevacizumab plus FOLFIRI and bevacizumab plus mFOLFOX6 as first-line treatment for patients with metastatic colorectal cancer（WJOG4407G）. Ann Oncol, 27（8）: 1539-1546, 2016
7) Pasetto LM, et al. : Oxaliplatin-related neurotoxicity : how and why? Crit Rev Oncol Hematol, 59（2）: 159-168, 2006

8) de Gramont A, et al. : Leucovorin and fluorouracil with or without oxaliplatin as first-line treatment in advanced colorectal cancer. J Clin Oncol, 18（16）: 2938-2947, 2000
9) Kono T, et al. : Preventive effect of goshajinkigan on peripheral neurotoxicity of FOLFOX therapy: a placebo-controlled double-blind randomized phase II study（the GONE Study）. Jpn J Clin Oncol, 39（12）: 847-849, 2009
10) 日本医療政策機構：がん患者意識調査. 2011（http://ganseisaku.net/pdf/inquest/20110509.pdf）

抗菌薬が2剤処方…同時服用と説明して大丈夫？

難易度 ★★☆☆☆

処方箋（呼吸器内科）／34歳女性　身長155cm　体重41kg

Rp.1　アモキシシリンカプセル（サワシリン®）250mg　1回2Cap（1日8Cap）
　　　1日4回　毎食後、寝る前　　　　　　　　　　　7日分

Rp.2　アジスロマイシン錠（ジスロマック®）250mg　1回2錠（1日2錠）
　　　1日1回　朝食後　　　　　　　　　　　　　　3日分

Rp.3　カルボシステイン錠（ムコダイン®）500mg　　1回1錠（1日3錠）
　　　デキストロメトルファン錠（メジコン®）15mg　1回1錠（1日3錠）
　　　1日3回　毎食後　　　　　　　　　　　　　　7日分

1週間後の処方箋（呼吸器内科）

Rp.1　アモキシシリンカプセル（サワシリン®）250mg　1回2Cap（1日8Cap）
　　　1日4回　毎食後、寝る前　　　　　　　　　　　7日分

Rp.2　カルボシステイン錠（ムコダイン®）500mg　　1回1錠（1日3錠）
　　　デキストロメトルファン錠（メジコン®）15mg　1回1錠（1日3錠）
　　　1日3回　毎食後　　　　　　　　　　　　　　7日分

【わかっていること】

- 既往歴：多発性硬化症。診断されてから経過10年ほど。月1回外来受診中
- 服用薬：フィンゴリモド（ジレニア®）、ラベプラゾール（パリエット®）、アマンタジン（シンメトレル®）、エピナスチン（アレジオン®）、ファモチジン（ガスター®）、トリアゾラム（ハルシオン®）、エチゾラム（デパス®）

QUESTION

Q1：2つの抗菌薬は併用するという説明でよいでしょうか？
Q2：アモキシシリンの用量は問題ないでしょうか？

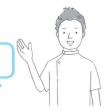

ANSWER

▸ 呼吸器内科から処方されていることより，原因微生物が同定できていない市中肺炎に対する処方と考えられます。アモキシシリンとアジスロマイシンの併用という説明で問題ありません。

▸ 肺炎球菌やインフルエンザ菌，モラキセラ・カタラーリスのような定型肺炎に対してはβ-ラクタマーゼ阻害薬配合ペニシリン系薬，または高用量ペニシリン系が投与されます。高用量ペニシリン系薬の場合，1.5～2.0g/日が推奨されています。

解説の前に　今回のケースを振り返って

　高用量ペニシリン系薬とマクロライド系薬の併用で，定型・非定型肺炎の両方に対応できる処方でした。1週間後の受診時に原因菌は肺炎球菌と判明し，CRPも軽度上昇のため，アモキシシリンのみが継続になったと考えました。薬局で処方箋を目にすると「市中肺炎かな？」，「抗菌薬が併用されているが疑義照会は必要ないな」などと考える程度ですが，在宅医療現場で咳症状が強い患者に出会った場合などには，今回の内容を理解しておくこと，薬剤師がバイタルサインをとることに大きな意義があるのではないかと思いました。

　また，アマンタジンは多発性硬化症による「疲労」に対して適応外処方されていました。多発性硬化症患者がより良い日常生活を送るには，外見からはわかりにくい症状に対し，周囲の理解が得られないことによるストレスを極力避ける必要があります。薬剤師は患者さんのご家族と接する機会も多いですから，家族の理解を深められるような対応をすることも薬剤師の重要な役割だと感じます。

▶ 患者さんの情報をさらに詳しく

> 処方箋に添付されていた臨床検査値〔(H) は基準値より高値〕
> WBC 8.1 × 10^3/μL, Neu 84.5 %, Hb 11.8g/dL, Plt 274 × 10^3/μL,
> AST 24U/L, ALT 20U/L, γ-GTP 220U/L (H), BUN 8mg/dL,
> sCr 0.52mg/dL, CRP 26mg/dL (H), CK 49U/L, HbA1c 5.1%
>
> 1週間後：CRP 0.97mg/dL（受診病院の基準値：0 〜 0.39mg/dL）

呼吸器内科よりペニシリン系薬とマクロライド系薬が処方され，CRPが26mg/dLと高値。既往歴は多発性硬化症でリンパ球を減少させる作用のあるフィンゴリモドを服用中の患者さんでした。肺炎に対する処方と考える方は多いのではないでしょうか。

今回は抗菌薬が2剤処方されている点や，アモキシシリンの1日用量が多い点などについて理解を深めながら，また基礎疾患である多発性硬化症の病態も解説していきたいと思います。

▶ 肺炎について詳しく知ろう

1. 肺炎の死亡者数

厚生労働省の平成26年人口動態統計月報年計（概数）によれば，2014年の死因別死亡者数は第1位が悪性新生物（36万7,943人），第2位が心疾患（19万6,760人），第3位が肺炎（11万9,566人），第4位が脳血管疾患（11万4,118人）となっています。肺炎による死亡は戦後減少を続けていましたが，1980年代から増加し始め，2011年にはそれまで第3位だった脳血管疾患に代わり肺炎が第3位となりました。

2. 肺炎の分類と特徴

市中肺炎と院内肺炎に大別されますが，高齢者施設などで生じる医療・介護関連肺炎や，発生機序から誤嚥性肺炎といった分類もあります。また，病原微生物の種類によって定型肺炎，非定型肺炎，ウイルス性肺炎に分類されます（詳しくは後述）。

(1) 市中肺炎
　社会生活を営む健常人に発症する肺炎です。風邪やインフルエンザをこじらせたときに起こるケースが多くあります。

(2) 院内肺炎
　入院後48時間以降に新しく出現した肺炎です。医療施設内という特殊環境下のため，原因微生物がさまざまで，メチシリン耐性黄色ブドウ球菌（MRSA）や緑膿菌といった耐性傾向の強い微生物が原因となります。重度な免疫不全患者ではニューモシスチスなども原因になることがあります。市中肺炎に比べて治療抵抗性で重症化しやすいことが問題となっています。

　本症例は月1回外来受診中の患者さんなので，市中肺炎の診断と考えられます。

3. 肺炎の診断

　市中肺炎は，発熱・咳・痰・胸痛・呼吸困難などの臨床症状，単純X線やCTによる胸部画像検査による浸潤影の有無，白血球数やCRPなどの臨床検査値，尿検査やグラム染色，喀痰培養などによる原因微生物の検索・同定によって診断されます。

　薬剤師が確認できる項目としては患者さんが訴える臨床症状だけですが，高齢者では肺炎の症状が乏しい場合があり注意が必要です。呼吸数の増加や頻脈も肺炎を示唆する症状なので見逃さないことが重要と考えられています。また，食欲減退，活動の低下，会話の欠如なども肺炎を疑う必要があり，疑わしい場合は早めの受診勧奨が必要となります。独居老人など，症状を訴えることが難しい環境の高齢者では今後，薬剤師による臨床判断がますます重要になってくると思います。

4. 市中肺炎の重症度分類

　肺炎のガイドラインはこれまで市中肺炎，院内肺炎，医療・介護関連肺炎で分かれていましたが，それらを統合する形で「成人肺炎診療ガイドライン2017」が2017年4月に発表されました[1]。このガイドラインでは市中肺炎について，入院の必要性や治療方針を決定するため診断時にはA-DROP方式による重症度評価を行うことを強く推奨しています〔表1；表中の意識変容（意識障害）については後述のOne More Lectureを参照〕。

表1　A-DROPシステム

A (**A**ge)	：男性70歳以上，女性75歳以上
D (**D**ehydration)	：BUN 21mg/dL 以上または脱水あり
R (**R**espiration)	：SpO$_2$ 90%以下 (PaO$_2$ 60torr 以下)
O (**O**rientation)	：意識変容あり
P (Blood **P**ressure)	：血圧 (収縮期) 90mmHg 以下

軽　症：上記5つの項目のいずれも満たさないもの。
中等症：上記項目の1つまたは2つを有するもの。
重　症：上記項目の3つを有するもの。
超重症：上記項目の4つまたは5つを有するもの。
　　　　ただし，ショックがあれば1項目のみでも超重症とする。
〔日本呼吸器学会・編：成人肺炎診療ガイドライン2017，メディカルレビュー社，p12，2017より〕

表2　病原微生物の種類による肺炎の分類

	主な病原微生物
定型肺炎	肺炎球菌 (ストレプトコッカス・ニューモニエ) インフルエンザ菌 (ヘモフィルス・インフルエンザ) 黄色ブドウ球菌 (スタフィロコッカス・アウレウス) モラキセラ・カタラーリス
非定型肺炎	肺炎マイコプラズマ (マイコプラズマ・ニューモニエ) 肺炎クラミジア (クラミドフィラ・ニューモニエ) レジオネラ属

5. 定型肺炎と非定型肺炎の鑑別

　できる限り原因微生物を限定し適切な抗菌薬を選択するうえでは，定型肺炎（細菌性肺炎とよばれることもあります）と非定型肺炎を鑑別することが重要とされています（表2）。鑑別のため多くの医師は表3を参考にしているようです（感度・特異度については後述の One More Lecture を参照）。しかし，定型肺炎と非定型肺炎を完全に鑑別できるものではないため，典型的な非定型肺炎を拾い上げマクロライド系薬やテトラサイクリン系薬で治療することが目的のようです。

6. 市中肺炎における治療薬の選択[2]

（1）エンピリックセラピー*1（表4）

　定型肺炎では，高用量のペニシリン系薬を中心とした治療を行います。医療・

表3 市中肺炎における定型(細菌性)肺炎と非定型肺炎の鑑別項目

1. 年齢60歳未満
2. 基礎疾患がない,あるいは軽微
3. 頑固な咳がある
4. 胸部聴診上所見が乏しい
5. 痰がない,あるいは迅速診断法で原因菌が証明されない
6. 末梢白血球数が10,000個/μL未満である

■上記6項目を使用した場合
・6項目中4項目以上の合致:非定型肺炎疑い
・6項目中3項目以下の合致:定型肺炎疑い(非定型肺炎の感度78%,特異度93%)
■上記1～5の5項目を使用した場合
・5項目中3項目以上の合致:非定型肺炎疑い
・5項目中2項目以下の合致:定型肺炎疑い(非定型肺炎の感度84%,特異度87%)
■表中の鑑別項目は肺炎マイコプラズマおよびクラミジア属で検討されたもの。

〔日本呼吸器学会・編:成人肺炎診療ガイドライン2017,メディカルレビュー社,p13,2017より〕

　介護関連肺炎が疑われる高齢者や肺に基礎疾患を有する患者の場合は,レスピラトリーキノロン[*2]の使用を考慮することもあります。

　非定型肺炎では,マクロライド系薬やテトラサイクリン系薬を第一選択となります。レスピラトリーキノロンは代替薬として温存すべきですが,地域の状況によっては使用も検討されます。

　定型肺炎か非定型肺炎か明らかでない場合は,高用量ペニシリン系薬＋マクロライド系薬またはテトラサイクリン系薬の併用治療が第一選択となります。レスピラトリーキノロンは代替薬として温存すべきと考えられています。

(2) デフィネイティブセラピー[*3]

　喀痰検査や血液培養などにより原因微生物が同定,あるいは薬剤感受性成

[*1] Empiric therapy。病原微生物が決定される前に,過去の経験から判断して行われる治療を指します。検査結果を待たずに医師の経験より治療を開始することです。病原微生物が判明した後は抗菌スペクトルがより狭い薬に変更する必要があります。

[*2] 呼吸器組織への移行性が良好で,ほとんどすべての主要呼吸器感染症の原因菌に対し優れた抗菌活性を有し,とりわけペニシリン耐性肺炎球菌(PRSP)を含む肺炎球菌への抗菌活性が強化されています。主な薬剤はレボフロキサシン(クラビット®),シタフロキサシン(グレースビット®),ガレノキサシン(ジェニナック®),モキシフロキサシン(アベロックス®),トスフロキサシン(オゼックス®)です。

[*3] Definitive＝限定的の意味。原因微生物が同定された後,できる限り抗菌スペクトルが狭く薬剤感受性のある抗菌薬に変更していく治療のことです。

抗菌薬が2剤処方…同時服用と説明して大丈夫？

表4　市中肺炎に対するエンピリックセラピー

定型肺炎	・高用量のペニシリン系薬を中心とした治療を行う。 ・わが国ではマクロライド耐性の肺炎球菌がほとんどであるため，欧米と異なり，マクロライド系薬を第一選択としては推奨しない。 ・外来治療であれば，βラクタマーゼ阻害薬配合ペニシリン系薬を用いるのが一般的。クラブラン酸/アモキシシリンやスルタミシリンを1回2錠，1日3〜4回の内服治療が，有効性からも耐性菌抑制の観点からも推奨される。ただし，現時点ではこのような高用量処方が保険適用外のため，下記［例］のような処方も検討する。 ・高齢者やCOPD・陳旧性肺結核など肺に基礎疾患を有する患者の場合は，ペニシリン耐性肺炎球菌への効果と組織移行性の観点から，レスピラトリーキノロンの使用を積極的に考慮する。 【外来治療】 ◆第一選択 ・クラブラン酸/アモキシシリン（オーグメンチン®）経口125mg/250mg　1回2錠，1日3〜4回 ・スルタミシリン（ユナシン®）経口375mg　1回2錠，1日3〜4回 　※添付文書上の用量は，クラブラン酸/アモキシシリンで1日最大4錠，スルタミシリンで1日最大3錠までしか投与できないため，添付文書用量にアモキシシリン経口剤を併用する処方も考慮される。 　　［例］クラブラン酸/アモキシシリン経口125mg/250mg　1回1錠，1日3回 　　　　＋アモキシシリン経口250mg　1回1錠，1日3回 ◆第二選択 ・レボフロキサシン（クラビット®）経口　1回500mg，1日1回　など
非定型肺炎	・マクロライド系薬やテトラサイクリン系薬の内服を第一選択とする。 ・耐性菌抑制の観点から，レスピラトリーキノロンは代替薬として温存すべきである。 ・ただし，近年，成人においてもマクロライド系薬に耐性の肺炎マイコプラズマの出現が問題となりつつあり，地域の状況によってはレスピラトリーキノロンを第一選択として使用せざるをえない。 【外来治療】 ◆第一選択 ・アジスロマイシン徐放性剤（ジスロマック®）経口　1回2g，単回 ・クラリスロマイシン（クラリス®など）経口　1回200mg，1日2回 ・ミノサイクリン（ミノマイシン®）経口　1回100mg，1日2回 ◆第二選択 ・レボフロキサシン（クラビット®）経口　1回500mg，1日1回　など
定型肺炎か非定型肺炎かが明らかでない場合	・定型肺炎と非定型肺炎の両者をカバーするため，高用量ペニシリン系内服薬＋マクロライド系薬またはテトラサイクリン系薬の併用治療を第一選択とする。 ・レスピラトリーキノロンは両者をカバーできるため，便利ではあるが，耐性菌抑制の観点から，代替薬として温存すべきである。 ・ただし，高齢者やCOPD・陳旧性肺結核など肺に基礎疾患を有する患者の場合は，ペニシリン耐性肺炎球菌への効果と，組織移行性の観点から，レスピラトリーキノロンの使用を積極的に考慮する。また近年，成人においてもマクロライド系薬に耐性のマイコプラズマ肺炎の出現が問題となりつつあるため，地域の状況によってはレスピラトリーキノロンを第一選択として使用する。 【外来治療】 ◆第一選択 ・クラブラン酸/アモキシシリン（オーグメンチン®）経口125mg/250mg　1回2錠，1日3〜4回 ・スルタミシリン（ユナシン®）経口375mg　1回2錠，1日3〜4回 　※添付文書上の用量は，クラブラン酸/アモキシシリンで1日最大4錠，スルタミシリンで1日最大3錠までしか投与できないため，添付文書用量にアモキシシリン経口剤を併用する処方も考慮される。 　　［例］クラブラン酸/アモキシシリン経口125mg/250mg　1回1錠，1日3回 　　　　＋アモキシシリン経口250mg　1回1錠，1日3回＋以下のいずれか 　　　　　・アジスロマイシン徐放性剤（ジスロマック®）経口　1回2g，単回 　　　　　・クラリスロマイシン（クラリス®など）経口　1回200mg，1日2回 　　　　　・ミノサイクリン（ミノマイシン®）経口　1回100mg，1日2回 ◆第二選択 ・レボフロキサシン（クラビット®）経口　1回500mg，1日1回　など

〔JAID/JSC感染症治療ガイド・ガイドライン作成委員会・編：呼吸器感染症治療ガイドライン：呼吸器感染症，杏林舎，pp3-8，2014より〕

績に基づいて原因微生物が確定された場合は可能な限りデフィネイティブセラピーを行います。重症度に応じて治療の場（外来・入院・ICU）および薬剤を決定し，抗菌薬の投与期間は症状や検査所見の改善により決定します（5〜7日間が目安となります）。

▶ 多発性硬化症の病態を知ろう

多発性硬化症（multiple sclerosis；MS）は，中枢神経（脳・脊髄）の軸索を覆っているミエリンが破壊され脱髄し，それを繰り返すことでさまざまな症状が現れる病気です。

脱髄を起こす場所によって症状は変わります。視神経が障害されると視力の低下や視野欠損が出ます。脳幹部が障害されると眼を動かす神経が麻痺し，物が二重に見えたり（複視），目が揺れたり（眼振），顔の感覚や運動が麻痺したり，嚥下が低下したり，しゃべりにくくなったりします。小脳が障害されると，まっすぐ歩けない，手が震えるなどの症状が出ます。大脳の障害では手足

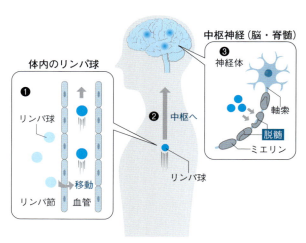

❶体内のリンパ節で待機していたリンパ球が血液中に移動する。
❷リンパ球は血液の流れに乗り，中枢に入る。
❸中枢に入ったリンパ球が免疫系に異常を起こし，ミエリンを破壊する。

図1　多発性硬化症におけるリンパ球の関わり

の感覚障害や運動障害，認知機能の低下が出ます。脊髄の障害では，胸や腹の痺れ，運動麻痺，尿失禁，排尿・排便障害などが起こります。このように，さまざまな時間（時期）にいろいろな部位で障害が起こり，ミエリンの脱髄が再発・寛解を繰り返しながら硬化していくため，多発性硬化症とよばれています。

MSの発症にはリンパ球による障害が大きく関わっているといわれています（図1）。これに対してフィンゴリモドを服用すると，フィンゴリモドがリンパ節内で，リンパ球表面にある受容体と結合し，リンパ球は血液中に移動できなくなります。その結果，中枢にも入ることがなくなるため脱髄が抑えられます。すなわちフィンゴリモドは，脱髄に関わっているリンパ球をリンパ節内にとどめておく薬剤のため，服用中は血液中のリンパ球数が減少し，細菌やウイルスなどによる感染症にかかりやすくなります。

この症例にはこんな対応を

[薬剤師] 呼吸器科から抗菌薬が2種類処方されています。熱や咳が出ていますか？

[患者] 肺炎でした。熱・咳の両方あります。

[薬剤師] それはおつらいですね。立ちくらみやめまいのような血圧が下がっている症状や，呼吸が苦しいといった症状は出ていませんか？

[患者] ないです。

[薬剤師] わかりました。肺炎の原因となっている数種類の菌に対して，1種類の抗菌薬では効果不十分かもしれないため2種類が処方されています。最初の3日間は2種類一緒に服用して，4日目以降は

❶
フィンゴリモド服用中はリンパ球低下による感染症に注意が必要となります。CRPが26mg/dLと高く，細菌感染による炎症，またはがんや膠原病などによる組織崩壊病変などが疑われますが，服用薬や診療科などから肺炎と診断されている可能性が考えられます。

処方内容もアモキシシリン1日2,000mgと高用量が処方され，マクロライド系薬も併用されているので，定型か非定型か明らかでない市中肺炎の第一選択薬が処方されていると考えられます。CRPがかなり高値ですが，血圧や呼吸，意識がしっかりしているので外来で治療することになったと推察できます。

❷
市中肺炎の重症度分類（表1）を参考にしてください。当てはまる項目が2つ以下で中等症以下のため外来で治療継続と判断されていると思いますが，帰宅後にこのような体調変化が現れる可能性を知ってもらうことは，早めの対応のためにも重要だと思います。

1種類だけ継続してください。

今後，熱や咳の症状が改善しない，呼吸が苦しい，立ちくらみやめまいなどの症状があれば早めに医師に連絡するようにしてください。熱が高いと多発性硬化症の症状が悪化する可能性があります。解熱薬をもらっていれば早めに❸使用することと，保冷剤などで首や脇の下などを冷やして体の熱をとることも重要になります。

❸
抗菌薬が2種類出ていることに対して抵抗感をもつ方がいるかもしれません。また，一方を飲み終わってから他方を飲み始めると判断している方もいるかもしれません。アジスロマイシンの3日間服用を含めた基本的な服用方法を再確認しましょう。

また，MSでは体温が上がることで神経症状が悪化し，再発を招く可能性があります（ウートフ徴候といいます）。日常生活で熱い風呂に入らないとか，体を温めすぎないという理解を患者さんはもっていると思いますが，発熱時も同じように体の熱を下げる必要があります。肺炎の悪化を防ぐとともに，MSの悪化を防ぐため，発熱の対応と体調管理も伝えることが重要です。

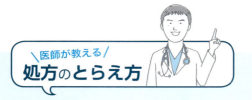

\医師が教える/
処方のとらえ方

今回は抗菌薬が2剤併用されている処方推論です。抗菌薬をあえて2剤処方する必要がある感染症は限られますので推測は可能です。しかしその前に，感染症の病名としての理由ではなく，日本ならではの理由で2剤併用となる場合を知ってください。それはアモキシシリン・クラブラン酸とアモキシシリンの併用です。これは微生物カバーを広げるための併用ではなく，国内のアモキシシリン・クラブラン酸は，十分なエビデンスのある海外のそれと比較してアモキシシリンの量が少ないためです。エビデンスがあるアモキシシリン・クラブラン酸には1錠あたりアモキシシリンが500mg入っているのですが，国内では1錠に250mgしか入っていません。そこでアモキシシリン250mgを加えることで調整しているのです。このような処方を見たら，「何か重篤な病気では！」とか「医師のオーダーミスでは？」とは思わないでください。適切な量を調整してくれている勉強さ

れている先生なのです。

　これ以外に内服抗菌薬で2剤併用となる場合は，①**市中肺炎**（定型・非定型微生物両方カバーとしてβ-ラクタム＋マクロライド），②**院内肺炎・術後腹膜炎など医療関連感染症で緑膿菌もカバー**（β-ラクタム＋ニューキノロン），③**外来治療する発熱性好中球減少症**（アモキシシリン・クラブラン酸＋シプロフロキサシン）くらいではないでしょうか。重篤なβ-ラクタム系アレルギーがある場合に，嫌気性菌へのカバーも必要な感染症で併用するということもありえますが，かなり頻度は低いと考えます。2剤併用には必ずしっかりとした理由があるはずですので，ぜひその病名を確認するようにしましょう。

▶ リンパ球減少に伴うニューモシスチス肺炎のリスク

　さて今回ですが，若い女性の肺炎ですので一般的には重篤な肺炎となることは多くありません。しかし，多発性硬化症（MS）という比較的頻度が低い疾患に長期間罹患されています。MSそれ自体は重篤な免疫不全を起こしやすい基礎疾患ではありませんが，処方を見てみるとフィンゴリモドという薬が入っています。これはMSに効果があるとして2011年に国内で初めて承認された薬です。大きな期待がされますが，この薬剤の副作用に**リンパ球減少**があります。つまり，長期使用によりリンパ球減少による感染症の懸念があります。似たような副作用を来す薬剤としてテモゾロミドがありますね。リンパ球減少によりHIV患者さんと似たような免疫不全となります。つまり，肺炎ではニューモシスチス肺炎の懸念があります。じゃあ全例ST合剤で予防しよう！　とは言わないでくださいね。まだ新しい薬ですので，どのくらいのリスクがあるが不透明です。

　ではどうするか？　ですが，今回の患者さんのように，非定型肺炎もカバーしようと思う臨床像の肺炎にニューモシスチス肺炎もあります。良くならない場合の受診のタイミングを丁寧に説明し，また，今後良くならない場合には副作用の一つとしてリンパ球減少に伴うニューモシスチス肺炎のリスクがあることを主治医に上手に伝えられるようにしましょう。処方推論からいろいろなアクションが可能です。過度な情報にならないように注意し，ぜひアクションを起こしてみてください。

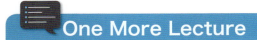

▶ 意識障害の評価方法

　意識障害は主に Japan Coma Scale（JCS：ジャパン コーマ スケール）を用いて評価されています（表5）。高齢者などでは，Ⅰ-1〜Ⅰ-3程度の意識レベルは認知症でも起こる場合がありますので，肺炎に由来する意識障害かどうか検討する必要があると考えられています。

▶ 感度・特異度とは？

　医師が診断を下す際には，その病気がより"確定的である"という考え方と，その病気の可能性が大きく下がる"除外"という考え方があります。ある検

表5　Japan Coma Scale

覚醒の有無	刺激に対する反応と意識レベル	
Ⅰ：刺激がなくても覚醒している	0	：清明
	1　(or Ⅰ−1)	：だいたい清明だが，いま一つはっきりしない
	2　(or Ⅰ−2)	：時・人・場所がわからない（見当識障害あり）
	3　(or Ⅰ−3)	：自分の名前・生年月日が言えない
Ⅱ：刺激を加えると覚醒する（刺激を止めると眠り込む）	10　(or Ⅱ−1)	：普通の呼びかけで開眼する
	20　(or Ⅱ−2)	：大きな声，または体を揺さぶることにより開眼する
	30　(or Ⅱ−3)	：痛み刺激を加えつつ呼びかけを繰り返すと，かろうじて開眼する
Ⅲ：刺激を加えても覚醒しない	100 (or Ⅲ−1)	：痛み刺激に対して，払いのける動作をする
	200 (or Ⅲ−2)	：痛み刺激で手を動かしたり顔をしかめたりする
	300 (or Ⅲ−3)	：痛み刺激に対してまったく反応しない

査をして，よりその病気に近づく「確定」というアプローチ，ある検査をしてその病気の可能性が下がる「除外」というアプローチですが，そのときに用いられる指標として感度と特異度があります。これは特定の疾患について，その検査が疾患の有無をどの程度正確に判定できるかを示す指標です。

検査の陽性・陰性により疾患の有無を示すと表6のように評価されます。ここから感度と特異度の定義は，以下のように言い換えることができます。

> **感　度**：疾患罹患者中の検査陽性者の割合であり，感度＝真陽性／（真陽性＋偽陰性）。すなわち，実際に疾患がある患者が，検査をして陽性になる割合
>
> **特異度**：疾患非罹患者中の検査陰性者の割合であり，特異度＝真陰性／（偽陽性＋真陰性）。すなわち，実際に疾患をもたない患者が，検査をして陰性になる割合

感度が高い検査とは，その疾患をもつ患者の多くが検査陽性になることを意味します。すなわち感度が高い検査は，疾患をもっているのに検査が陰性となる割合（偽陰性）が少ないといえます。そのため，感度が高い検査で検査陰性となれば，その疾患に罹患している可能性は低いとされ，このような考えから感度が高い検査は「除外診断」に有用と考えられています。

一方，特異度が高い検査とは，その疾患をもたない者の多くが検査陰性になることを意味します。すなわち特異度が高い検査は，疾患がないのに検査が陽性となる割合（偽陽性）が少ないといえます。特異度が高い検査で検査陽性となれば，その疾患に罹患している可能性が高いとされます。そのため，特異度が高い検査は「確定診断」に有用と考えられています。

表6　検査の陽性・陰性と疾患の有無の関係

		疾　患	
		あり	なし
検　査	陽　性	真陽性	偽陽性
	陰　性	偽陰性	真陰性

今回を機会に，医師との共通用語を増やすという意味で，感度と特異度を覚えてみてはいかがでしょうか。

▶ CRPの評価の仕方

CRP（C-reactive protein：C反応性タンパク）は炎症性疾患や体内組織の壊死がある場合に血液中に増加する物質です。CRPが陽性の場合，炎症性または組織崩壊性の病変があると考えられます。CRP検査には疾患特異性がありませんが，病態のスクリーニング，進行度や重症度，経過，予後を調べるうえで重要な指標となります。

炎症が起きてから6時間前後で増えはじめ，数値の上昇までに12時間程度かかること，また一度上昇すると薬が効いたとしても数値が下がるまで24時間程度を要するため，炎症が起きてすぐの場合や治癒直後には注意が必要です。高値を示す場合には，感染症や膠原病（関節リウマチ，全身性エリテマトーデス，ベーチェット病など），悪性腫瘍，心筋梗塞，消化器疾患（急性・慢性肝炎，胆嚢炎など），大きな外傷などが疑われます。

▶ アマンタジンは多発性硬化症の「疲労」に対する処方

本症例ではアマンタジンが服用薬に入っていました。効能・効果は，①パーキンソン症候群，②脳梗塞後遺症に伴う意欲・自発性低下の改善，③A型インフルエンザウイルス感染症ですが，どれも当てはまりません。アマンタジンはMSによる疲労に対して適応外処方されていると考えられます[3]。

MSでは多くの患者が疲労を感じますが，症状の把握と対処は困難といわれているようです。職場・家族・友人などから「怠けている」と誤解されることもあり，最悪の症状の一つと認識している患者さんも多いようです。「燃料切れ，電池切れのような独特の疲労感」とたとえられることもあるようです。

▶ 耐性菌防止対策

現在，安易な広域抗菌薬の投与による耐性菌の問題が指摘されています。以前の「成人市中肺炎診療ガイドライン」では耐性化防止のため，抗菌力が強く

表7　薬剤耐性（AMR）対策アクションプランの成果指標

1. 2020年の肺炎球菌のペニシリン耐性率を15%以下に低下させる。
2. 2020年の黄色ブドウ球菌のメチシリン耐性率を20%以下に低下させる。
3. 2020年の大腸菌のフルオロキノロン耐性率を25%以下に低下させる。
4. 2020年の緑膿菌のカルバペネム（イミペネム）耐性率を10%以下に低下させる。
5. 2020年の大腸菌及び肺炎桿菌のカルバペネム耐性率0.2%以下を維持する。
6. 2020年の人口千人あたりの一日抗菌薬使用量を2013年の水準の3分の2に減少させる。
7. 2020年の経口セファロスポリン系薬，フルオロキノロン系薬，マクロライド系薬の人口千人あたりの一日使用量を2013年の水準から50%削減あする。
8. 2020年の人口千人あたりの一日静注抗菌薬使用量を2013年の水準から20%削減する。

　抗菌域の広いニューキノロン系薬とカルバペネム系薬をエンピリックセラピーの第一選択薬としないこと，PK/PD理論に基づいた投与方法により有効性を高めることなどが示されていました。

　薬局薬剤師として，PK/PD理論に基づいた投与方法を処方医や患者さんに提案していくことは可能ですが，処方された広域抗菌薬に対して処方変更を含めた提案をすることはかなりハードルが高いと思います。ですが，厚生労働省より「薬剤耐性（AMR）対策アクションプラン」が示され，2020年には2013年の抗菌薬使用量の2／3に減らすとの数値目標が立てられています(表7)[4]。処方医のみが抗菌薬処方を減らすのではなく，薬局薬剤師もこのアクションプランに関与していく必要があると思います。

　そのうちの1つが「国民への教育啓発」です。患者さんに不要な抗菌薬は医師にお願いしないこと，ウイルス性の風邪には抗菌薬が不要であることを積極的に伝え，患者さんの意識を改革していくことが薬局薬剤師のできる重要な役割ではないでしょうか。

引用文献

1) 日本呼吸器学会・編：成人肺炎診療ガイドライン 2017，メディカルレビュー社，2017
2) JAID/JSC 感染症治療ガイド・ガイドライン作成委員会・編：呼吸器感染症治療ガイドライン；呼吸器感染症，杏林舎，pp3-8，2014
3) Krupp LB, et al. : Fatigue therapy in multiple sclerosis : results of a double-blind, randomized, parallel trial of amantadine, pemoline, and placebo. Neurology, 45 : 1956-1961, 1995
4) 国際的に脅威となる感染症対策関係閣僚会議：薬剤耐性（AMR）対策アクションプラン，2016（http://www.kantei.go.jp/jp/singi/kokusai_kansen/pdf/yakuzai_honbun.pdf）

9

歯科からアモキシシリン250mgを8Cap…1回分で処方？

難易度 ★★★☆☆

処方箋（歯科）／75歳女性

Rp.1　アモキシシリンカプセル（サワシリン®）250mg　1回8Cap（1日8Cap）
　　　　1日1回　10時　　　　　　　　　　　　　　　1日分
　　　　次回受診日に服用

【わかっていること】
- 問診票にベーチェット病と記載あり。お薬手帳忘れで併用薬は確認できず。
- 歯科治療の予定あり。自宅近くの歯科医から大学病院の歯科に紹介された。
- 医師のコメントとして「次回受診日に服用」と記載あり。
- 次回の受診は11時に予約が入っていることを確認。

QUESTION

アモキシシリンが1回2,000mg，1日分で処方になっています。用量・用量，処方日数について疑義照会が必要でしょうか？

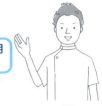

ANSWER

> 歯科治療予定の患者で，感染性心内膜炎のリスクがあると判断されたため，感染予防目的で処方されていると考えられます。経口投与可能な成人ではアモキシシリンの2,000mg，処置1時間前の投与が推奨されています。

解説の前に 今回のケースを振り返って

処方箋に明確な時間指定があったので投薬がスムーズにできました。ただ，患者さんが1回に8Capも服用することに驚いて不安がっていたので，投薬時にもう少し理解を深めておけばよかったと反省しました。アモキシシリンの1回投与量が添付文書上の用量より明らかに多く，適応外使用でもあるので，疑義照会や「医師確認済み」などのコメントは必要と思いました。

歯科治療だけでなく他の外科的処置（婦人科的処置，泌尿器科的処置，内視鏡，扁桃腺切除術など）でも感染性心内膜炎の予防投与が行われる場合があるようなので，今後このような処方箋が来たときの参考にしたい症例でした。

▶ 感染性心内膜炎の病態

血液中に入った細菌などが原因で心臓，大血管，弁に炎症を起こす病気です。症状が発熱のみとなりやすい疾患で，不明熱とされやすい感染症です。心臓の中に疣腫という細菌の塊ができると，心不全や弁の逆流，塞栓症（脳梗塞・肺梗塞）などの重篤な合併症を引き起こすことがあります（図1）。発生頻度は高くありませんが，いったん発症すれば的確な診断と治療が行われないと死に至る可能性もあります。

▶ 感染性心内膜炎の診断

感染性心内膜炎は多くの合併症を引き起こす重大な疾患ですが，発症頻度は人口100万人あたり年間で10～50例[1,2]の発症と考えられています。この

歯科からアモキシシリン250mgを8Cap…1回分で処方？

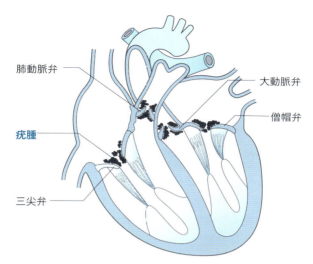

図1　感染性心内膜炎で生じる疣腫

まれさゆえ，なかなか診断がつかず，合併症を発症して初めて診断される場合があるようです。

症状や身体所見により感染性心内膜炎が疑われた場合，血液培養や心エコー検査などが行われ，診断が確定されます。心エコー検査で心臓内に病原体の塊（疣腫）ができているかどうかを確認することが合併症のリスクを考えるうえで重要となるようです。

▶ 感染性心内膜炎の治療

感染性心内膜炎を発症した場合，血液中と疣腫を形成している原因微生物を死滅させる必要があります。しかし疣腫は血流が乏しく，殺菌するには高用量の抗菌薬を投与し血中濃度を維持することが必要で，投与期間も4～6週間かかるため，長期の入院が必要になります。副作用をできるだけ抑えるためには，原因菌が判明したうえで治療薬を選択することが非常に重要となります。菌が分離・同定されれば感受性試験などを行い，薬剤の選択と投与計画が立てられます。

また，心臓血管外科的手術が必要になる場合もあり，感染性心内膜炎を発

症させないためにも予防が重要と考えられています。

▶ 感染性心内膜炎の予防

　感染性心内膜炎を予防するには，いくつかのポイントがあると考えられています。

1. どのような患者が感染性心内膜炎になりやすいか？

　「感染性心内膜炎の予防と治療に関するガイドライン」では，表1に示す基礎疾患に対して抗菌薬の予防投与を推奨するとされています[3]。これ以外にも，ステロイドや免疫抑制薬を服用している患者は感染のリスクが高く，感染性心内膜炎を発症した場合に重篤化しやすいと考えられています。

　一方，あえて予防をする必要がないとされているのは，①心房中隔欠損症（二次口型），②心室中隔欠損症・動脈管開存症・心房中隔欠損症根治術後6カ月以上経過した残存短絡がないもの，③冠動脈バイパス術後，④逆流のない僧帽弁逸脱，⑤生理的あるいは機能的心雑音，⑥弁機能不全を伴わない川崎病の既

表1　成人における感染性心内膜炎の基礎心疾患別リスク

1. 高度リスク群（感染しやすく，重症化しやすい患者）
・生体弁，機械弁による人工弁置換術患者，弁輪リング装着例 ・感染性心内膜炎の既往を有する患者 ・複雑性チアノーゼ性先天性心疾患（単心室，完全大血管転位，ファロー四徴症） ・体循環系と肺循環系の短絡造設術を実施した患者
2. 中等度リスク群（必ずしも重篤とならないが，心内膜炎発症の可能性が高い患者）
・ほとんどの先天性心疾患 ・後天性弁膜症 ・閉塞性肥大型心筋症 ・弁逆流を伴う僧帽弁逸脱 ・人工ペースメーカー，植込み型除細動器などのデバイス植込み患者 ・長期にわたる中心静脈カテーテル留置患者

ガイドラインでは，抜歯などの菌血症を誘発する歯科治療の術前に予防的抗菌薬を行うことについて，高度リスク患者では強く推奨，中等度リスク患者では弱く推奨している。
〔中谷　敏，他：感染性心内膜炎の予防と治療に関するガイドライン（2017年改訂版）．日本循環器学会，p49，2017より〕

歯科からアモキシシリン250mgを8Cap…1回分で処方？

往，⑦弁機能不全を伴わないリウマチ熱の既往——があります．

2. どのような手技・処置がリスクとなるか？

　2000～2001年に全国の循環器専門病院を対象にガイドライン作成委員会が行った感染性心内膜炎発症例に関するアンケート調査では，菌血症の原因として特定できた手技・処置・病態のうち，最も頻度が高かったのは歯科治療，う歯，歯周炎に対する口腔内の処置という結果でした．一過性の菌血症は毎日の歯磨き時など日常活動時でもよく起こりますが，これがすぐに感染性心内膜炎を引き起こすわけではなく，ある一定時間，原因微生物による菌血症が持続することが感染性心内膜炎を誘発する原因であると考えられています．感染性心内膜炎の高リスク患者に各手技を行う際の抗菌薬予防投与の推奨を表2に示します．

3. 予防方法は？

　感染性心内膜炎になりやすい基礎疾患を有する患者では，口腔内を清潔に保つ必要があります．前述したように，菌血症の原因となった手技・処置のなかで最も頻度が高いのは，歯科治療や歯周病に対する口腔内の処置であったとの結果が出ているためです．

　歯科治療の前やスケーリング（歯石の除去）など口腔内の処置を実施する前に，炎症を抑えるため口腔内の洗浄を行う，定期的に歯科医のケアを受けることが必要と考えられています．また，乱暴なブラッシングは歯肉や歯周を傷つけることになり，菌血症の誘因となるため，電動歯ブラシや糸ようじの使用を含めた正しい口腔内ケアの指導と実践が重要と考えられています．

　この他，周術期に抗菌薬を投与するかどうか検討されますが，清潔な皮膚面において行われる手術に対しては抗菌薬の予防投与は不要といわれています．しかし，その手技に時間がかかれば感染の機会は増大するため，基本的な感染予防策を実施することが重要と考えられているようです．

4. 予防時に用いる抗菌薬は？

　歯科処置前の抗菌薬の予防投与法を表3に示します．ただし，適切な予防処置をしていても感染性心内膜炎が起こることがあるようです．何らかの手技後に原因不明の発熱が続く場合，また何週間も熱が出たり下がったりする場合

表2 高リスク患者における，各手技と予防的抗菌薬投与に関する推奨

抗菌薬投与	状況
予防的抗菌薬投与を行うことを強く推奨する	・歯科口腔外科領域：出血を伴い菌血症を誘発するすべての侵襲的な歯科処置(抜歯などの口腔外科手術・歯周外科手術・インプラント手術，スケーリング，感染根管処置など) ・耳鼻科領域：扁桃摘出術・アデノイド摘出術 ・心血管領域：ペースメーカや植込み型除細動器の植込み術
抗菌薬投与を行ったほうがよいと思われる	・局所感染巣に対する観血的手技：膿瘍ドレナージや感染巣への内視鏡検査・治療(胆道閉塞を含む) ・心血管領域：人工弁や心血管内に人工物を植え込む手術 ・経尿道的前立腺切除術：特に人工弁症例
予防的抗菌薬投与を行っても構わない。ただし，感染性心内膜炎の既往がある症例には予防的抗菌薬投与を推奨する	・消化管領域：食道静脈瘤硬化療法，食道狭窄拡張術，大腸鏡や直腸鏡による粘膜生検やポリープ切除術，胆道手術 ・泌尿器・生殖器領域：尿道拡張術，経腟分娩・経腟子宮摘出術，子宮内容除去術，治療的流産・人工妊娠中絶，子宮内避妊器具の挿入や除去 ・心血管領域：心臓カテーテル検査・経皮的血管内カテーテル治療 ・手術に伴う皮膚切開(特にアトピー性皮膚炎症例)
予防的抗菌薬投与を推奨しない	・歯科口腔外科領域：非感染部位からの局所浸潤麻酔，歯科矯正処置，抜髄処置 ・呼吸器領域：気管支鏡・喉頭鏡検査，気管内挿管(経鼻・経口) ・耳鼻科領域：鼓室穿孔時のチューブ挿入 ・消化管領域：経食道心エコー図・上部内視鏡検査(生検を含む) ・泌尿器・生殖器領域：尿道カテーテル挿入，経尿道的内視鏡(膀胱尿道鏡，腎盂尿管鏡) ・心血管領域：中心静脈カテーテル挿入

〔中谷 敏, 他：感染性心内膜炎の予防と治療に関するガイドライン(2017年改訂版)．日本循環器学会, p52, 2017 より〕

には感染性心内膜炎を疑う必要があると考えられています。

▶ ベーチェット病は感染性心内膜炎のリスクとなるか？

今回の症例では，初回問診票で既往歴としてベーチェット病が確認されています。ベーチェット病の病態と，この病気が感染性心内膜炎のリスクになるのかを考えたいと思います。

歯科からアモキシシリン250mgを8Cap…1回分で処方？

表3 歯科処置前の抗菌薬の標準的予防投与法（成人）

投与方法	β-ラクタム系薬アレルギー	抗菌薬	投与量	投与回数	備考
経口投与可能	なし	アモキシシリン	2g[*1, *2]	単回	処置前1時間
経口投与可能	あり	クリンダマイシン	600mg	単回	処置前1時間
経口投与可能	あり	アジスロマイシン	500mg	単回	処置前1時間
経口投与可能	あり	クラリスロマイシン	400mg	単回	処置前1時間
経口投与不可能	なし	アンピシリン	1〜2g	単回	手術開始30分以内に静注，筋注，または手術開始時から30分以上かけて点滴静注
経口投与不可能	なし	セファゾリン	1g	単回	手術開始30分以内に静注，筋注，または手術開始時から30分以上かけて点滴静注
経口投与不可能	なし	セフトリアキソン	1g	単回	手術開始30分以内に静注，または手術開始時から30分以上かけて点滴静注
経口投与不可能	あり	クリンダマイシン	600mg	単回	手術開始30分以内に静注，または手術開始時から30分以上かけて点滴静注

*1：または体重あたり30mg/kg
*2：何らかの理由でアモキシシリン2gから減量する場合は，初回投与5〜6時間後にアモキシシリン500mgの追加投与を考慮する．

〔中谷　敏, 他：感染性心内膜炎の予防と治療に関するガイドライン（2017年改訂版）．日本循環器学会，p55, 2017より〕

　ベーチェット病とは，口腔粘膜の再発性アフタ性潰瘍，外陰部潰瘍，皮膚症状，眼症状の4つの症状を主症状とする慢性の全身性炎症性疾患です（図2左）。症状の消失と再発を繰り返すのが特徴の1つです。
・**口腔内の潰瘍**：口腔内の粘膜が欠けてアフタ性潰瘍ができ，治癒と再発を繰り返す
・**外陰部の潰瘍**：皮膚が欠けて潰瘍ができ，治癒と再発を繰り返す
・**皮膚症状**：毛嚢炎（毛の生えている部分に炎症が起きる）や結節性紅斑（全身，特に足に盛り上がった赤い発疹ができる）
・**眼症状**：眼球を覆っているブドウ膜や虹彩に炎症が起きる。重症例では失明する

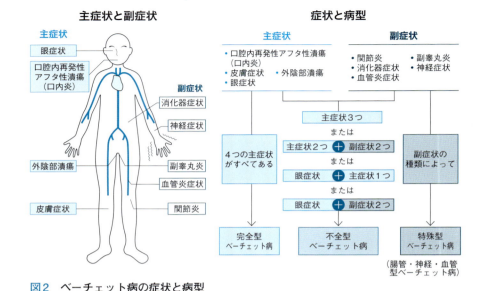

図2　ベーチェット病の症状と病型

　これらの主症状がすべてそろうとベーチェット病と診断されます。また，4つの主症状のほかに，副症状として消化器症状，神経症状，関節症状，血管炎症状などが出現する場合があります。
- **消化器症状**：腹痛，下痢，血便
- **神経症状**：運動麻痺，認知症，発熱，嘔吐，意識障害，人格変化，物が二重に見える
- **関節症状**：関節の腫れや痛み，関節が動かせない
- **精巣上体炎**：陰嚢の痛みや腫れ
- **血管炎症状**：血管に炎症が起こってしまい，足が全体的に腫れたりする

　4つの主症状がすべてみられた場合を「完全型ベーチェット病」，主症状が3つ，または主症状2つと副症状2つ，または眼症状と主症状1つあるいは副症状2つがみられた場合を「不全型ベーチェット病」としています（図2右）。ベーチェット病は全身に症状が現れますが，特に症状が消化器に顕著な場合は「腸管型ベーチェット」，血管の場合は「血管型ベーチェット」，中枢神経の場合は「神経ベーチェット」と呼ぶこともあります。

歯科からアモキシシリン250mgを8Cap…1回分で処方？

　特に注意が必要なのは眼の症状です。ベーチェット病患者の約60％には眼の症状があり，20％は失明するといわれています。5年以内に片目の失明から両目の失明になることがほとんどで，特に男性に多く重症のケースが多いようです。

1. 腸管型ベーチェットの診断

　ベーチェット病の主な症状に加え，腹痛があり便が血液になってしまう下血症状がある場合です。クローン病の症状と非常に似ているため，大腸内視鏡検査や造影剤による検査でどちらの病気なのかを判別します。

2. 血管型ベーチェットの診断

　ベーチェット病の主な症状に加え，動脈の炎症や，静脈内に血の塊である血栓がみられた場合です。足への血液の流れが悪くなることで足が腫れたり，脳梗塞などを引き起こしたりするリスクがあります。

3. 神経ベーチェットの診断

　ベーチェット病の主な症状に加え，運動麻痺や認知症，発熱，頭痛，嘔吐などの症状が起きます。その他，髄膜炎や意識障害などの脳炎症状がみられることもあります。髄液検査や磁気を使ったMRI検査で診断を進めます。

4. ベーチェット病の治療薬

　ベーチェット病の症状は非常に多様で，個々の患者の症状にあわせて治療薬が選択されます。炎症を抑えるためのステロイドや免疫抑制薬のシクロスポリン，アザチオプリン，炎症予防目的でコルヒチン，抗体医薬品のインフリキシマブやアダリムマブ，腸管病変のある場合はサラゾスルファピリジンやメサラジン，中枢神経病変がある場合はメトトレキサートやシクロホスファミドなど，多くの薬剤が患者個々の症状にあわせて処方されます。

▶ 今回の症例を推論する：口腔衛生が大切です

　今回の症例ではベーチェット病の既往がありました。お薬手帳などで併用薬の確認はできていませんが，ステロイドまたは免疫抑制薬などを服用してい

る可能性が考えられます。また，血管型ベーチェットと診断されていれば血管炎や血栓のリスクもあります。歯科受診して出血を伴う治療予定となったため，感染性心内膜炎のリスクが検討されアモキシシリンが処方になったのではないでしょうか。

日本人は欧米に比べて口腔衛生が悪いといわれています。最近では歯周病が誤嚥性肺炎や糖尿病，心血管障害，認知症とも密接に関わっているといわれています。このような処方箋を受けた際は，感染性心内膜炎のリスクや処置の種類の確認，薬の用法・用量の説明以外に，日々の口腔衛生を保つための方法を提案できるように知識を備えておく必要を感じました。

この症例にはこんな対応を

[薬剤師] 今日は抗菌薬が少し多く処方されていますが，先生と何かお話しされていますか？❶

[患 者] 次回，歯科治療をする際に8カプセル全部飲むように言われました。

[薬剤師] なるほど。処方箋には次回受診日の10時に服用するように記載されていますが，次回の予約は11時頃ですか？❷

[患 者] はい。○月○日の11時に予約が入っています。❸

[薬剤師] わかりました。今日の薬は通常ですと1回1～2カプセルを1日3回服用することが多いのですが，今回は1回に8カプセルを次回歯科受診の1時間前に服用する特別な飲み方をします。歯科処置をしたときの傷口から菌が血液に侵入し，全身的な影響が出ることがあるので，それを予防する目的で服用する

❶
成人歯科よりアモキシシリンが1回2,000mg処方されています。コメントには「次回受診日に服用」との記載もあります。出血を伴う歯科処置の予定があり，感染性心内膜炎のリスクがあるため感染予防目的で処方されたと考えられます。

アモキシシリンは125mgと250mgの錠剤・カプセルが販売されているので，2,000mg服用となれば1回8錠か8cap以上となることから，医師より服用に関する説明を受けていると考えられます。患者の理解度を再確認する意味でも，医師からの説明を確認してみましょう。

❷
抜歯や歯周外科手術，歯石除去，インプラントの植込み，歯根管に対するピンの植込みのような多量の出血を伴う処置予定があるので，感染性心内膜炎の予防のためアモキシシリンが処方されたと考えて間違いなさそうです。

歯科からアモキシシリン 250mgを8Cap…1回分で処方？

重要な薬になります。服用まで時間が空きますので薬をなくさないように，また服用時間も大事なので，飲み忘れないようにしてください。

また歯磨きも重要です。力強く磨くのではなく毛先の柔らかいブラシで歯茎も優しく磨く，糸ようじを使用する，液体歯磨きや電動ブラシを使用することなどもよいと思います。歯磨きしたときに出血があるなら定期的に歯科を受診されたほうがよいと思います。

❸
ペニシリンアレルギーのない患者で経口投与可能な場合，成人では「アモキシシリン2gを歯科処置1時間前に投与」とガイドラインに記載されています（表3）。次回受診まで少し期間が空くと思うので，薬局で服用日と服用時間を最終確認することは重要と思います。

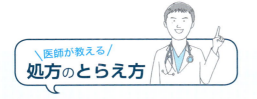

\医師が教える/
処方のとらえ方

今回の処方は，アモキシシリン250mg 1回8Capのみという，投与量も投与回数も通常処方では見たことがないと思われるかもしれませんが，歯科処置時の予防抗菌薬としては極めて適切な処方ですので，投与方法に関して疑義照会をしないように注意しましょう。このような歯科処置時の予防抗菌薬は，周術期予防抗菌薬の考え方と同様になります。処置時の予防抗菌薬の投与方法に関しては，処置前，処置直前，処置後といった3つが想像できます。どれも効果がありそうで，インプレッションとしては処置後に投与したくなるのですが，**最も効果的なのは処置直前**になります。外科手術のデータですが，処置2時間以上前，処置前2時間以内，処置後のそれぞれで予防抗菌薬を投与した場合，処置前2時間以内という皮切直前の投与が最も効果がありました。簡単に言ってしまえば処置時（皮切時）に最も血中濃度を高めたいということになり，今回のような処方になります。点滴であれば処置前1時間以内が効果的とされます。

耐性菌拡大により，抗菌薬適正使用が重要な時代で，"風邪に抗菌薬は出

さない"などさまざまな介入が試みられていますが，実はこの歯科領域の抗菌薬使用がブラックボックス（適正使用の大切さが伝わっていない）のようになっていると感じます．急性化膿性歯髄炎などのように，すでに感染を起こしている場合の処置後の抗菌薬処方は別ですが，歯科領域では何となくの処置後抗菌薬，しかも第三世代セフェム系薬やキノロン系薬処方が後を絶ちません．歯科領域であればキノロン系薬やマクロライド系薬はβ-ラクタム系アレルギーがあったとしてもそう簡単に出番はありません．基本はペニシリン系薬で，どんなに広域のものといってもアモキシシリン・クラブラン酸くらいでしょう．β-ラクタム系薬のアレルギーがあってもクリンダマイシンの良い適応となります．ぜひ，歯科の先生と薬剤師とで抗菌薬の勉強会を開いていただけたら嬉しいです．

▶直接足を運んで医師に聞いてみよう

　ということで，この症例の処方は投与のタイミングまで具体的に説明しており，きちんと勉強をされている素晴らしい先生と予測（推論）されます．しいて言えば，投与方法は素晴らしいのですが，この患者さんに予防抗菌薬がそもそも必要だったのか？　は少し悩ましい問題かもしれません．ベーチェット病という全身性の疾患があるからということだけでは適応にはなりません．また，仮にステロイドなどの免疫抑制薬を投与していたとしても，それで予防抗菌薬の絶対適応とはならないでしょう．世界的にも，このような歯科処置時の感染性心内膜炎の予防抗菌薬は過剰であったとして適正使用が叫ばれている分野であることは間違いありません．ということで「疑義照会しよう！」と安易に飛びつかないでくださいね．ひとまず，この処方をしている時点でこの先生はしっかり勉強されています．実は何らかの弁膜症があるのを皆さんが聴き取れていないだけかもしれません，感染性心内膜炎の既往があるのかもしれません．可能であれば疑義照会という形ではなく，この先生に「教えていただきたい」という形で直接お会いする形でアプローチしてみてはどうでしょうか？　勉強されている先生だと予測できますし，何より"教えてほしいと直接足を運んでくる薬剤師"に嫌な顔をする先生は，心が病んでいなければ（笑）多くはないと思います．

歯科からアモキシシリン250mgを8Cap…1回分で処方？

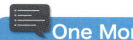
One More Lecture

▶ 小児科での抗菌薬短期処方

　筆者は，先天性心疾患で手術歴のある4歳8カ月の男児に対する処方箋を受け付けたことがあります。

処方箋（小児科）／4歳8カ月男児　体重14kg
Rp.1　タダラフィル錠（アドシルカ®）20mg
　　　 1回14mg（力価・粉砕）（1日14mg）
　　　 1日1回　朝食後　　　　　　　　99日分
Rp.2　アモキシシリン細粒（サワシリン®）10%
　　　 1回700mg（力価）（1日700mg）
　　　 1日1回　　　　　　　　　　　　3日分

　タダラフィルは継続服用していて，アモキシシリン細粒が追加となった処方箋でした。体重は男子の成長曲線範囲内[4]ですが，平均より軽く14kg程度と確認。この年齢にアモキシシリンが1回700mgと高用量処方になっているので，疑義照会対象と考えてしまいがちですが，今回の症例を理解できていれば，歯科治療予定で感染性心内膜炎のリスクがあるため，アモキシシリンを処置前に予防投与すると考えることができると思います。

　表3に示したように，ペニシリンアレルギーがなく，経口投与可能な小児に対してはアモキシシリンを50mg/kg，歯科処置1時間前に投与することがガイドラインに記載されています。男児は14kgでしたので，1回700mg（力価）の投与はガイドラインどおりの用量と考えることができます。3日分処方されていますが3日連続服用ではなく，歯科処置が数回続くと予想され，処置のつど1回服用で，3回分が処方されていると考えることができます。

▶ 泌尿器科，婦人科での抗菌薬短期処方

さらに以下のような処方箋を受け付けることもあります。

処方箋（泌尿器科）／ 74 歳男性
Rp.1 　　レボフロキサシン錠（クラビット®）500mg
　　　　　　１回１錠（１日１錠）
　　　　　　１日１回　昼食後　　　　　　　　　１日分
・約３カ月に１回定期受診。そのつど上記の処方あり。脳神経外科を受診している以外は情報が得られていない

処方箋（婦人科）／ 40 歳女性
Rp.1 　　セフカペン ピボキシル錠（フロモックス®）100mg
　　　　　　１回１錠（１日３錠）
　　　　　　１日３回　毎食後　　　　　　　　　２日分
・多嚢胞性卵巣症候群で不妊治療継続中の女性。定期的に上記の処方あり

この２つの処方も，表２の「感染性心内膜炎の予防のためではないが，手技に際して抗菌薬投与をしてもよいと思われるもの」にある生殖器への処置・手技があったと思われます。デリケートな情報であるため患者には処置の内容を直接確認しづらいですが，何らかの相談を受けた場合を想定して，患者の状態や処置内容を理解しておくことは重要と考えます。

引用文献

1) van der Meer JT, et al. : Epidemiology of bacterial endocarditis in The Netherlands. II. Antecedent procedures and use of prophylaxis. Arch Intern Med, 152（9）: 1869–1873, 1992
2) Lacassin F, et al. : Procedures associated with infective endocarditis in adults. A case control study. Eur Heart J, 16（12）: 1968–1974, 1995
3) 日本循環器学会，他：感染性心内膜炎の予防と治療に関するガイドライン（2008 年改訂版），2008
4) 日本小児内分泌学会：横断的標準身長・体重曲線（0–18 歳）男子（http://jspe.umin.jp/public/files/kyokusen0–18_1.pdf）

10 メサラジンの錠剤から腸溶錠に変更された潰瘍性大腸炎患者…なぜ？

難易度 ★☆☆☆☆

処方箋（内科）／30歳男性

Rp.1　メサラジン腸溶錠（アサコール®）400mg　　1回3錠（1日9錠）
　　　酪酸菌（宮入菌）製剤（ミヤBM®）　　　　　1回2錠（1日6錠）
　　　　1日3回　毎食後　　　　　　　　　　　　14日分
Rp.2　メサラジン注腸液（ペンタサ®注腸）1g/100mL　14個
　　　　1日1回　寝る前

【わかっていること】
・潰瘍性大腸炎の診断。メサラジン錠（ペンタサ®）500mg，1回4錠（1日8錠），1日2回，朝夕食後で服用継続していたが，「炎症がより下の直腸付近に出ているので薬を変更すると言われた」と患者より確認。

QUESTION

メサラジン錠（ペンタサ®）500mgからメサラジン腸溶錠（アサコール®）400mgに処方変更された意図は何でしょうか？

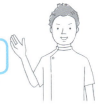

ANSWER

> 炎症の範囲が大腸全体から大腸下部（下行結腸～直腸付近）に変わったため，大腸に到達してから5-アミノサリチル酸（5-ASA）を放出するメサラジン腸溶錠に変更となったと考えられます。

 今回のケースを振り返って

　ペンタサ®錠，アサコール®錠，ペンタサ®注腸の成分は同じメサラジンですが，潰瘍性大腸炎の病型分類を確認したことで，患者さんの「炎症がより下部の直腸付近に出た」という病態がしっかり理解できましたし，より大腸の下部にまで効かせたいという理由から剤形が腸溶錠に変更されたこと，加えて注腸液が処方されたことも理解できました。

　5-ASA製剤が処方される潰瘍性大腸炎患者は，軽度～中等度の症状で寛解維持のために継続していると思われますが，薬剤師が病態の理解を深め，日常生活で注意する点や食事内容なども含めた話ができるようになれば，今後の服薬指導の幅が広がるのではないかと感じました。

▶ 潰瘍性大腸炎の病態と治療を知ろう

1. 定義と疫学

　炎症性腸疾患（inflammatory bowel disease；IBD）は，腸に炎症を来す疾患の総称で，原因が特異的なもの（細菌や薬剤など）と非特異的のもの（原因不明）に分類されますが，一般的にIBDというとクローン病と潰瘍性大腸炎の2つを指します（図1）。

　潰瘍性大腸炎は「主として粘膜を侵し，しばしばびらんや潰瘍を形成する大腸の原因不明のびまん性非特異性炎症」と定義されています[1]。10代後半～30代前半の若年者に多くみられますが，小児や高齢者でも発症します。2014年度の国内の患者数は約17万人と集計され，年々増加する傾向にあります。男女比は1：1で性別による差はみられません。

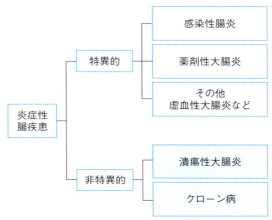

図1 炎症性腸疾患の分類

2. 潰瘍性大腸炎の診断

持続性または反復性の粘血・血便，あるいはその既往がある場合に潰瘍性大腸炎が疑われます。これらの症状に加え，内視鏡検査や注腸X線検査，生検組織学検査の所見により診断が行われます[1]。放射線照射歴，抗菌薬服用歴，海外渡航歴などを確認し，細菌学的・寄生虫学的検査を行って感染性腸炎を除外するとともに，病歴や検査所見からクローン病や薬剤性腸炎などの除外診断も行われるようです(薬剤性腸炎についてはOne More Lectureで詳しく解説)。

3. 潰瘍性大腸炎の分類

症状の把握や治療方針の決定を行うために，病型・病期・重症度を分類することが重要と考えられています[1]。

(1) 病変の広がりによる病型分類(図2)
- **直腸炎型**：病変が直腸に限局しているもの
- **左側大腸炎型**：病変が脾彎曲部より肛門側に限局しているもの
- **全大腸炎型**：病変が脾彎曲部を越えて口側に広がっているもの
- **右側または区域性大腸炎型**：右側あるいは区域性に炎症が限局しているもの

(2) 病期の分類
- **活動期**：活動期は血便を訴え，内視鏡的に血管透見像の消失，易出血性，び

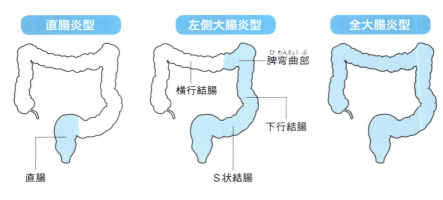

図2 潰瘍性大腸炎の分類

らん，または潰瘍などを認める状態
- **寛解期**：血便が消失し，内視鏡的には活動期の所見が消失し，血管透見像が出現した状態

(3) 臨床的重症度による分類
- 軽症，中等症，重症（診断基準は表1）

(4) 活動期内視鏡所見による分類
　　内視鏡による重症度の評価は，観察した範囲で最も所見の強いところで判断するのが一般的と考えられています[2]。
- **軽　度**：血管透見像消失，粘膜細顆粒状，発赤，アフタ，小黄色点
- **中等度**：粘膜粗ぞう[*1]，びらん，小潰瘍，易出血性（接触出血），粘血膿性分泌物付着，その他の活動性炎症所見
- **強　度**：広汎な潰瘍，著明な自然出血

(5) 臨床経過による分類
- **再燃寛解型**：再燃と寛解を繰り返すもの
- **慢性持続型**：初発発作より6カ月以上活動期にあるもの
- **急性劇症型**：極めて激烈な症状で発症し，中毒性巨大結腸症，穿孔，敗血症

---

*1　粘膜粗ぞう：炎症によって腸粘膜表面が滑らかでなくなり，細かい凸凹状になった状態をいいます。

表1 潰瘍性大腸炎の診断基準

	重 症	中等症	軽 症
1) 排便回数	6回以上	重症と軽症の中間	4回以下
2) 顕血便	(＋＋＋)		(＋) ～ (－)
3) 発熱	37.5℃以上		(－)
4) 頻脈	90回/分以上		(－)
5) 貧血	Hb 10g/dL以下		(－)
6) 赤沈	30mm/時以上		正常

- 重症とは，1) および2) のほかに全身症状である3) または4) のいずれかを満たし，かつ6項目のうち4項目以上を満たすものとする。
- 軽症は6項目すべて満たすものとする。
- 重症のなかでも特に症状が激しく重篤なものを劇症とし，発症の経過により急性劇症型と再燃劇症型に分ける。
- 劇症の診断基準は以下の5項目をすべて満たすものとする。
①重症基準を満たしている，②15回/日以上の血性下痢が続いている，③38℃以上の持続する高熱がある，④10,000/mm^{3}以上の白血球増多がある，⑤強い腹痛がある

〔厚生労働科学研究費補助金難治性疾患等政策研究事業：潰瘍性大腸炎・クローン病診断基準・治療指針（平成29年度改訂版）．2018より〕

などの合併症を伴うことが多い

- **初回発作型**：発作が1回だけのもの。しかし将来再燃を来し，再燃寛解型となる可能性が大きい

4. 患者さんが感じている症状

多くの方が，炎症が活発な「活動期」と炎症が治まっている「寛解期」を繰り返しています。活動期には，粘血便，下痢，腹痛，発熱，食欲不振，貧血，倦怠感，体重減少などの症状が現れます。

5. 治療原則

重症度や罹患範囲，QOLの状態などを考慮して治療を行います[1]。活動期には寛解導入治療を行い，寛解導入後は寛解維持治療を長期にわたり継続します。
- **重症例や全身障害を伴う中等症例**：入院のうえ，脱水，電解質異常（特に低カリウム血症），貧血，低タンパク血症，栄養障害などへの対策が必要とな

ります．
- **劇症型**：急速に悪化し生命予後に影響する危険があるため，内科と外科の協力のもとに強力な治療を行い，短期間の間に手術の要・不要が決定されます．
- **高齢者や免疫力の低下が疑われる患者**：免疫抑制薬などによる日和見感染（ニューモシスチス肺炎など）に対し，ST 合剤の予防投与などを積極的に考慮し，治療効果判定など早期に行い，必要に応じて他の治療法や外科治療を選択する必要があります．
- **中等症以上の症例**：ステロイド治療が必要となることが多くなります．通常，ステロイド使用時の初期効果判定は1～2週間以内に行い，効果不十分な場合は他の治療法の追加や切り替えを検討します．
- **ステロイド抵抗例などの難治例や重症例**：血球成分除去療法やシクロスポリン点滴静注，タクロリムスの経口投与，インフリキシマブの点滴静注，アダリムマブの皮下注射などが検討されます．
- **B 型肝炎ウイルス（HBV）感染者（キャリアおよび既往感染者）**に対し各種の免疫を抑制する治療を行う場合，HBV の再活性化による B 型肝炎を発症する可能性が考慮されます．

6. 治療薬

文献1に示した調査研究班が定めている治療指針があります（表2）．
- **基準薬**：5-ASA 製剤
- **主に寛解導入に使用する薬剤**：プレドニゾロン，カルシニューリン阻害薬（タクロリムス，シクロスポリン），抗 TNF-α抗体製剤（インフリシキマブ，アダリムマブ）
- **主に寛解維持に使用する薬剤**：アザチオプリン，6-メルカプトプリン（6-MP）（後者は保険適用外）

▶ 5-アミノサリチル酸（5-ASA）製剤とは？

潰瘍性大腸炎の薬物療法において，主に軽症～中等症の寛解導入，寛解維持目的で用いられる第一選択薬です．5-ASA 製剤には，サラゾスルファピリジン（SASP）（商品名サラゾピリン®），メサラジン（同ペンタサ®），メサラジン腸溶錠（同アサコール®，リアルダ®）があります．SASP は腸内細菌に

表2 潰瘍性大腸炎の薬物治療の指針

	寛解導入療法			
	軽症	中等症	重症	劇症
全大腸炎型/左側大腸炎型	経口剤：5-ASA製剤 注腸剤：5-ASA注腸，ステロイド注腸 フォーム剤：ブデソニド注腸フォーム剤 ■中等症で炎症反応が強い場合や上記で改善ない場合はプレドニゾロン経口投与 ■さらに改善なければ重症またはステロイド抵抗例の治療を行う ■直腸部に炎症を有する場合はペンタサ坐剤が有用		プレドニゾロン点滴静注 ■状態に応じ以下の薬剤を併用 　経口剤：5-ASA製剤 　注腸剤：5-ASA注腸，ステロイド注腸 ■改善なければ劇症またはステロイド抵抗例の治療を行う ■状態により手術適応の検討	緊急手術の適応を検討 ■外科医と連携のもと，状況が許せば以下の治療を試みてもよい 　・ステロイド大量静注療法 　・タクロリムス経口 　・シクロスポリン持続静注療法 ■上記で改善なければ手術
直腸炎	経口剤：5-ASA製剤 坐　剤：5-ASA坐剤，ステロイド坐剤 注腸剤：5-ASA注腸，ステロイド注腸 フォーム剤：ブデソニド注腸フォーム剤			※安易なステロイド全身投与は避ける
難治例	ステロイド依存例		ステロイド抵抗例	
難治例	免疫抑制薬：アザチオプリン，6-MP[*1] ■（上記で改善しない場合）：血球成分除去療法，タクロリムス経口，インフリキシマブ点滴静注，アダリムマブ皮下注射，ゴリムマブ皮下注射を考慮してもよい		中等症：血球成分除去療法，タクロリムス経口，インフリキシマブ点滴静注，アダリムマブ皮下注射，ゴリムマブ皮下注射 重　症：血球成分除去療法，タクロリムス経口，インフリキシマブ点滴静注，アダリムマブ皮下注射，ゴリムマブ皮下注射，シクロスポリン持続静注療法[*1] ■アザチオプリン，6-MP[*1]の併用を考慮する ■改善がなければ手術を考慮	
	寛解維持療法			
	非難治例		難治例	
	5-ASA製剤 （経口剤，注射剤，坐剤）		5-ASA製剤（経口剤，注射剤，坐剤） 免疫調節薬（アザチオプリン，6-MP[*1]），インフリキシマブ点滴静注[*2]，アダリムマブ皮下注射[*2]，ゴリムマブ皮下注射[*2]	

[*1] 6-メルカプトプリン。現在保険適用に含まれていない
[*2] インフリキシマブ，アダリムマブで寛解導入した場合
〔厚生労働科学研究費補助金難治性疾患等政策研究事業：潰瘍性大腸炎・クローン病診断基準・治療指針（平成29年度改訂版）．2018より〕

より5-ASAとスルファピリジンに代謝され（図3），このうち5-ASAのほうが小腸や大腸の炎症を抑える効果を発揮します。

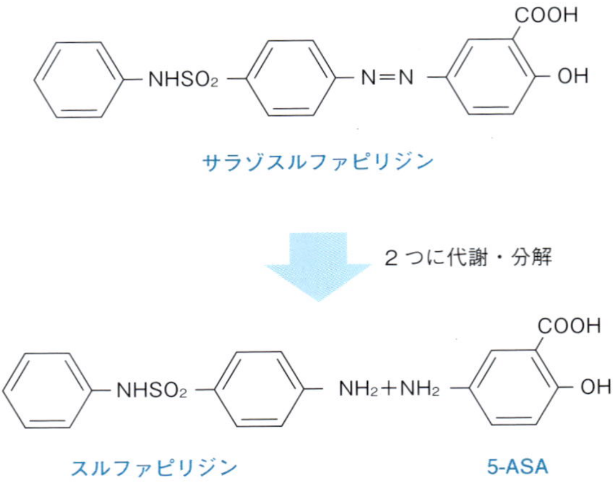

図3 サラゾスルファピリジンの代謝過程

　5-ASAは体内で一部吸収されますが，吸収されて効果を発揮するのではなく，吸収されず腸管内に高濃度で存在することでより高い効果を発揮することがわかっています。その詳細な作用機序はまだわかっていません。
　SASPでよく起こる副作用はアレルギー症状，皮疹，消化器症状，頭痛などで，これらの多くはスルファピリジンによって起こるといわれています。一方，メサラジンはスルファピリジンを含まないため，SASPと比べ副作用が少ないといわれています。

▶ メサラジン腸溶錠（アサコール®）の特徴

　メサラジン腸溶錠は，pH依存的に薬剤を放出するメサラジンの腸溶製剤です。アサコール®の効能・効果は「潰瘍性大腸炎（重症を除く）」のみ，用法・用量は1日2,400mg（6錠）を3回に分け，活動期には1日3,600mg（9錠）分3まで増量します。寛解期には1日2,400mg（6錠）をライフスタイルにあわせて服用回数を選択できます（1日1回食後または1日3回食後）。添付文書上は食後服用となっていますが，インタビューフォームには絶食時投与と食後投与で単回投与における血中濃度推移を比較したところ，統計学的有意差はみられなかったと記載されています[3]。

服用後ほとんど吸収されず，大腸粘膜に直接作用することによって炎症を抑えます（体内吸収率：約28%）。放出調節製剤のため，噛んだり粉砕したりせず服用する必要があります。また，コーティングがそのまま排泄されることがあるので，糞便中に茶色の殻が見られることがあります。

▶ メサラジン錠とメサラジン腸溶錠は何が違う？

　両者は 5-ASA の放出機構が異なります。5-ASA はそのままの形で服用すると小腸上部で大半が吸収されてしまうため，メサラジン錠（ペンタサ®）は 5-ASA を腸溶性の多孔性被膜でコーティングすることで，小腸～大腸までの広範囲で放出されるように調節されています[4]（図4左）。

　一方，メサラジン腸溶錠（アサコール®）は，5-ASA に pH 依存型の放出制御特性をもつ高分子ポリマーのコーティングが施されています。このコーティングによって，pH7 以上となる回腸末端から大腸全域に 5-ASA が放出されます[3]（図4右）。これにより，直腸炎型や左側大腸炎型のような主病変部が大腸の後ろのほう（肛門側）である場合に，5-ASA を高濃度で届けることが可能となり治療効果も高まると考えられています。

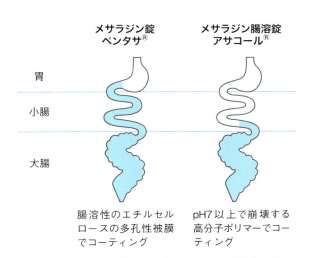

図4　ペンタサ®とアサコール®の 5-ASA 放出機構の違い

▶ 注意すべき潰瘍性大腸炎の合併症

潰瘍性大腸炎ではさまざまな合併症が起こることが知られています。

- **腸管合併症**：中毒性巨大結腸症（腸内に毒素やガスが溜まり拡張），穿孔，大出血，狭窄，大腸がん，など
- **腸管外合併症**：関節炎，強直性脊椎炎，虹彩毛様体炎，口内炎，壊疽性膿皮症，膵炎，尿路結石，胆管炎・胆石症，脂肪肝，など

これらの合併症は大腸の炎症により起こることが多いといわれており，腸管の炎症が治まれば合併症も消失することが多いようです。そこで，潰瘍性大腸炎の再燃を予防し寛解状態を継続することが合併症を起こさないためにも重要で，高い服薬アドヒアランスが求められています。

欧米のデータですが，メサラジンを服用している潰瘍性大腸炎慢性期の患者さんで，メサラジンを80％以上服用できている方を「正しく服用できている」，80％未満を「正しく服用できていない」の2群に分けて2年間の寛解維持を調べたデータがあります[5]。その結果，「正しく服用できている」群では約90％が寛解維持できたのに対し，「正しく服用できていない」群の寛解維持

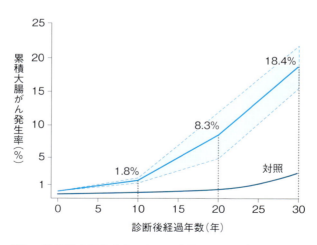

図5　潰瘍性大腸炎患者における大腸がんの発生リスク

〔Eaden JA, et al. : Gut, 48（4）：526-535, 2001 より〕

率は約40％，要するに約60％の患者さんが再発を経験しているというデータがあります。

また，長期的にみた場合，潰瘍性大腸炎により大腸がんの発生リスクが上昇することもわかっています（図5）[6]。これは長期間にわたり腸管の炎症を繰り返した結果生じると考えられているため，定期的な内視鏡検査と継続的な寛解維持療法を行うことが重要になります。

この症例にはこんな対応を

薬剤師 今日はメサラジン錠（ペンタサ®）からメサラジン腸溶錠（アサコール®）に変更となっています。大腸内視鏡などの検査をしてきたのですか？ ❶

患者 はい。炎症がより大腸の下のほうに出ていると言われました。

薬剤師 なるほど。現在，血便や下痢，腹痛，発熱などの症状はありますか？ ❷

患者 少し血混じりの便が出ることありますが，症状の程度はあまり強くないです。 ❸

薬剤師 わかりました。今回変更になった薬は以前と同じ成分の薬ですが，大腸のより後ろのほう，直腸付近に薬の成分が届きやすい工夫がされた薬です。潰瘍性大腸炎は血便，下痢，腹痛のようなお腹の症状が主ですが，腸内の炎症を放っておくと眼や関節，その他にも炎症が出ることがわかっています。それらを起こさないためにも，腸内の炎症が治まっている寛解維持という状態を継続させる必要があります。症状が改善したからといって薬の服用をやめてしまうと，また腸内の炎症が強く出てしまうので，症状が治まっても服用を続けてください。

❶
大腸内視鏡検査により炎症部位を直接確認した結果，炎症が脾彎曲部（図2参照）より肛門側に限局している左側大腸炎型や，直腸に限局している直腸炎型と診断されたため，より直腸下部でメサラジンを放出するメサラジン腸溶錠に変更になった可能性が考えられます。

❷
5-ASA製剤や注腸製剤が処方されています。院内でステロイドの点滴を受けたかを確認できれば，臨床的重症度（軽症・中等症・重症）を把握できると思います（表2参照）。臨床的重症度がわかれば現在の症状をある程度推察することができます（表1参照）。

❸
今回の症例ではメサラジン腸溶錠が1日3,600mg/分3で処方

寛解維持の状態が続けば薬の服用を1日1回にすることもできます。炎症の状態と薬の服用について医師と相談してみてください。

されているので，現在活動期と判断しました。しかし臨床的重症度は低く，軽症〜中等症と診断されていると推察されます。

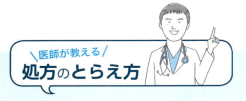

\ 医師が教える /
処方のとらえ方

　今回の処方推論は，次々と出る新しい治療薬を"疾患の病態とともに正しく理解"していないとアプローチできません。特にこのような高度な知識が要求される状況になりやすい疾患として，なかなか良くならず根治できない難治性疾患があります。本症例がまさにそれで，潰瘍性大腸炎やクローン病といったIBDが難病に指定されていることからも理解可能と思います。

　IBDは治療法がこの10年くらいで大きく変化しており，それぞれの治療薬の細かい適応（なぜその薬が出たのか？）を推論するためには病態を理解した日々の知識のアップデートが欠かせません。このような深い知識をすべての疾患でカバーするのは医師とて現実的ではありません。よって，薬剤師の間でも担当を分野ごとに決めるとか，本項でまとめられている内容をご活用いただき，薬局内で"定期的な勉強会を開催する"ことをお勧めします。

　潰瘍性大腸炎ではバイオ製剤も使われるようになり，それに伴うB型肝炎ウイルスの再活性化や結核予防の適応など薬剤に関連した事象への対応が求められます。ただ，ここはリウマチとオーバーラップしますので，リウマチに詳しい方が中心となって勉強会を開くとよいでしょう。ちなみに，薬剤性腸炎（下痢）の覚え方をご紹介します。**DATSUN**（ダットサンとは日産の車種名です）というゴロがあります。

薬剤性下痢：DATSUN（U はないので DATSuN）
Diuretics：利尿薬
Anti-acids, **A**nti-arrhythmia, **A**ntibiotics：制酸薬，抗不整脈薬，抗菌薬
Theophylline：テオフィリン
Softner：緩下剤
NSAIDs：非ステロイド抗炎症薬

プロトンポンプ阻害薬（PPI）も Collagenous colitis という薬剤性下痢の原因となります（略語にちなんで下痢ピッピーと覚えましょう）。その他に抗がん薬はご存知として，経腸栄養剤も下痢の原因になります。栄養も薬剤師が関わる部分は大きいですので，ぜひ下痢になりにくい経腸栄養剤なんかも言えるようにしておいてくださいね。

One More Lecture

▶ メサラジンのさまざまな剤形

メサラジン錠（ペンタサ®）は 250mg 錠と 500mg 錠の 2 規格が販売されています。潰瘍性大腸炎に対する用法・用量は 1 日 1,500mg を 3 回に分けて食後経口投与，1 日上限 2,250mg（活動期は 1 日 4,000mg を分 2）ですが，服用回数・錠数が多くなることでアドヒアランスが低下し再燃リスクが上がるという問題があります。そこで 1 日 1 回投与の有効性が検討され[7]，寛解期は 2,250mg まで 1 日 1 回で投与することが可能となりました。

2013 年 6 月にはペンタサ®坐剤 1g が発売されました。いままでは肛門から投与する製剤として注腸 1g がありましたが，坐剤 1g が出たことにより持ち運び面などで患者さんには大きなメリットになると考えられました。

また 2015 年 12 月には，錠剤の大きさと服用錠数の多さに対する改善目的で，1 スティックに 250mg，500mg，1,000mg，2,000mg を含有するペンタサ®顆粒 94％も発売されました。メサラジン含量を 94％まで高めたことで服用量を

大幅に減少させることが可能となり，メサラジンの必要量が多くなっても，1回用量をより少ない量で摂取できるようになっています。

▶ 同成分で商品名，効能・効果が違う薬

　潰瘍性大腸炎で使用されるサラゾピリンと，抗リウマチ薬として使用されるアザルフィジン EN は，両剤とも SASP が成分です。表 3 に，同一の有効成分ですが効能・効果が違う薬を示しました（薬価は 2019 年 1 月時点）。なかには発売されたときの薬価差がありすぎて話題になったものもあります。

　SASP は 1/3 程度が小腸から吸収されます[8]。残りは大腸に移行し，上述したように腸内細菌によってスルファピリジンと 5-ASA に代謝されます。この 5-ASA が大腸で抗炎症作用を示しますが，小腸から吸収された SASP 自体も白血球凝集抑制やインターロイキン（IL）-1，2，6 などのサイトカイン産生抑制作用[9]などがあり，これにより炎症反応を抑えることができます。

　一方，5-ASA は免疫細胞から産生される炎症に関わる IL-2 の産生を抑制しないことがわかっています。また，5-ASA は関節炎などの抑制効果もあり

表3　同一の有効成分で効能・効果が異なる薬剤の例

成分名	商品名（先に発売）	効　能	商品名（後から発売）	効　能
サラゾスルファピリジン	サラゾピリン錠 500mg：18.1 円	潰瘍性大腸炎	アザルフィジン EN 錠 250mg：33.3 円 500mg：55.5 円	関節リウマチ
メトトレキサート	メソトレキセート錠 2.5mg：35.9 円	悪性腫瘍	リウマトレックス Cap 2mg：231.8 円	関節リウマチなど
ラミブジン	エピビル錠 150mg：801.8 円 300mg：1571.1 円	HIV	ゼフィックス錠 100mg：501.3 円	B 型肝炎
ラモセトロン	ナゼア OD 錠 0.1mg：1104.9 円	悪心・嘔吐	イリボー錠 2.5μg：88.3 円 5μg：144.2 円	下痢型過敏性腸症候群
ゾニサミド	エクセグラン錠 100mg：27.4 円	てんかん発作	トレリーフ錠 25mg：948.5 円	パーキンソン病
テノホビル ジソプロキシルフマル酸	ビリアード錠 300mg：2044.8 円	HIV	テノゼット 300mg：953.0 円	B 型肝炎

ませんでした。そのため、関節リウマチ治療には代謝物の 5-ASA ではなく SASP 自体が重要であると考えられています。

▶ 知っておきたい薬剤性腸炎

薬剤性腸炎とは薬剤が原因となる腸炎で、①薬剤が直接、大腸粘膜に障害を与える場合と、②薬剤により腸内細菌叢が変化することで障害が起きる場合があります。①の頻度は少ない一方、②の腸内細菌叢の変化は抗菌薬が原因で起こることが多く、クロストリジウム・ディフィシル（Clostridium difficile）[*2]感染症（偽膜性大腸炎）などが該当します。

1. C. difficile 感染症（偽膜性大腸炎）の特徴

主な症状は下痢です。下痢の中に粘液や血液が混じっていたり、腹痛や吐き気、発熱、腹部の張りなどを伴う場合もあります。原因薬剤として最も頻度が高いのは抗菌薬投与で、クリンダマイシン、広域合成ペニシリン系薬、セフェム系薬、キノロン系薬などが該当します。服用後 1～2 週間で発症することが多いようです。

大腸のなかにはもともと常在菌が存在しますが、抗菌薬の使用により常在菌が死滅すると、別の細菌が増殖して菌交代現象が起こります。偽膜性大腸炎の場合は C. difficile が原因となります。この菌は多くの抗菌薬に耐性をもっています。そのため他の菌が抗菌薬の作用で減少しても C. difficile は減少せずにむしろ増殖し、菌の産生する毒素により大腸粘膜の循環が障害を受け、小さな円形の偽膜（粘膜壊死物質など黄白色の小隆起）が形成されることでさまざまな症状を引き起こします。

2. 国内初の C. difficile 感染症ガイドライン

2018 年、C. difficile 感染症（CDI）の診療ガイドラインが発表されました[10]。CDI は入院中に発症しやすいため、病院での対応が重要ですが、感染対策の重要性も強調されています。C. difficile は芽胞を形成しアルコールに抵抗性を示すため、石鹸と水による手指衛生が効果的とされています。

＊2　Clostridium difficile は 2016 年、Clostridioides difficile へと菌名が変更されました。

(1) どんな患者に起こりやすい？

　CDI の発症リスクとして，高齢者，過去の入院歴や消化管手術歴，基礎疾患として炎症性腸疾患や慢性腎臓病などがあげられています．薬剤については上述した抗菌薬に加え，プロトンポンプ阻害薬，ヒスタミン H_2 受容体拮抗薬，NSAIDs も記されており，発症リスクの高い患者ではこれらの使用をなるべく少なくすることも予防のうえで大切です．

(2) フィダキソマイシンは再発例に使われる

　CDI の問題点は再発が多いことです．再発例に対して，ガイドラインではバンコマイシンかフィダキソマイシン（ダフクリア®錠）が第一選択薬です．フィダキソマイシンは 2018 年 9 月に発売された，*C. difficile* のみをターゲットとした狭域抗菌薬です．CDI の再発率も低下させる結果が出ています．

(3) ベズロトクスマブは再発抑制に使われる

　ベズロトクスマブ（ジーンプラバ®点滴静注）は 2017 年 12 月に発売された薬剤で，*C. difficile* が産生する毒素（トキシン B）に対して効果を発揮します．この薬は CDI の治療中に，再発抑制のために投与しますが，薬価が非常に高額です（2019 年 2 月時点で 1 瓶 33 万 500 円）．

引用文献

1) 厚生労働科学研究費補助金難治性疾患等政策研究事業「難治性炎症性腸管障害に関する調査研究」（鈴木班）；平成 29 年度分担研究報告書別冊：潰瘍性大腸炎・クローン病診断基準・治療指針（平成 29 年度改訂版）．2018
2) 日本炎症性腸疾患協会・編：潰瘍性大腸炎の診療ガイド 第 3 版．文光堂，2016
3) ゼリア新薬工業株式会社：アサコール，インタビューフォーム（2017 年 6 月改訂，第 8 版）
4) 杏林製薬株式会社：ペンタサ，インタビューフォーム（2017 年 8 月改訂，第 20 版）
5) Kane S, et al. : Medication nonadherence and the outcomes of patients with quiescent ulcerative colitis. Am J Med, 114（1）：39–43, 2003
6) Eaden JA, et al. : The risk of colorectal cancer in ulcerative colitis: a meta-analysis. Gut, 48（4）：526–535, 2001
7) Watanabe M, et al. : Comparison of QD and TID oral mesalazine for maintenance of remission in quiescent ulcerative colitis: a double-blind, double-dummy, randomized multicenter study. Inflamm Bowel Dis, 19（8）：1681–1690, 2013
8) ファイザー株式会社：サラゾピリン，インタビューフォーム（2014 年 2 月改訂，第 6 版）
9) あゆみ製薬株式会社：アザルフィジン EN，インタビューフォーム（2015 年 8 月改訂，第 10 版）
10) 日本化学療法学会・日本感染症学会 CDI 診療ガイドライン作成委員会：*Clostridioides*（*Clostridium*）*difficile* 感染症診療ガイドライン．2018

11 産婦人科からニフェジピン徐放錠が処方…妊娠高血圧？

難易度 ★★★★★

処方箋（産婦人科）／39歳女性

Rp.1　ニフェジピン徐放錠（アダラート®L）10mg　1回1錠（1日2錠）
　　　1日2回　朝夕食後　3日分

【わかっていること】
・新患，初回アンケートに妊婦と記載あり。出産予定日はちょうど1カ月後のため妊娠35週と推測できる。
・高血圧ではないことを本人より聴取。
・すぐに入院するように勧められたが，上の子がいるため準備してから入院することになった。

QUESTION

ニフェジピン徐放錠は何を目的に処方されたのでしょうか？

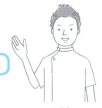

ANSWER

▶ 切迫早産のため，子宮平滑筋の収縮抑制を目的に処方されたと考えられます。

 今回のケースを振り返って

近年，切迫早産が昔よりも多くなっているようです。高齢出産，性感染症，骨盤のゆがみや内臓下垂による子宮の圧迫，人工授精などによる多胎妊娠，喫煙，飲酒，妊娠前の過剰なダイエット，ストレスや過労も原因となるということです。また，歯周病も絨毛膜羊膜炎の感染源となることがわかり，特に悪阻がある妊婦の口腔ケアは大切です。

妊娠中の患者さんは何かと不安になることが多いので，投薬時はなるべく不安にさせない言葉づかいが必要です。切迫早産治療の基礎的な知識や，処方薬の適応外使用の知識も必要と感じました。

▶ 妊娠に関する基礎知識のおさらい

1. 妊娠週数の数え方

妊娠週数は月経周期が28日型の女性を基準として計算します[1]。最終月経開始日を0週0日として数え，280日後の妊娠40週0日を出産予定日と考えます。ただし，出産予定日はあくまでも目安となります。妊娠1カ月目とは，妊娠0週0日～妊娠4週6日までを示し，妊娠4週6日の翌日を妊娠5週0日として，妊娠2カ月目と呼びます。

また，妊娠期間全体を初期，中期，後期の3分割した呼び方もあります。妊娠初期は13週目まで（妊娠13週6日まで），妊娠中期は14～27週目（妊娠14週0日～27週6日まで），妊娠後期は28週目以降（妊娠28週0日以降）になります。

2. 正期産とは？

妊娠37週0日～41週6日までの5週間に出産することを「正期産」といいます。妊娠37週0日に入るまでに赤ちゃんの身体機能や臓器は十分に発育

新刊・好評図書のご案内

(2018年12月)

Drugs-NOTE 2019

医薬情報研究所／編

定価（本体1,800円＋税）
ポケット判／500頁
2018年12月刊
ISBN：978-4-8407-5148-3

しいけど調べたいときの、
ょっとした確認なら『ドラッグノート』
衣に入るポケットサイズです！

薬の作用が手に取るようにわかる本
絵で見る薬理学

黒山 政一／編著

定価（本体2,600円＋税）
B5判／160頁
2018年9月刊
ISBN：978-4-8407-5109-4

複雑な作用機序がスッキリと理解できる！

ステップで推論する
副作用のみかた・考えかた

川口 崇、岸田 直樹／編著

定価（本体2,900円＋税）
A5判／384頁
2018年8月刊
ISBN：978-4-8407-5110-0

の前の症例が副作用かどうかの見極め
（＝副作用の臨床推論）が身につく、
れまでにない本

適応・用法付　薬効別薬価基準
保険薬事典 Plus⁺
平成30年8月版

薬業研究会／編

定価（本体4,600円＋税）
A5判／1,088頁
2018年8月刊
ISBN：978-4-8407-5090-5

適応・用法も確認できる
医療用医薬品リストの定番書籍！

同効薬おさらい帳

眞継 賢一、木元 貴祥、
倉橋 基尚、猪川 和朗、
鈴木 克典／著

定価（本体2,800円＋税）
A5判／224頁
2018年9月刊
ISBN：978-4-8407-5127-8

状別に見た同効薬の提案と
llowポイントがわかる！

初めの一歩は絵で学ぶ
漢方医学
漢方の考え方や使い方のキホンがわかる

緒方 千秋、坂田 幸治／著

定価（本体1,800円＋税）
A5判／184頁
2018年11月刊
ISBN：978-4-8407-5149-0

漢方医学の世界は
「なるほど！」「そうなんだ！」でいっぱい

病院感染対策ガイドライン
2018年版

国公立大学附属病院
感染対策協議会／編

定価（本体3,800円＋税）
B5判／432頁
2018年8月刊
ISBN：978-4-8407-5096-7

染対策に関わる医師、看護師、薬剤師、
床検査技師らが、各々の専門目線で
議し編集

薬学生・薬剤師レジデントのための
感染症学・抗菌薬治療テキスト
第2版

二木 芳人／監
石井 良和、藤村 茂、
前田 真之／編

定価（本体4,600円＋税）
B5判／536頁
2018年8月刊
ISBN：978-4-8407-5114-8

最新情報にアップデート！
改訂でより使いやすく読みやすい

訂5版
方業務指針

日本薬剤師会／編

定価（本体7,000円＋税）
B5判／412頁
2018年9月刊
ISBN：978-4-8407-5116-2

20年ぶりの大改訂
方業務に関わる薬剤師や医師に必携！

漢方薬の
ストロング・エビデンス

元雄 良治／監
新井 一郎／著

定価（本体4,600円＋税）
B5判／392頁
2018年3月刊
ISBN：978-4-8407-5074-5

疾患・症状に応じて
漢方薬を迷わず使える！

×漢方薬
POCKETBOOK

日本腎臓病薬物療法学会／監
川添 和義／編著

定価（本体2,000円＋税）
B6変型判／128頁
2018年6月刊
ISBN：978-4-8407-5084-4

透析患者への投薬ガイドブック
改訂3版　慢性腎臓病（CKD）の薬物治療

平田 純生、古久保 拓／編著

定価（本体8,000円＋税）
A5判／1,124頁
2017

医療用医薬品
識別ハンドブック 2019

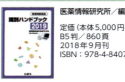

医薬情報研究所／編
定価（本体5,000円＋税）
B5判／860頁
2018年9月刊
ISBN：978-4-8407-5103-2

鑑別報告書が作成できるCD-ROM付き！

患者さん・ご家族・支援者のために
統合失調症薬物治療ガイド

一般社団法人
日本神経精神薬理学会／編
定価（本体1,800円＋税）
B5判／112頁
2018年8月刊
ISBN：978-4-8407-5113-

『統合失調症薬物治療ガイドライン』を
「読みやすく」・「わかりやすく」編集しまし

児童・青年期精神疾患の薬物治療ガイドライン

中村 和彦／編
定価（本体4,000円＋税）
B5判／400頁
2018年11月刊
ISBN：978-4-8407-5112-4

臨床現場での児童・青年期精神疾患者に対する薬物治療の質向上につながる一冊！

現場の困った！をエキスパートが解
こどもと薬のQ&A　続

石川 洋一／監
小児薬物療法研究会／編
定価（本体2,500円＋税）
A5判／216頁
2018年9月刊
ISBN：978-4-8407-5125-

小児薬物療法研究会メーリングリスト
書籍化 第2弾！

保険調剤 Q&A 平成30年版
調剤報酬点数のポイント

日本薬剤師会／編
定価（本体2,500円＋税）
A5判／336頁
2018年6月刊
ISBN：978-4-8407-5053-0

調剤報酬上の解釈と
算定の仕方をまとめた定番書籍！
平成30年度調剤報酬改定対応です

保険薬局 Q&A 平成30年版
薬局・薬剤師業務のポイント

日本薬剤師会／監
じほう／編
定価（本体2,200円＋税）
A5判／270頁
2018年7月刊
ISBN：978-4-8407-5054-

日々の薬局業務で生じる疑問に答え
知識の再確認から新人教育まで幅広く
ご活用いただける1冊！

OTC医薬品事典 2018-19
第16版

一般社団法人日本OTC医薬品
情報研究会／編
日本OTC医薬品協会／編集協力
定価（本体6,000円＋税）
B5判／1,010頁
2018年4月刊
ISBN：978-4-8407-5073-8

「知って起きたいクスリの知識」に「OTC
医薬品等の広告規制について」を新規収載

OTC医薬品販売の
エッセンス 第3版
事例で学ぶ、適正な製品選択のヒン

米山 博史／著
定価（本体3,500円＋税）
A5判／432頁
2017年12月刊
ISBN：978-4-8407-5028-

コミュニケーション事例をもとに、OTC
医薬品販売時におけるポイントを徹底解説

《申込書》 ご注文は下記にご記入のうえ、お近くの医書取扱い書店へお持ちいただく

ISBN 978-4-8407	書籍名	冊数

弊　　　　　　　代のほか、別途送料を1回につき500円ご負担いた

〈 直接購入お送り先 〉
〒
住　所
ガナ
名

じほう 医療従事者のための

治療薬ハンドブック2019
薬剤選択と処方のポイント

　房本英之／監　橋本正良、門脇大介、腰貫一、林昌洋／編

定価（本体4,400円+税）／B6変型判／本文1,540頁／2019年1月刊
ISBN：978-4-8407-5143-8

● 第一線の医師・薬剤師が知りたいPoint、薬剤選択Pointが役立つ！
● 病棟での情報共有に便利！
● 最新のガイドラインをチェックするなど情報収集に
● 妊婦・授乳婦の薬物治療にも

実践薬歴　誰も教えてくれなかった

山本雄一郎／著

定価（本体3,000円+税）／A5判／184頁／2018年9月刊
ISBN：978-4-8407-5115-5

薬歴を極めれば、その薬剤師の「仕事の質」がわかる！

本書は薬歴の基本的な書き方・考え方について、薬剤師として活躍する著者の薬歴添削の事例などを盛り込みながら、より良い薬歴とは何であるか、情報と薬剤師の考えをどのように記載すれば患者に活かすことができるかを解説します。

お姫様の美肌図鑑

かたしゆう／作・絵　高橋典子／プロデュース　あらいぴろよ／監

定価（本体1,600円+税）／A5変型判／96頁／2018年11月刊
ISBN：978-4-8407-5144-5

絵本の世界で美肌術を学ぼう

本書は、メルヘン童話や神話に登場する45種類の個性豊かな美肌のお姫様を、メイクアップ＆スキンケアアイテムで表現したビジュアル美容本です。国際的に目を惹くキュートな作品集であると同時に「おひめさまのこころがけ」で世界の美肌のひみつを学びます。

テーマは「可愛らしい絵本の世界」。

薬剤別 服薬指導マニュアル　第6版

田中良子／監・編　木村健／編

定価（本体6,400円+税）／A5判／1,184頁／2018年6月刊
ISBN：978-4-8407-5082-0

服薬指導項目の決定版。
第一線の薬剤師が臨床目線でまとめた。

かかりつけ薬剤師・薬局業務マニュアル

木村健／著

定価（本体3,000円+税）／B6変型判／320頁／2018年3月刊
ISBN：978-4-8407-5075-2

薬剤師業務100のチェックポイントを200の事例別に解説！

糖尿病療養指導ガイド

日本くすりと糖尿病学会／編

定価（本体2,800円+税）／B5判／128頁／2018年9月刊
ISBN：978-4-8407-5117-9

糖尿病の知識から薬物療法最新情報までの要点を、項目ごとにしっかりQ&Aで解説

わかりやすい糖尿病テキスト　第5版

名越久朗、寺本弘／編

定価（本体1,600円+税）／B5判／120頁／2018年6月刊
ISBN：978-4-8407-5062-2

糖尿病、治療のエキスパートが、イラストをふんだんにちりばめた改訂版！

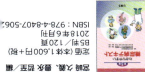

The Renal Drug Handbook　第4版 日本語版
— 腎臓病診療のための薬物治療のガイド —

永井尚美、田中雄介／監訳

定価（本体15,000円+税）／A5判／1,072頁／2018年12月刊
ISBN：978-4-8407-5154-4

800品目もの腎機能低下時の薬剤・透析患者への投与量、投与方法をまとめ、国内にない手の届いた内容の情報が満載

腎機能別薬剤投与量 POCKETBOOK　第2版

猪阪善隆、竹内裕紀／編

定価（本体3,200円+税）／B6変型判／384頁／2018年6月刊
ISBN：978-4-8407-5083-7

腎機能に応じた用量設定と腎機能低下時の薬剤投与が一覧できる待望の改訂版！

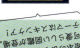
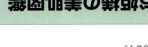
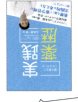
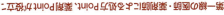
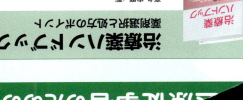

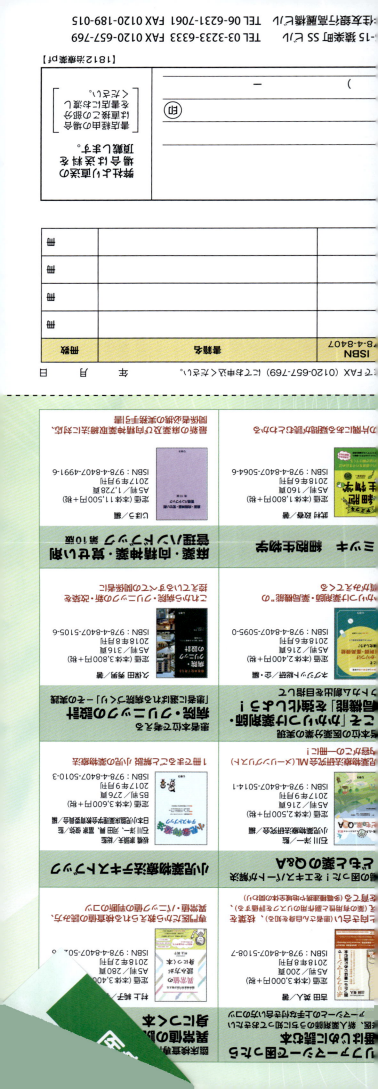

し，いつでも外の世界に出られる状態なので，正期産で生まれれば発育上の問題はないと考えられています。

3. 早産とは？

妊娠22週0日～36週6日の間に出産することを「早産」といいます。妊娠22週未満の出産は「流産」といい，早産とは区別されています。

早産は，子宮頸管無力症や子宮筋腫，子宮奇形（子宮形態異常）といった子宮の異常や，細菌感染による絨毛膜羊膜炎などが原因で起こります（子宮頸管無力症と絨毛膜羊膜炎については後述）。また，双子や羊水の量が多い場合も早産を引き起こす可能性が高まります。

早い時期に生まれた赤ちゃんほど，後で重篤な障害が現れる可能性が高くなります。また，正期産に近い週数の出産でも呼吸器に障害をもって産まれてくるという報告もあるので，早産とならないように，妊娠中は定期検診による早産の早期診断と予防が重要と考えられています。

4. 過期産とは？

妊娠42週0日以降の出産を「過期産」といいます。妊娠期間が長くなることにより胎盤機能が低下したり，赤ちゃんが発育しすぎて過熟児・巨大児になる，羊水が減少する，**胎便吸引症候群**[*1]を引き起こすなど，母子ともにリスクを伴います。

妊娠42週を過ぎたらすぐに母子ともに悪影響があるわけではありませんが，日本では42週以降に入ったら誘発分娩で出産を促すなど，母子の状態をみて対処法が検討されます。

▶ 妊娠高血圧症候群とは？

1. 定義

妊娠高血圧症候群とは，妊娠20週以降，分娩後12週までの間に高血圧が

[*1] 胎便吸引症候群（MAS）：排便反射が完成する36週以降の胎児で，臍帯圧迫や，胎児・胎盤の機能不全により低酸素状態となると，迷走神経反射により腸管蠕動運動の亢進と肛門括約筋の弛緩が引き起こされ，羊水中に胎便を排出します。MASは，胎便に汚染された羊水を胎児期あるいは出生直後に気道内に吸引することで生じる呼吸障害です。

みられる場合，または高血圧にタンパク尿や全身の臓器障害を伴う場合のいずれかで，かつこれらの症状が単なる妊娠の偶発合併症によらないものをいいます。妊娠高血圧症候群はこれまで pregnancy induced hypertension（PIH）とよばれており，診療ガイドライン[2, 3]も作成されていますが，日本妊娠高血圧学会は名称を hypertensive disorders of pregnancy（HDP）に変更するとともに，2017年9月に定義や病型分類を改訂しました。従来の診療ガイドラインの記載に改訂内容を加えた HDP の分類を表1～2に示します。

表1　妊娠高血圧症候群（HDP）の病型分類

妊娠高血圧腎症	1. 妊娠20週以降に初めて高血圧が発症し，かつタンパク尿を伴うもので，分娩後12週までに正常に復する場合 2. 妊娠20週以降に初めて発症した高血圧にタンパク尿を認めなくても，基礎疾患のない肝機能障害，進行性の腎障害，脳卒中，神経学的障害，血液凝固障害のいずれかを認め，分娩12週までに正常に復する場合
妊娠高血圧	妊娠20週以降に初めて高血圧を発症し，分娩12週までに正常に復する場合で，かつ加重型妊娠高血圧腎症にあてはまらないもの
加重型妊娠高血圧腎症	1. 高血圧が妊娠前あるいは妊娠20週までに存在し，妊娠20週以降に高血圧の増悪，タンパク尿，もしくは基礎疾患のない肝機能障害，脳卒中，神経学的障害，血液凝固障害のいずれかを伴う場合 2. 高血圧とタンパク尿が妊娠前あるいは妊娠20週までに存在し，妊娠20週以降にいずれか，または両症状が増悪した場合 3. タンパク尿のみを呈する腎疾患が妊娠前あるいは妊娠20週までに存在し，妊娠20週以降に高血圧が発症する場合
高血圧合併妊娠	高血圧が妊娠前あるいは妊娠20週までに存在し，加重型妊娠高血圧腎症を発症していない場合

〔日本妊娠高血圧学会・編：妊娠高血圧症候群の診療指針2015 Best Practice Guide. メジカルビュー社, p30, 2015をもとに一部改変〕

表2　症候による妊娠高血圧症候群（HDP）の亜分類

重症度分類	重症：収縮期血圧160mmHg以上 　　　拡張期血圧110mmHg以上
発症時期による分類	妊娠34週未満の発症：早発型 妊娠34週以降の発症：遅発型

〔日本妊娠高血圧学会・編：妊娠高血圧症候群の診療指針2015 Best Practice Guide. メジカルビュー社, p30, 2015をもとに一部改変〕

2. HDPでは何が問題になるのか？

HDPは妊婦の約20人に1人の割合で起こるといわれています。妊娠34週以降に起こることが多いとされますが，妊娠34週未満で起こる「早発型」では重症化しやすく注意が必要となります。母体への影響としては，血圧上昇に加え，タンパク尿，痙攣発作（子癇），脳出血，肝・腎機能障害，肝機能障害に溶血と血小板減少を伴う **HELLP症候群**[*2]などがあげられます。

胎児への影響としては，胎児発育不全や，胎盤が子宮の壁から剥がれて胎児に栄養が届かなくなる常位胎盤早期剥離，胎児の状態悪化（胎児機能不全），胎児死亡などがあげられます。

3. 薬物療法

診療ガイドライン[2,3]では，軽症のHDP妊婦に対しては原則として降圧薬療法を控えること，重症のHDP妊婦に対しては降圧薬療法が必要と推奨されています。推奨される降圧薬は，第一選択として経口剤としてヒドララジン（アプレゾリン®），メチルドパ（アルドメット®），ラベタロール（トランデート®），徐放性ニフェジピン（アダラート®）を用います。第一選択の経口剤で降圧が不良な場合や緊急に降圧が必要な場合は，ヒドララジン静注（アプレゾリン®），もしくはニカルジピン（ペルジピン®）の持続静注を用います。手術時の異常高血圧の緊急処置としてニトログリセリン注射（ミリスロール®）なども用いられることがあります。

ラベタロールは2011年までは妊婦に禁忌でしたが，2011年の添付文書改訂により有益性投与に変更されました。ニフェジピンも2011年までは妊婦に禁忌でしたが，2011年の添付文書改訂により妊娠20週以降は有益性投与に変更されました。

一方，ACE阻害薬やARBは，胎児の低血圧と腎血流の低下，腎機能異常による無尿〜乏尿，羊水過少の原因となり，その結果，胎児発育不全や子宮内胎児死亡，新生児死亡のリスクがあるため使用されません。

また，HDP妊婦における子癇の鎮静と再発予防のため，また分娩時や分娩後一定時間は硫酸マグネシウム（$MgSO_4$）の投与が第一選択となります。過

[*2] HELLP症候群：血液中の赤血球が壊される＝溶血（Hemolysis），肝機能障害＝肝酵素上昇（Elevated Liver enzymes），血小板減少（Low Platelet）の頭文字をとってHELLP症候群とよばれています。

去にはジアゼパムやフェニトインが用いられていましたが，治療効果の比較検討や投与成績[4]から，子癇に対しては硫酸マグネシウムが最も効果的であることが認められました。

4. 発症予防

HDP を予防する決定的な方法はないと考えられています[5]。しかし，HDP 発症のリスクが高い妊婦[*3]には以下の薬剤が投与される可能性があります[2]。

①アスピリン 81mg/日：妊娠 12 週〜 35 週頃まで
②カルシウム製剤の経口大量投与：妊娠 20 〜 24 週以降 0.6 〜 2.0g/日を連日服用
③抗酸化作用を目的にビタミン C やビタミン E

①は，血管内皮細胞で産生されるプロスタサイクリン（血管拡張作用）と血小板で産生されるトロンボキサン A2（血管収縮作用）の不均衡（トロンボキサン A2 優位）が HDP の病態の一つと考えられているため，不均衡を是正する目的で投与されます。

②は，カルシウムには副甲状腺ホルモン分泌の増加，レニン・アンジオテンシン・アルドステロン系の抑制，アンジオテンシン II の血管感受性低下作用があることから投与されます。

③は，HDP では抗酸化活性が低いために過酸化反応が亢進して血管内皮細胞障害を起こし，これが病因の一つとも推定されているため投与されます。

しかし，いずれも HDP に対する予防効果は確立されていないのが現状のようです。

▶ 本症例は HDP か？ を推論する

患者本人への聞き取りで，高血圧でないことは確認しています。もし「高血圧ではない」ということが確認できていなかったとしても，HDP 軽症例で

＊3　母体年齢が 40 歳以上，HDP の家族歴，高血圧家族歴，2 型糖尿病家族歴，自身の高血圧・腎疾患・糖尿病合併，肥満，抗リン脂質抗体陽性，自己免疫疾患の場合。また，未経産（出産未経験），前回 HDP 妊娠，5 年以上の次回妊娠間隔，妊娠初期母体正常高値血圧，多胎妊娠，母体感染症（尿路感染や歯周病など）の場合[2]。

は降圧薬投与を控えることが推奨されているため，ニフェジピン処方の理由としてHDP以外の可能性も考える必要があると思います。

では，妊娠35週の妊婦に対し，ニフェジピンが処方され，HDPでもなく，すぐに入院を勧められる状態って何でしょう？　冒頭のAnswerにも書きましたが，切迫早産のため，子宮平滑筋の収縮抑制を目的に処方されたと考えられます。

▶ 切迫早産の病態と治療について詳しく知ろう

切迫早産とは，妊娠22週以降37週未満に下腹痛（10分に1回以上の陣痛），性器出血，破水などの症状に加えて，外測陣痛計で規則的な子宮収縮があり，内診では子宮口開大，子宮頸管の展退などが認められ，早産の危険性が高いと考えられる状態と定義されています[6]。早産が差し迫っている状態，ということになります（図1）。

1. 切迫早産の症状

(1) 規則的な子宮収縮（お腹の張り），下腹部の痛み

規則的な子宮の収縮は一般的に「お腹が張る」と言います。出産時にはこれが強くなり「陣痛」となります。妊娠期間中のすぐに治まるお腹の張りなら問題ありませんが，規則的にお腹が張り続け，10分間隔より短くなると陣痛へと変わってしまう可能性があります。

(2) 性器出血

出産前に出血することを一般的に「おしるし」[*4]と言いますが，出産時期ではないのに「おしるし」に似た症状が出ると「切迫早産」の可能性があります。

(3) 子宮頸管が短くなる（図2）

お腹が張ると子宮頸管はだんだん短くなります。子宮頸管が短くなると，子宮を支える力が弱くなり出産につながります。

(4) 子宮口が開く

お腹の張りの有無・強さにかかわらず，一般的に子宮口は開いている場合

[*4]　出産が近づくと子宮口が開き始めて子宮が収縮し，卵膜が子宮から剝がれて出血することがあります。また，赤ちゃんの位置が下がってくるときに子宮壁と卵膜が擦れて出血する場合もあります。こうした血液が子宮頸管の粘液と混ざって出てきたものが「おしるし」とよばれ，出産の兆候とされます。

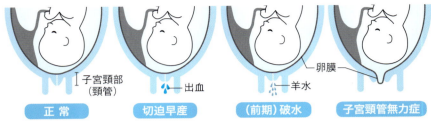

図1 切迫早産，破水，子宮頸管無力症

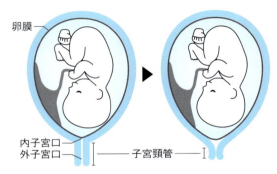

図2 子宮頸管の長さの変化

や閉じている場合などさまざまです。子宮口が開きやすい体質の方を子宮頸管無力症といいます（詳細は後述）。

(5) 破水

　赤ちゃんを包む卵膜が破れ，羊水が出ることです。その量は卵膜が破れる位置によって違います。子宮口に近い位置が破れる「完全破水」では大量の羊水が流出します。子宮口から遠い「高位破水」だと量は少なく，尿もれか破水かの判断がつきにくい場合もあります。破水してしまうと羊水に菌が侵入しやすく，長期的に早産を避けることは難しくなります。

2. 切迫早産になる主な原因：母体側

(1) 絨毛膜羊膜炎などの感染症

　切迫早産の原因で最も多いと考えられています。皮膚や口腔内，腸・大便，膣内にいる常在菌などにより膣炎を起こし，それが上行感染し，赤ちゃんが入っている袋（卵膜）に炎症が起こります。卵膜は3枚の膜で構成されていて，

外側（子宮壁側）から脱落膜、絨毛膜、羊膜と呼びますが、絨毛膜羊膜炎では絨毛膜と羊膜が主に細菌感染し炎症を起こします。早産との関係はまだ不明な部分が多いようですが、早産に至った胎盤を調べると、高頻度で卵膜に炎症が起きていることがわかり、絨毛膜羊膜炎が早産の原因として注目されるようになりました。感染が羊水や臍帯、胎児にも広がると胎児に障害を与える可能性もあります。

(2) 子宮頸管無力症や子宮筋腫など子宮の異常

子宮頸管は内子宮口と外子宮口を結ぶ管腔で、通常4cm程度の長さを保ち、妊娠中は閉じて赤ちゃんを支え、分娩時には開口して産道になる部分です。子宮頸管無力症では、子宮が収縮していないのに（陣痛が来てないのに）、胎児を支えきれず子宮頸管が開き子宮口が開いてしまいます。原因はよくわかっておらず、病気というよりも子宮頸管の筋組織が弱いといった体質からくるものと考えられています。定期的な妊婦検診による早期発見が重要とされており、症状があった場合は妊娠14～16週頃までに子宮頸管縫縮術といって子宮頸管を縛る手術が行われます。

(3) 羊水過多・減少

羊水が多いと子宮筋が引き延ばされ子宮収縮が起きやすくなります。羊水減少では胎児の発育に影響が出るため、子宮収縮が起こりやすくなります。

(4) HDP

子宮内の環境悪化により、子宮収縮が起こりやすくなります。

3. 切迫早産になる主な原因：胎児側

(1) 多胎妊娠

子宮内の容積に対して胎児が大きくなるため、卵膜や子宮頸管に負荷がかかってしまいます。

(2) 胎児機能不全や胎児奇形などの異常

胎児に何らかの異常があれば子宮収縮が起こりやすくなります。

4. 切迫早産の注意点

医師から安静の指示があった場合、一番大事なのはとにかく「横になること」です。赤ちゃんをいかに守るかということにつながります。横になって安静にする時間を増やし、できるだけ家事もせず一定の姿勢でリラックスすることが重要です。日本人古来の考え方や、お姑さんがいる家庭などでは、「何もしない」

ことは「さぼっている」と受け取られてしまうかもしれませんが，赤ちゃんの安全を一番に考えれば家事は手抜きで十分です。お腹に張りがあれば，手抜きどころか家の中でも動かず横になることが必要です。

　どれだけ自宅で安静にしていても，母体や胎児の様子，子宮頸管の長さ，子宮口の大きさなどから医師が必要と判断した場合は入院となることもあります。すぐに退院できることもあれば，そのまま出産まで入院ということもあるようです。

　切迫早産を指摘されたら安静にして，正期産の37週0日以降の出産となるように妊娠週数を延ばすことが重要と考えられています。

5. 切迫早産の治療目標

　早産児の予後改善のため，切迫早産の治療の第一目標は標準発育体重1,000g（網膜症の確率が減る妊娠27〜28週）で，第二目標は標準発育体重1,500g（脳性麻痺の確率が減る妊娠30週），第三目標は標準発育体重2,000g（胎児の呼吸器障害が避けられる確率の高い妊娠34〜35週）とします。また最終目標は，胎児の体重が2,500g以上に達する妊娠36週とすべきと考えられています。

6. 切迫早産の治療

　治療の基本は「安静」と「薬物療法」です。軽度または不規則な子宮収縮で，未破水，子宮頸管の長さが3cm以上，子宮口がしっかりと閉じている，などが確認できれば，外来管理で自宅安静，子宮筋弛緩薬のβ刺激薬が処方される場合が多いと思います。逆に破水がある，または破水がなくても規則的な子宮収縮があり，子宮頸管の長さが3cm以下，子宮口が2cm以上開いていることなどが確認されれば入院管理となります。また，絨毛膜羊膜炎の所見があれば抗菌薬の投与，子宮頸管無力症であれば子宮頸管縫縮術が行われます。

　子宮収縮抑制作用のある薬剤としては，β刺激薬のリトドリンやイソクスプリンが用いられる場合が多いと思いますが，ほかには硫酸マグネシウムや抗コリン作用のあるピペリドレート，また日本では切迫早産に対する保険適用はありませんがニフェジピンやNSAIDsのインドメタシン，セレコキシブ，さらにニトログリセリンなどが用いられます。

(1) β刺激薬（テルブタリン以外は保険適用あり）

　リトドリン（ウテメリン®），イソクスプリン（ズファジラン®）が用いられます。欧米では$β_2$に選択性の高いテルブタリン（ブリカニール®）も用いられるようですが，日本での保険適用はありません。子宮筋弛緩作用があり，子

宮収縮を抑制します。

【主な副作用】動悸，頻脈，手指振戦，嘔気など

(2) 硫酸マグネシウム（マグセント®）（保険適用あり）

マグネシウムイオンが神経末端でアセチルコリンの放出を抑制することで子宮筋の収縮を抑制します。切迫早産の治療の第一選択薬として使用されることはありません。何らかの理由でリトドリンが使用できない場合や，リトドリンの投与上限量に達してもさらに子宮収縮を抑制しなければならないときにリトドリンと併用して使用されます。上述したように重症 HDP における子癇の発症抑制・治療でも用いられます。

【主な副作用】高マグネシウム血症，低カルシウム血症，呼吸抑制，筋緊張低下，血圧低下，熱感，口渇など

(3) ピペリドレート（ダクチル®）（保険適用あり）

抗コリン薬であり，アセチルコリンによる子宮筋の収縮を抑制することで切迫早産を予防します。子宮だけでなく胃や十二指腸などの筋肉収縮も抑制する作用があり，胃・十二指腸潰瘍，胃炎，腸炎，胆石症，胆嚢炎などによる痙攣性疼痛にも効果を示します。

【主な副作用】口渇，便秘，排尿困難など

(4) ニフェジピン（アダラート®）（保険適用なし）

カルシウム拮抗薬で，細胞内へのカルシウムイオンの流入を抑制し，子宮平滑筋の収縮を抑制する作用があります。日本での保険適用はありませんが，欧米では切迫早産治療薬として頻用されています。

ニフェジピンは，リトドリンなどのβ刺激薬や硫酸マグネシウムと比べても子宮収縮抑制作用が同等かそれ以上ということが，海外で実施されたメタアナリシスによって示されています[7]。また，ニフェジピンは母体の副作用発現率がβ刺激薬や硫酸マグネシウムに比べ低く，新生児の合併症や，新生児集中治療室への入室リスクも有意に少ないことが報告されています[7,8]。

(5) インドメタシン（インダシン®），セレコキシブ（セレコックス®）など（保険適用なし）

子宮筋の収縮作用があるプロスタグランジンの合成を阻害することにより子宮収縮を抑制します。切迫早産治療の第一選択薬として使用されることはなく，リトドリンの補助として坐剤が頓用処方されることがあります。

胎児の動脈管の早期閉鎖を起こすことがあるため，大量には使用されません。早産を防止するため緊急的に使用されることがあります。

この症例にはこんな対応を

薬剤師：婦人科から処方が出ていますが、現在妊娠中でしょうか。差し支えなければ出産予定日もお伺いしてよいでしょうか。❶

患者：はい。ちょうど1カ月後に出産予定です。❷

薬剤師：教えていただいてありがとうございます。今日は血圧の薬が出ていますが、血圧が高かったのですか。それとも切迫早産予防で処方されたのですか。❸

患者：切迫早産を指摘され、すぐに入院を勧められました。明日入院する予定です。

薬剤師：わかりました、それは心配ですね…。今日出ているお薬は、一般的には血圧を下げる目的で処方されますが、子宮の収縮を抑える効果があり、海外では切迫早産の予防として一般的に使用されている薬です。服用後、血圧低下によるめまいや頭痛を感じる可能性があります。自宅でも安静にして、できるだけ家事などもしないようにすることが重要なので、家の中で動き回るということはないと思いますが、立ち上がったときにめまいを感じて転倒する可能性もありますので、ベッドや椅子から立ち上がる際はゆっくりと、めまいが起きていないか確認しながら行動してください。

　いまは家事などを頑張るときではありませんので、「ちょっとだけなら大丈夫」と思わず、周りの方に助けてもらいましょう。家事をさぼっていると思われがちなので、旦那様にも説明して理解してもらうことが一番重要かもしれません。

---

❶ 今回の症例は、新患で初回アンケートに妊婦であることと出産予定日も記載してくれたのでこのような確認は不要でしたが、投薬するうえで妊婦・授乳婦情報は非常に重要になります。処方されている病院や処方科なども参考にして、聞きにくい情報と感じても、必要であれば確認するようにしましょう。

❷ 分娩予定日は最終月経開始日から280日後の妊娠40週0日なので、分娩予定の30日前（または31日前）は妊娠35週目となります。正期産は37週0日〜41週6日なので、あと2週間程度は早産の時期となります。

❸ 軽症のHDPでは原則として薬の使用は控えることが推奨されています。重症の場合、ニフェジピンが処方されることもあると思いますが、HDP以外の可能性も考えられます。

産婦人科からニフェジピン徐放錠が処方…妊娠高血圧？

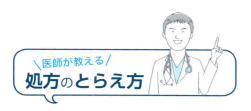

\医師が教える/
処方のとらえ方

妊婦・授乳婦，特に妊婦は精神的にも不安定でデリケートな時期です。よってさまざまなサポートが重要となります。情報は過度になると処理できないために不安が強くなります。医療情報は非医療者にはとても難しいものです。「わかりやすい説明で，的確かつシンプル」な情報提供が求められていることを忘れないでください。ではどうするか？ ですが，そのためにも妊婦・授乳婦の内服薬に関する的確な情報をもちましょう。

日本の医薬品添付文書では，多くの薬で妊婦・授乳婦に対して「治療上の有益性が危険性を上回ると判断される場合にのみ投与」と記載されており，実際に妊婦・授乳婦に処方できるのか不明なものが多いのです。それをそのまま説明に使ってしまうと不安だけが強くなります。しかし妊娠週数や禁忌薬に注意すれば，妊婦・授乳婦に処方できる薬はたくさんあります。

また，薬物投与歴のない健常妊婦においても，約3〜5％の割合で胎児の形態異常が発生するといわれており，薬剤だけが奇形の原因ではないことも知っておく必要があります。突然の内服中断により母体（とともにいる胎児）に悪影響を及ぼす薬もあるため，妊娠判明時には勝手に内服を自己中断せず産婦人科医や専門科に相談することが必要です。今回はひとまず妊婦への薬について考えてみましょう。まず，妊娠週数と薬剤の影響として以下のようにシンプルに覚えるとよいでしょう。

妊娠週数でみた薬剤の影響
- 受精〜妊娠3週末：all or none（全か無か）の法則
- 妊娠4週〜7週末：器官形成期のため催奇形性に注意が必要
- 妊娠8週〜12週末：大奇形は起こさないが小奇形を起こしうる
- 妊娠13週以降：奇形は起こさない。胎児機能障害を引き起こす可能性のある薬剤に注意

妊婦であっても用法・用量・投与期間は一般成人と同じです。妊婦は「この薬は胎児へ影響するかどうか」を常に心配しています。服薬指導の際に

は「薬剤による治療の必要性」、「薬のリスク」について説明しましょう。そして本当に必要な薬以外は処方しないように気をつけたいところです（これは医師側の注意点ですが）。ヒトで催奇形性・胎児毒性が報告されている薬剤は？　となるといろいろありそうですが、ひとまずシンプルに表3のものは言えるようになるとよいでしょう。

表3　ヒトで催奇形性・胎児毒性が報告されている薬剤

薬効分類	薬剤名	胎児への影響
解熱薬・鎮痛薬	NSAIDs	妊娠後期：羊水過少，動脈管収縮
鎮咳薬	リン酸コデイン	分娩前：多動，神経過敏，不眠など
抗菌薬	アミノグリコシド系 ピボキシル基含有物 ニューキノロン系 テトラサイクリン系	先天性聴力障害 低カルニチン血症 発育抑制，骨格異常 歯牙の着色・エナメル質の形成不全
うがい薬	ヨード系うがい薬	頻回の使用で児の甲状腺機能低下症
副腎皮質ホルモン	デキサメタゾン/ベタメタゾン	初期：大量の使用で口蓋裂リスクの指摘 （プレドニゾロンは胎盤通過性が低い）
降圧薬	ARB/ACE阻害薬	腎障害，羊水過少，肺低形成
血糖降下薬	SU薬/ビグアナイド薬	児の低血糖，催奇形性
抗凝固薬	ワルファリン	軟骨異栄養症，中枢神経系の異常
サプリメント	ビタミンA（大量）	催奇形性
湿布	ケトプロフェン（NSAIDs系）	動脈管狭窄・早期閉鎖，羊水過少

One More Lecture

▶ 海外でのリトドリンや硫酸マグネシウムの位置づけ

　欧米では切迫早産治療薬に対する評価が日本と大きく異なっています。リトドリンは1980年に米国で承認されましたが，心不全や不整脈などの重篤副作用が相次ぎ1998年に市場から撤退しました。EUでも2013年にβ刺激薬の産科適応について再評価を行い，心血管系のリスクが有効性を上回ると判断され，産科適応の承認が取り消しになったという経緯があります。

　硫酸マグネシウムは米国でも承認されていますが，2013年に食品医薬品局（FDA）が切迫早産の治療に対して硫酸マグネシウムの注射は5〜7日までとする勧告を出しました。妊婦への硫酸マグネシウムの長期投与は胎児の骨発育を障害して，胎児・新生児で骨減少・骨折などを引き起こす危険があるためというのが理由のようです。

　日本でもこれらの薬について有効性・安全性が議論されているようですが，現状では切迫早産に適応のある薬剤は限られており，リトドリンが広く使用されているようです。

▶ 妊婦への薬の影響を考える際，添付文書に「胎児の動脈管収縮が報告」と書かれていることも多いが……

　動脈管は胎生期（受精後8週以後から出産までの期間）では肺動脈と大動脈の間に存在し，肺への血流を少なくして多くの血液を大動脈に送り，血液を循環させています。生後に肺呼吸が始まると閉鎖し，血液が肺に流れるようになります（図3）。しかし，胎生期に薬物などにより動脈管狭窄が起こると，肺への血流量が増加し，肺動脈平滑筋が肥厚，肺動脈内腔が狭くなり，新生児遷延性肺高血圧症となる可能性があります。また，動脈管収縮は右室の駆出抵抗を増大させるため，三尖弁逆流症から胎児心不全，胎児水腫を起こす可能性があり，胎児・新生児の死亡の原因となります。

　胎生期の動脈管はプロスタグランジンにより拡張していることから，プロスタグランジン合成阻害作用を有するNSAIDsでは，多くの薬剤で「ラットによる試験で胎児の動脈管収縮が報告された」と記載されています。

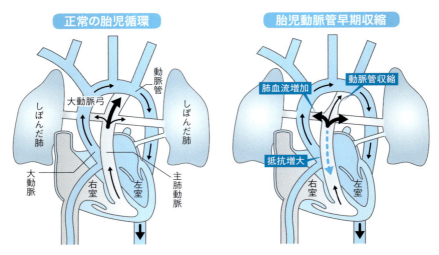

図3 正常の胎児循環（左）と胎児動脈管早期収縮（右）

引用文献

1) 伊藤真也，他・編：薬物治療コンサルテーション 妊娠と授乳 改訂第2版．南山堂，2014
2) 日本妊娠高血圧学会・編：妊娠高血圧症候群（PIH）管理ガイドライン2009．メジカルビュー社，2009
3) 日本妊娠高血圧学会・編：妊娠高血圧症候群の診療指針2015 Best Practice Guide．メジカルビュー社，2015
4) Altman D, et al.：Do women with preeclampsia,and their babies, benefit from magnesium sulphate? The Magpie Trial: a randomized placebo-controlled trial. Lancet, 359（9321）：1877-1890, 2002
5) Cunningham F, et al.：Williams Obstetrics, 22nd edition. McGraw-Hill Professional, pp778-780, 2004
6) 日本産科婦人科学会・編：産科婦人科用語集・用語解説集 改訂第3版．金原出版，2013
7) Conde-Agudelo A, et al.：Nifedipine in the management of preterm labor: a systematic review and metaanalysis. Am J Obstet Gynecol, 204（2）：134.e1-e20, 2011
8) Caritis SN：Metaanalysis and labor inhibition therapy. Am J Obstet Gynecol, 204（2）：95-96, 2011

12 尿管結石の患者に食事から カルシウム補給の指示？

難易度 ★★★☆☆

処方箋（耳鼻咽喉科）／ 39歳女性

Rp.1　アルファカルシドールカプセル（アルファロール®）1μg
　　　　　　　　　　　　　　　　　　　　　　　　1回2Cap（1日2Cap）
　　　レボチロキシンナトリウム錠（チラーヂン®S）50μg
　　　　　　　　　　　　　　　　　　　　　　　　1回2錠（1日2錠）
　　　レボチロキシンナトリウム錠（チラーヂン®S）25μg
　　　　　　　　　　　　　　　　　　　　　　　　1回1錠（1日1錠）
　　　1日1回　朝食後　　　　　　　　　　　　　60日分

【わかっていること】

- 尿管結石の診断を聴取。
- 既往歴として甲状腺手術を確認したが，全摘出したのか一部摘出したのかは未確認。
- 前回まで乳酸カルシウム1回1g（1日2g）1日2回朝夕食後60日分が処方されていたが，今回より処方削除。
- 医師からは，乳酸カルシウムの代わりに食事から補給できる範囲のカルシウムを摂取するよう指示があったことを確認。

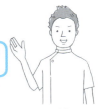

QUESTION
食事からのカルシウム補給は，尿管結石の症状をさらに悪化させるのではないでしょうか？

ANSWER

> 患者は甲状腺の手術歴があり，副甲状腺も切除または切除後に近位筋肉層に移植されている可能性があります。副甲状腺ホルモン分泌低下による低カルシウム血症予防で乳酸カルシウムを服用していましたが，尿路結石ができたため中止。しかし低カルシウム血症のリスクがあるため，食事から最低限のカルシウムを補給するように指示があったと考えられます。

解説の前に　今回のケースを振り返って

　甲状腺手術後の低カルシウム（Ca）血症予防のために処方されていた乳酸カルシウムが尿路結石の原因と判断され，中止となっています。結石＝Caが原因というイメージがあり，それなのに食事でCaを多くとるように言われたと聞いて，「また結石の原因になるのでは？」と思ったのですが，調べてみると結石の成分は多くがシュウ酸Caで，着目すべきはシュウ酸であること，腸管内のCaはシュウ酸を下げるために多く摂取する必要があるとわかりました。

　医師は低Ca血症予防と尿路結石予防の2点を考え，食事由来のCaをとるように説明したのでしょう。患者さんには，Caをとる意味と，今後の食生活で注意する点を重点的に話しました。

▶ 尿路結石の病態

　尿路結石とは，尿路系に結石ができた状態で，腎結石，尿管結石，膀胱結石などの総称です。腎杯・腎盂・尿管などの上部尿路にできる結石を「上部尿路結石」，膀胱・尿道などの下部尿路にできる結石を「下部尿路結石」と言います（図1）。また，後述するように尿路結石は成分によっても分類され，代表的なものにCa結石，リン酸マグネシウムアンモニウム結石，尿酸結石，シスチン結石があります。結石ができるメカニズムはそれぞれ異なっているため，結石の成分を知ることは治療や再発防止に役立ちます。

　主な原因として，上部尿路結石は食生活の欧米化，下部尿路結石は穀物の

尿管結石の患者に食事からカルシウム補給の指示？

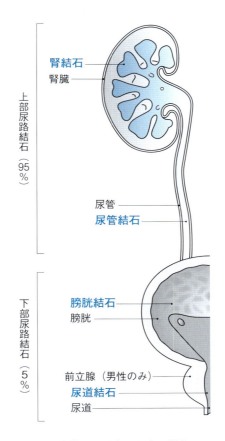

図1　尿路結石が発生しやすい部位

とり過ぎや尿路感染，排尿障害などの要因が加わることで起こりやすくなるといわれています。また，食生活以外でも女性ホルモンの影響[*1]や遺伝的要因，環境要因も関係しているとされています。シスチン結石はほとんどが遺伝的要因によってできる結石ですが，Ca結石は動物性食品やシュウ酸のとり過ぎなどの食事の影響，すなわち環境要因が大きいことがわかっています。

*1　女性ホルモンの低下で骨から血中へCaの放出が促進され，尿中Ca濃度も上がります。また，女性ホルモン自体に結石の生成を抑制する作用があるほか，結石をできにくくするクエン酸の量を増やす働きもあるといわれています。

▶ 尿路結石の分類

尿中にはCa，シュウ酸，尿酸，リン酸など尿路結石に関連する多くの物質が排泄されていて，これらが結晶化することで尿路結石となります。

1. 成分による分類

(1) シュウ酸Ca結石

　尿中にシュウ酸が多く含まれると，Caと結合しシュウ酸Ca結石になりやすくなります。結石の8割近くがシュウ酸Ca結石ともいわれています。シュウ酸はホウレンソウ，紅茶，ココアなどに多く含まれています。

(2) リン酸マグネシウムアンモニウム結石

　尿路の細菌感染が主な原因で，細菌によりアンモニアが発生し結石となります。女性に多いといわれています。

(3) 尿酸結石

　尿酸を主な成分とする結石で，尿が酸性に傾いたり，尿中に尿酸が多くなりすぎたりすると溶けきれず結晶化します。結石の8〜10％が尿酸結石といわれています。

(4) シスチン結石

　シスチンを主な成分とする結石です。病気などにより肝臓からアミノ酸の一種のシスチンが出ることで結晶化して結石となります。

2. 発生部位による分類

(1) 腎結石（腎臓結石）

　腎臓内部でシュウ酸Caやリン酸Caが結晶化します。腎臓内でも腎盂や腎杯内で結石ができた場合は，痛みなどの自覚症状がないことが多くあります。発生する場所により腎盂結石，腎杯結石などとよばれます。

(2) 尿管結石

　腎臓と膀胱の間にある尿管に，腎臓でできた結石が詰まることで起こります。尿管結石は非常に激しい痛みを伴い，尿が濁ったり血尿になったりすることがあります。

(3) 膀胱結石

　膀胱内に結石ができます。尿路感染症，前立腺肥大症など他の病気ととも

に発生し，男性に起こることが多いです。結石ができた場合でも通常は小さいうちに尿とともに自然排出されます。

(4) 尿道結石

腎臓や膀胱にできた結石が排尿により排出されず尿道にとどまり，非常に強い痛みを伴います。通常，尿道結石は男性に発生することが多いです。

＊

今回の患者さんは乳酸カルシウムを服用していたことにより血中 Ca 濃度が上昇し，Ca を主成分とする結石ができたため処方削除となったと考えられます。では，なぜ乳酸カルシウムを服用していたのでしょうか？　それは冒頭の Answer にも書きましたが，甲状腺の手術と副甲状腺が関係しています。そこで，以下では甲状腺腫と副甲状腺の関係について説明した後，尿路結石を予防するための食事上の注意について解説したいと思います。

▶ 甲状腺腫の病態と治療について詳しく知ろう

甲状腺の腫瘍（しこり）は，①良性，②悪性，さらに腫瘍とよく似た③過形成という3つに分類されます。過形成は正常組織が増殖したもので良性です。最も注意が必要なのはがんなどの悪性腫瘍なので，検査では良性・悪性の鑑別が重要になります。がんであっても甲状腺がんは比較的予後が良いといわれており，他臓器のがんに比べ進行が遅く根治しやすいとされています。

1. 良性腫瘍：濾胞腺腫

(1) 特徴

濾胞とは甲状腺を形成している最小単位で，濾胞腺腫は濾胞を形成している細胞が腫瘍化したものをいいます。甲状腺の左右どちらか一方にしこりが1つだけできるのが特徴です。男女比は1対10くらいで女性に多い病気です。

また，腫瘍とは異なりますが，良性で甲状腺が腫れる疾患としては主に以下があります。

- **バセドウ病**：甲状腺ホルモンの分泌が過剰になる疾患
- **橋本病**：自己抗体の一種により甲状腺細胞が攻撃され，慢性的に甲状腺が腫れる疾患。進行すると甲状腺ホルモンの分泌が不足することが多くなる
- **亜急性甲状腺炎**：甲状腺が腫れて痛みや熱が出る。痛みの部位が徐々に移動

することが特徴的

(2) 治療

　濾胞腺腫と診断されてもすぐに手術というわけではなく，外来通院しながら経過観察となります。しこりが大きくならなければ症状は出ないからです。超音波検査や血液検査，細胞診などを行い，がんの可能性を否定できない場合や，しこりが大きく気道や食道を圧迫する場合，さらに甲状腺ホルモンを過剰に分泌する，しこりが胸の中（縦隔）まで侵入している，美容上本人の希望があるなどの場合は，甲状腺とともにしこりを切除します。

- **バセドウ病**：ほとんどの場合，抗甲状腺ホルモンで治療されますが，副作用で使えない場合や薬だけでは症状のコントロールが難しい場合などは甲状腺の一部または全部を切除することがあります。
- **橋本病**：甲状腺ホルモンを補うことにより自らの甲状腺を休め慢性的な炎症を抑えます。まれに腫瘍の合併や強い痛みを起こす場合があるので，その際は外科的治療を行うこともあるようです。
- **亜急性甲状腺炎**：ジクロフェナクナトリウムのような鎮痛薬が処方されますが，効果不十分なときはステロイドが著効します。

2. 過形成：腺腫様甲状腺腫

(1) 特徴

　左右の甲状腺に大小さまざまなしこり（腺腫様結節）が多発し，全体的に腫れます。このしこりが多くできると，外見上は首が大きく腫れたように見えます。厳密には腫瘍ではありませんが，甲状腺にしこりができるため，がんと間違われることも多い病気です。濾胞腺腫に比べると大きいことが多く，まれに胸のほうまで下がっていくこと（縦隔内甲状腺腫）もあります。自覚症状が出ることは少ないのも特徴の一つです。

(2) 治療

　前述した濾胞腺腫と同じく良性の腫瘍に分類されており，まずは経過観察となります。気道や食道の圧迫，縦隔内の侵入，美容上の問題などによって外科的処置が検討されます。

3. 悪性腫瘍：がん（まれに悪性リンパ腫）

(1) 特徴

甲状腺のしこりのうち，約20％はがんです。男女比は約1：5で女性のほうが多いとされます。幸い他のがんに比べると甲状腺がんは進行が遅く，治りやすいものが多いのが大きな特徴です。甲状腺がんには乳頭がん，濾胞がん，低分化がん，未分化がん，髄様がん，悪性リンパ腫の6つがあります。

(2) 治療

甲状腺がんに対する治療の基本は，がんを切除する外科的治療になります。1cm未満で症状がない小さな乳頭がんでは命に関わるような他臓器への転移はまれで，何も治療せず経過を観察する選択もあるようです。乳頭がん以外の甲状腺がんも手術のみで完治することが可能で，抗がん薬治療を必要とすることは少ないという特徴があります。

▶ 副甲状腺とCaの関係とは？

1. 甲状腺と副甲状腺

甲状腺はのどぼとけの下部に位置し，蝶々のような形をした臓器です（図2）。副甲状腺は甲状腺の後ろにあり，基本的に左右2個ずつ，計4個あります。米粒大で楕円形をしていて，手術のときには見分けがつきにくい臓器です。副甲状腺は上皮小体とよばれることもあります。

2. 副甲状腺ホルモンの働き

副甲状腺は，84個のアミノ酸からなる副甲状腺ホルモン（parathyroid hormone；PTH。パラトルモンともよばれる）を産生・分泌します。PTHは骨，腎，小腸に作用し，骨では骨吸収促進，腎臓ではCaの再吸収促進，小腸ではビタミンD_3によるCa吸収促進などを行います。これらの作用によりPTHは血中Ca濃度を一定に保っています。

3. 甲状腺腫の手術と副甲状腺の関係

甲状腺を手術で切除すると，副甲状腺が一緒に付いてくることがよくあるようです。そのため甲状腺手術に精通した医師は，副甲状腺の位置を確認しながら確実に甲状腺から離して機能を温存するようにしています。しかし副甲状

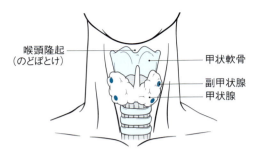

図2　甲状腺と副甲状腺の解剖

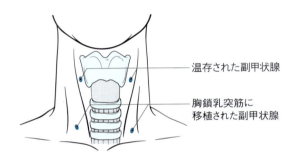

図3　甲状腺手術による副甲状腺の移植

腺の温存が難しい場合は，いったん切除した後，付近の筋肉層に移植することがあります（図3）。ここで副甲状腺を甲状腺から分離すると一時的に機能が落ち，PTHの分泌が低下して血中Ca濃度が低下するため，手や口周囲の痺れ，筋肉の痙攣などが起こる可能性があります。

　これに対応すべく，術後にカルシウム製剤（乳酸カルシウム）と，Caの吸収を促進する活性型ビタミンD_3製剤が処方されます。多くの場合，副甲状腺の機能は術後日が経つにつれ回復しカルシウム製剤や活性型ビタミンD_3製剤は不要になるようです。

▶ アスパラ®–CAではなく乳酸カルシウムが処方された理由は？

　Caの1日推定平均必要量は一般成人男性で600mg前後（12～14歳の思春

期では約820mg)，一般成人女性では550mg前後（12〜14歳の思春期では約670mg) といわれています[1]。

Caの吸収には，Ca含量のほかに，摂取したCaが有機塩か無機塩かや，一緒に摂取した食品の影響，併用薬の影響，服用者の消化管の状態などが影響するといわれています。よく処方される2種類のカルシウム製剤の比較を表1に示しましたが，そこにポイントとして記したように，アスパラ®–CA錠200mgでは，適応として認められている1日6錠を服用しても一般成人女性が必要とする550mg/日には届かず，甲状腺腫摘出後の患者では低Ca血症のリスクが高まるため，Caをより多く含有しており吸収率も良い乳酸カルシウ

表1　アスパラ®–CA錠と乳酸カルシウムの比較

	アスパラ®–CA錠200	乳酸カルシウム水和物
分子・式分子量	$C_8H_{12}CaN_2O_8 \cdot 3H_2O$：358.32 $C_8H_{12}CaN_2O_8$：304.32（無水物）	$C_6H_{10}CaO_6 \cdot 5H_2O$：308.29
成分・含量	成分：L–アスパラギン酸カルシウム水和物（無水物として） 含量：1錠200mg中，Ca 26.2mg [*1] （Ca^{2+} 1.3mEq）	成分：乳酸カルシウム水和物 （本剤1g中1g含む） 含量：1g中，Ca 130mg [*2] （Ca^{2+} 6.5mEq）
用法・用量	アスパラギン酸カルシウムとして，通常成人1日1.2g（6錠）を2〜3回に分割経口投与	乳酸カルシウム水和物として，通常成人1回1gを1日2〜5回経口投与
ポイント	・1錠中のCa含量が少なく，添付文書上の用量(1日6錠)を服用してもCaは150mg程度にしかならない ・錠剤で利便性が良い	・水に溶けやすく体への吸収が良い ・1g中のCa含量は多く，添付文書上の用量で1日に推奨必要な600mg程度を摂取できる ・散剤という不便さ，また胃腸障害を起こしやすい

＊1：L–アスパラギン酸カルシウム水和物（無水物）は分子量304.32，Caの原子量40.08より，L–アスパラギン酸カルシウム水和物（無水物）中のカルシウム含有率＝40.08/304.32×100≒13.1％となる。したがってL–アスパラギン酸カルシウム水和物（無水物）200mg中，カルシウム26.2mgを含有（Ca^{2+} 1.3mEq）する。
　【補足】カルシウム：Ca^{2+}⇒原子量約40のため1mEq 20mg。したがって上記26.2mgは26.2/20≒1.3mEq。

＊2：乳酸カルシウム水和物は分子量308.29，Caの原子量40.08より，乳酸カルシウム水和物中のカルシウム含有率＝40.08/308.29×100≒13.0％となる。したがって乳酸カルシウム水和物1g中，カルシウム130mgを含有（Ca^{2+} 6.5mEq）する。
　【補足】カルシウム：Ca^{2+}⇒原子量約40のため1mEq 20mg。したがって上記130mgは130/20≒6.5mEq。

ムが処方されたと考えられます。

▶ 結石予防のための食事上の注意点

1. 水分を補給する

　小さな結石や,結石を作る成分は尿と一緒に体外に排出されるため,水分を補給して尿量を増やし,尿の濃度を薄めることが結石の予防につながります。食事以外に1日2L以上の水分が推奨されています[2]。水や麦茶が適していて,カフェイン含有の飲料は利尿効果があるので逆効果となります。

2. シュウ酸やプリン体を多く含む食物は控える

　Ca結石の成分となるシュウ酸,尿酸結石の成分でシュウ酸Ca結石の生成にも関与する尿酸の元であるプリン体を多くとりすぎないことが重要です。シュウ酸は多くの食品に含まれています。代表的なのがホウレンソウで,ほかにはレタス,サツマイモ,ブロッコリー,チョコレートなどがあります（図4左）。また,食べ物だけでなく玉露,抹茶,煎茶,ココア,紅茶,緑茶,コーヒーなどの飲料にも含まれています。

　シュウ酸は水溶性なので,茹でることによって減らすことが可能です。ホウレンソウは3分茹でることで半分近くのシュウ酸を除去できたとの報告があります。

3. クエン酸やマグネシウムをとる

　クエン酸は尿のpHをアルカリ性に近づけることにより,尿中で尿酸が多く溶けるようになり,体外に排泄される尿酸の量を増やすため,尿酸結石を防ぐ効果があります[2]。また,尿中のCaと結合することで結石を防ぐ効果があるといわれています。

　尿酸値の増加は尿酸結石だけでなく,シュウ酸Ca結石の原因になることもわかっています。クエン酸は果物類,特に柑橘類に多く含まれています。また,マグネシウムは尿中のシュウ酸と結合してシュウ酸を減らす働きがあります。緑黄色野菜やナッツ類,ゴマ,大豆製品,海藻類に多く含まれています。

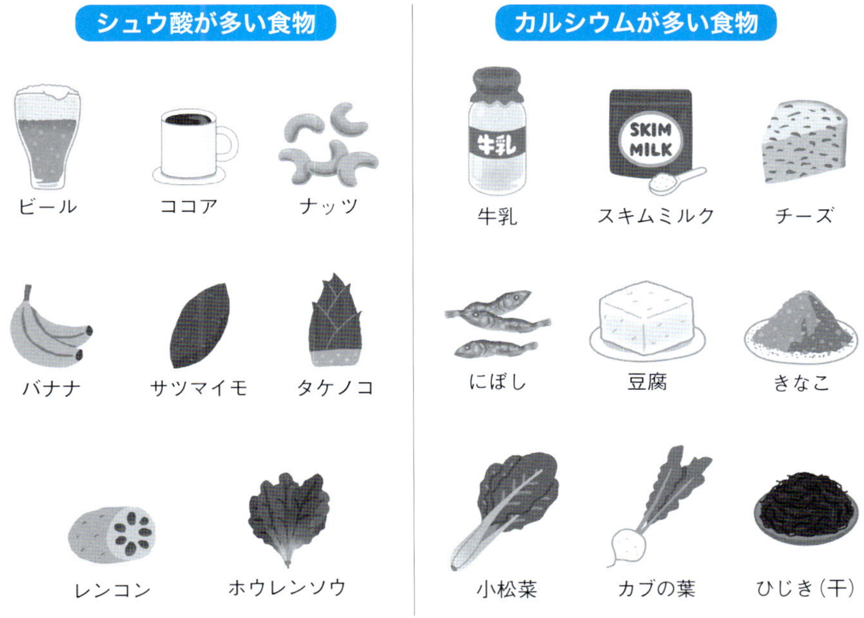

尿管結石の患者に食事からカルシウム補給の指示？

シュウ酸が多い食物

ビール	ココア	ナッツ
バナナ	サツマイモ	タケノコ
レンコン	ホウレンソウ	

カルシウムが多い食物

牛乳	スキムミルク	チーズ
にぼし	豆腐	きなこ
小松菜	カブの葉	ひじき（干）

図4　シュウ酸が多い食物（左）とカルシウムが多い食物（右）

4. カルシウムをとる

　食の欧米化によって，肉類などの動物性蛋白質の摂取量が増えていますが，動物性蛋白質は体内のシュウ酸や尿酸を増やすといわれています。腸管内でシュウ酸とCaが一緒に存在すると結合して便と一緒に体外に排出されますが，シュウ酸の量が多いと腸管内で飽和状態となり体内に吸収され尿中に移動します。一方，尿中でシュウ酸とCaが結合することが結石の原因となります。

　以前はCaをとりすぎることが結石の原因の一つと考えられていましたが，最近の研究ではCaを積極的にとることが必要とされています（図4右）。すなわち，動物性蛋白質によるシュウ酸が過剰な状態と，Caの摂取量が不足した状態が結石を形成しやすい環境をつくっているため，Caを積極的にとり腸管内でシュウ酸と結合するCaを増やし，シュウ酸が便として排泄されることが目的です。

この症例にはこんな対応を

薬剤師 今日は乳酸カルシウムが出ていません。血液中のCa濃度が高くなっていたのですか？ それとも，便秘や悪心・嘔吐のような症状があったのですか？ ❶

患者 尿路結石ができてしまったので乳酸カルシウムは中止することになりました。ただ先生から，食事からはカルシウムを補給するようにいわれました。❷

薬剤師 なるほど，わかりました。結石の再発予防のために食事で注意していただきたい点がいくつかあります（パンフレットを見せながら説明）。

　まずは1日の水分摂取量を多くしてください。1日2L程度，水か麦茶がよいと思います。

　そして，シュウ酸という成分をとる量を減らす必要があります。食品ではホウレンソウやレタス，サツマイモ，タケノコなど，野菜のなかでも注意する食品があります。ホウレンソウなどは茹でておひたしにすることでシュウ酸を減らせますよ。飲み物でもシュウ酸を含むものは多く，緑茶やコーヒー，紅茶などはとる量に気をつけてください。シュウ酸を含む飲料でも牛乳を混ぜて飲むとよいかもしれません。シュウ酸はカルシウムと一緒にとることで，吸収されずに便と一緒に出ていきます。

　ほかにはクエン酸やマグネシウムも結石の予防につながります。クエン酸は柑橘類に，マグネシウムは緑黄色野菜やゴマ，ナッツ，海藻類などに多く含まれています。

　最近ではカルシウムも積極的にとったほうがよいといわれています。肉類などを多くとるとシュウ酸が過剰になりますが，カルシウムをとると腸の中で結合してシュウ酸が吸収されにくくなるのです。カルシウムを多くとれる食品としては，やはり牛乳，小魚，チーズ，ヨーグルトでしょうか。

❶
高Ca血症については Case2（p.13）でも解説しましたが，軽度では便秘，食欲不振，悪心・嘔吐，腹痛など，高度では筋力低下，情緒不安定，錯乱，せん妄，昏睡，多尿など（さらに重度では心電図異常，腎障害，腎不全など）を起こすことがあります。今回の症例では甲状腺摘出とともに副甲状腺も摘出されている可能性があり，低Ca血症の予防目的で乳酸カルシウムが処方されていましたが，血中Ca濃度によっては服用を中止する場合もあります。

❷
解説で述べたように尿路結石の約8割はシュウ酸Ca結石で，尿中にシュウ酸とCaが多く排出されることで結石が形成されます。そのため尿中のシュウ酸量をコントロールすることが結石予防には重要となります。

　今回の患者さんは甲状腺の手術歴があり，副甲状腺機能低下による低Ca血症を予防する一方で結石の再発予防も考慮する必要があったため，Caを多く含有する乳酸カルシウムは中止しつつ，食

ただ注意が必要なのは，ミルクアルカリ症候群というものです．牛乳などからカルシウムをとりすぎると同時にマグネシウムのような制酸薬を一緒に服用すると，血液中のCa濃度が上がり，吐き気や意識障害などを起こす可能性があります．牛乳は1日に200mL（コップ1杯程度）にしておくのがよさそうです．

やはりどんな食物でもとりすぎは駄目で，適量がよいということですね．こちらのパンフレットに詳しく書かれていますので，ご自宅で読んでみてください．

事から補給できる範囲のCaを補給するよう指示されたのではないかと考えられます．

❸
厚生労働省の「食事バランスガイド」では，一般成人の牛乳1日摂取量として200〜300mLを勧めています．

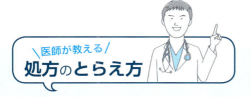

医師が教える 処方のとらえ方

　今回は興味深い処方変更の経過ですね．医師である自分が，事前情報なくこの処方の流れだけを見てどう考えるか？　の処方推論をまずはご紹介します．ひとまずパッと見て，既往歴として何があったのかがわかりにくいです．カルシウム製剤を服用するといえば骨粗鬆症か多くは原発性副甲状腺機能低下症ですので，そのような経緯があったのかなと考えます．ところが甲状腺ホルモンも内服されているので，それだけでは説明できません．甲状腺ホルモン・副甲状腺ホルモンの両方に影響があるといえば，それらを刺激するホルモンを出すのは下垂体ですので，下垂体の病気があるの？と思うのですが，そうなると副腎ホルモンの補充がないのは変だなぁなんて思います．

　今回は病歴聴取で甲状腺の手術歴があるということが本人から聞けているので，甲状腺の手術によって甲状腺ホルモンを飲んでいるんだろうなぁとは思いますが，そこでカルシウム製剤を飲むことは決して多くはありません．そのため，甲状腺の手術ではなく「副甲状腺の手術＋それとは別に

橋本病」では？ と思います。というのも，甲状腺と副甲状腺は名前が似ているので間違う人が多い印象です。上記の解説のように甲状腺の手術はさまざまな理由で行われていますが，カルシウム製剤を飲まなくてはならない人は多くありません。ということで，性善説でいけばとても大きな手術，特殊な手術だったのであろうか？ と考え，患者さんからより詳しく話を聞きたいなと思いますが，補充したカルシウム製剤で尿管結石になった経過も考えると，もともとカルシウム製剤を飲まなくてはいけなかった人なのかなぁ？ と考えてしまいます。

　術後の検査でCa値がやや低めに出たのかもしれませんが，「医師がすぐ薬に頼ってカルシウム製剤を処方してしまったのではないかな…」なんて思ってしまいます。さらには，「その術後の低Ca血症はきちんとアルブミン（Alb）値による補正もしっかり計算して判断したのかな？」と考えてしいます。

▶血中Ca値の補正式を知っておこう

　皆さんも知っておいたほうがよい知識として，**低Alb血症があるとCa値は低くなります**。測定されるCaのうち，生理的な働きがあるのはAlbと結合していない遊離Caだけです。よって，血清Albが低値の場合はAlbと結合しているCaが減少し，生理活性をもつCa量が増えることになります。ということで，Albが4g/dL未満の場合は次のような補正を行わなければなりません。

```
補正血清Ca値（mg/dL）＝
　　　実測血清Ca値（mg/dL）＋｛4－血清Alb値（g/dL）｝
```

　本症例では，もともと乳酸カルシウム1日2g毎日という量が処方されていて，尿管結石ができたので全量中止として「食事で調節してね」なんていう説明が医師から出ることにはちょっと違和感があります。Ca量の調整は難しいですが，処方を開始するとしても，もう少し少量から開始するなど微調整してもよかったのではないかとは思います（もともと乳酸カルシウムが必要だったか？ も怪しいとは思います）。

　医師でも，十分なアセスメントなく，ただ補充しているだけの電解質異

常は後を絶ちません。Caだけではなく，Na，Kでもそのような処方が散見されます。そのような処方箋に疑義照会をするというよりは，過剰な補充による副作用をより早期に発見する一人に薬剤師がなっていただくことはとても大きいです。また，今回のケースのように，食事内容も含めて薬局薬剤師がサポートするのはとても重要なことだと思います。薬局薬剤師には，患者からの栄養サポートのニーズが高いことはぜひ知っておいてほしいですね。ぜひ栄養の勉強会も開きましょう！

One More Lecture

▶ 副甲状腺ホルモンの呼び方は？

　副甲状腺ホルモン（PTH）は上皮小体ホルモンともよばれます。84個のアミノ酸から構成されるポリペプチドホルモンで，英表記ではparathormoneとなり「thor」の部分を「トル」または「ソル」とも読めるので,「パラトルモン」または「パラソルモン」とよばれます。

▶ 尿中のシュウ酸が高くなる病態

- **シュウ酸の過剰摂取**：シュウ酸を多量に含む食品を多くとることが原因です。食事療法で改善できます。
- **原発性高シュウ酸尿症**：常染色体劣性遺伝による先天的な酵素欠損により，肝臓でシュウ酸が過剰生成されます。
- **腸性高シュウ酸尿症**：腸のバイパス手術や慢性の消化管の疾患により，腸管内のカルシウムが減少することで尿中のシュウ酸が増加します。Caの摂取量を増やすことで改善する可能性があります。

引用文献

1) 厚生労働省：「日本人の食事摂取基準（2015年版）」策定検討会報告書．2014（http://www.mhlw.go.jp/file/05-Shingikai-10901000-Kenkoukyoku-Soumuka/0000114399.pdf）
2) 日本泌尿器科学会，他・編：尿路結石症診療ガイドライン2013年版．金原出版，2013

郵便はがき

料金受取人払郵便

神田局承認

5256

差出有効期間
2021年3月
20日まで
（切手不要）

１０１-８７９１

７０７

（受取人）

東京都千代田区神田猿楽町
　　１-５-１５（猿楽町SSビル）

株式会社 **じほう** 出版局

　　　　　　　愛読者 係　行

|||||||||||||||||||||||||||||||||||||||||||||||

（フリガナ） ご 住 所	□□□ - □□□□　　　　　　□ご自宅 　　　　　　　　　　　　　　□お勤め先 TEL：　　　　　　FAX： E-mail：　　　　　@	
（フリガナ） ご所属先		部署名
（フリガナ） ご 芳 名	男・女 　　　　　　　　　　　　　年齢（　　）	
ご 職 業		

お客様のお名前・ご住所などの情報は、弊社出版物の企画の参考とさせていただくとともに、弊社の
商品や各種サービスのご提供・ご案内など、弊社の事業活動に利用させていただく場合があります。

処方箋の"なぜ"を病態から推論する
病態がわかると服薬指導が変わる！

ご愛読者はがき　　　　　　　　　　5177

1. 本書をどこでご購入になりましたか。
- ☐ 書店　☐ 弊社販売局で注文　☐ 弊社ＨＰ
- ☐ Amazonなどのネット書店【サイト名：　　　　　　】
- ☐ 団体等の斡旋　☐ その他（　　　　　　　　　　）

2. 職種をお聞かせください。
- ☐ 病院薬剤師　☐ 薬局薬剤師　☐ 医師　☐ 看護師
- ☐ 登録販売者　☐ 行政関係者　☐ 製薬企業関係者
- ☐ 医療機器メーカー関係者
- ☐ 教員（大学・専門学校等）　☐ 大学生
- ☐ その他（　　　　　　　　　　　　　　　　　　）

3. 本書についてのご意見をお聞かせください。
- 有　用　性（☐ たいへん役立つ　☐ 役立つ　☐ 期待以下）
- 難　易　度（☐ やさしい　☐ ふつう　☐ 難しい）
- 満　足　度（☐ 非常に満足　☐ 満足　☐ もの足りない）
- レイアウト（☐ 読みやすい　☐ ふつう　☐ 読みにくい）
- 価　　　格（☐ 安い　☐ ふつう　☐ 高い）

4. 今後どのような書籍を希望されますか。

5. 本書へのご意見・ご感想をご自由にお書きください。

ご協力ありがとうございました。弊社書籍アンケートのご回答全員の中から**毎月抽選で30名様に図書カード（500円分）**をプレゼントいたします。お客様の個人情報に関するお問い合わせはE-Mail：privacy@jiho.co.jpでお受けしております。

13 多剤併用のCKD患者
処方から注意すべきポイントは？

難易度 ★★☆☆☆

処方箋（内科） / 79歳女性

Rp.1	シルニジピン錠（アテレック®）20mg	1回1錠（1日1錠）
	アルファカルシドール Cap（アルファロール®）0.25μg	1回1Cap（1日1Cap）
	1日1回　朝食後	14日分
Rp.2	フロセミド錠（ラシックス®）20mg	1回1錠（1日1錠）
	テルミサルタン・アムロジピン配合錠（ミカムロ®）	1回1錠（1日1錠）
	フェブキソスタット錠（フェブリク®）10mg	1回1錠（1日1錠）
	1日1回　朝食後	14日分
Rp.3	炭酸水素ナトリウム錠（重曹）500mg	1回1錠（1日3錠）
	沈降炭酸カルシウム錠（カルタン®）500mg	1回2錠（1日6錠）
	1日3回　毎食直後	14日分
Rp.4	球形吸着炭細粒分包（クレメジン®）2g	1回2g（1日6g）
	1日3回　毎食2時間後	14日分
Rp.5	ポリスチレンスルホン酸Na DS（ケイキサレート®）3.27g	1回1包（1日2包）
	1日2回　朝夕食後	14日分

【わかっていること】
- 以前から慢性腎臓病で通院，当薬局で投薬している。
- 今月入院→退院。入院中にフェブキソスタット，球形吸着炭，アルファカルシドールが処方追加。
- 外来でも上記が継続処方（今回の処方箋）。
- 処方箋添付の検査値データ：eGFR 6.5mL/分/1.73m^2，Ccr 10mL/分

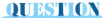
QUESTION
アドヒアランスを保つうえで特に確認したいポイントは何でしょうか？

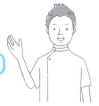

ANSWER

▶ 沈降炭酸カルシウムは食直後服用の薬です。特に昼食直後の服用を忘れていないか，また飲み忘れの場合，服用せず1回分飛ばしているか確認しましょう。

▶ 球形吸着炭は他の薬剤と間隔をあけて飲んでいるか，飲み忘れたら思い出したときに服用しているかも確認しましょう。

解説の前に 今回のケースを振り返って

　検査値データから，この患者さんは近く透析をせざるをえない状態になると考えられました。血清クレアチニンから推定糸球体濾過量（eGFR）や推定クレアチニンクリアランス（Ccr）を計算することで，患者さんがどのような状態であるかを少し把握できました。慢性腎臓病患者は多数の薬を併用していることが多いため，監査時は数量確認に一生懸命になりがちですが，薬の作用や患者さんの状態をより考えられたらよいと思った症例です。

▶ 処方の経緯

　この患者さんは以前から慢性腎臓病（chronic kidney disease：CKD）で通院しており，これまでの処方の経緯は次のとおりでした。

- ・1年3カ月前：ミカムロを服用していたが，血圧が高くシルニジピンが処方追加。
- ・10カ月前：倦怠感あり，アシドーシスの診断で炭酸水素ナトリウムが処方追加。
- ・9カ月前：浮腫あり，フロセミドが処方追加。
- ・8カ月前：処方箋に検査値データの添付開始。血清クレアチニン値に基づき，eGFR 11.8mL/分/1.73m^2，Ccr 18.3mL/分と確認。
- ・2カ月前：沈降炭酸カルシウムが処方追加。
- ・1カ月前：ポリスチレンスルホン酸ナトリウムが処方追加。

- 今月：入院し，入院中にフェブキソスタット，球形吸着炭，アルファカルシドールが処方追加。その後退院。

そして今回，退院後の外来診療でもフェブキソスタット，球形吸着炭，アルファカルシドールが継続処方となっています。

▶ CKDの特徴

CKDは，下記の①と②のいずれか，または両方が3カ月以上持続するものと定義されています。

① 尿異常，画像診断，血液，病理で腎障害の存在が明らか（特に蛋白尿の存在が重要）
② GFR 60mL/分/1.73m2 未満

慢性腎不全で体内に尿毒素や余分な水分が蓄積し尿毒症状が出ているものの，まだ透析を受けなくてもよい状態を腎不全保存期と呼びます。降圧薬による血圧管理，塩分・水分の制限による余分な水分の蓄積予防，蛋白質・リン・カリウムの摂取制限とエネルギーの十分な摂取などの食事療法，さらに症状に合わせた薬物療法によって，腎不全への進行を遅らせることが重要です。

これら腎不全保存期の治療にもかかわらず，腎機能の低下が進行した状態が末期腎不全であり，透析期となります。対症療法として人工透析（腹膜透析や血液透析），根治療法では腎臓移植があります。

▶ CKDの治療方針と薬の特徴を知ろう

CKDの重症度は，原因（Cause：C），腎機能（GFR：G），蛋白尿（アルブミン尿：A）によるCGA分類で評価します。具体的には，原因（C），腎機能障害の区分（G1〜G5），蛋白尿区分（A1〜A3）を組み合わせたステージの重症度（表1）に応じて適切な治療を行います[1]。以下では本症例の処方薬の特徴を一つずつ解説します。

表1 CKDの重症度分類

原疾患	蛋白尿区分		A1	A2	A3
糖尿病	尿アルブミン定量（mg/日）尿アルブミン/Cr比（g/gCr）		正常	微量アルブミン尿	顕性アルブミン尿
			30未満	30〜299	300以上
高血圧腎炎多発性嚢胞腎移植腎不明その他	尿蛋白定量（g/日）尿蛋白/Cr比（g/gCr）		正常	軽度蛋白尿	高度蛋白尿
			0.15未満	0.15〜0.49	0.50以上
GFR区分（mL/分/1.73 m²）	G1	正常または高値	≧90		
	G2	正常または軽度低下	60〜89		
	G3a	軽度〜中等度低下	45〜59		
	G3b	中等度〜高度低下	30〜44		
	G4	高度低下	15〜29		
	G5	末期腎不全（ESKD）	＜15		

重症度は原疾患・GFR区分・蛋白尿区分を合わせたステージにより評価する。CKDの重症度は死亡，末期腎不全，心血管死亡発症のリスクを☐のステージを基準に，☐，☐，☐の順にステージが上昇するほどリスクは上昇する。

〔日本腎臓学会・編：エビデンスに基づくCKD診療ガイドライン2018．東京医学社，2018より〕

1. 降圧薬

　高血圧に対する降圧目標は，診察室血圧で130/80mmHg以下と考えられています。生活習慣の改善としては減塩（1日3g以上6g未満）が重要になります。本症例では配合剤としてテルミサルタンとアムロジピン，さらにシルニジピンが投与されています。

(1) RAS阻害薬：テルミサルタン

　レニン・アンジオテンシン系（RAS）阻害薬とは，①アンジオテンシン変換酵素（ACE）阻害薬，②アンジオテンシンⅡ受容体拮抗薬（ARB），③直接レニン阻害薬，④アルドステロン拮抗薬の4種類を指しますが，ACE阻害薬，ARBを指すことが多いと思います。図1に示す過程のいずれかを抑えるのがRAS阻害薬の特徴です。

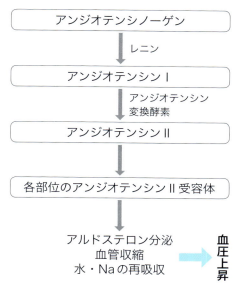

図1　血圧上昇のメカニズム

　RAS阻害薬は他の降圧薬に比べ尿蛋白減少効果に優れています。テルミサルタンはアンジオテンシンⅡ受容体を遮断することで降圧効果を発揮するとともに，腎糸球体における輸出細動脈を拡張して糸球体内圧を低下させることで尿蛋白抑制効果を示します（図2）。

(2) 長時間作用型Ca拮抗薬：アムロジピン，シルニジピン

　Caチャネルは主にL型，N型，T型の3種類があります。これらのチャネルを阻害することでCa拮抗薬は作用を示します。

　アムロジピンはL型Caチャネルのみに作用します。作用時間が長く降圧効果も高いため，安定した降圧効果を期待して投与されることが多いと思います。シルニジピンはL型，N型Caチャネルに作用します。輸出細動脈を拡張することで糸球体内圧を低下させ，尿蛋白抑制効果を発揮します（図3)[2]。

　他のCa拮抗薬では，ニフェジピンはL型のみ，ベニジピンはL型，N型，T型，ニカルジピンはL型のみ，アゼルニジピンはL型，T型，ジルチアゼムはL型のみに作用します。

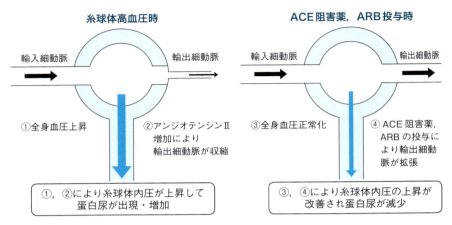

図2 ACE阻害薬，ARBの腎保護作用の機序

〔平田純生・編著：CKDの治療と薬Q&A．じほう，p49，2010より〕

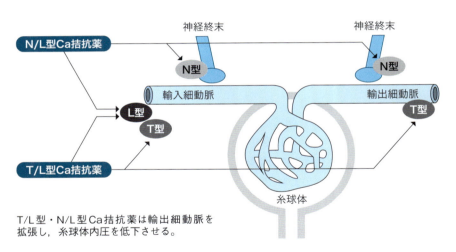

T/L型・N/L型Ca拮抗薬は輸出細動脈を拡張し，糸球体内圧を低下させる．

図3 T型・N型Caチャネル抑制作用を有するCa拮抗薬の腎微小循環における作用部位

〔林　晃一：Therapeutic Research，31（9）：1271-1277，2010より〕

2. 活性型ビタミンD_3：アルファカルシドール

　　ビタミンDは肝臓で25位が，腎臓で1位が水酸化されて活性型ビタミンD_3となります．活性型ビタミンD_3は，腸管からのCaやリンの吸収促進，腎

尿細管におけるCaの再吸収促進，副甲状腺ホルモンの合成・分泌の抑制などの作用により血中Ca濃度を維持しています。

腎機能が低下すると腎臓での活性化が障害され，食事由来や皮膚で合成されたビタミンDが活性化できないので活性型ビタミンD_3製剤が必要となります。活性型ビタミンD_3製剤は，1位のみ水酸化されたアルファカルシドール（ワンアルファ®，アルファロール®。肝臓で25位の活性化が必要）と，1位も25位も活性化されたカルシトリオール（ロカルトロール®）が比較的よく処方されます。

3. 利尿薬：フロセミド

降圧効果や浮腫の軽減，心臓への負担軽減を目的として，CKDの体液量管理に利尿薬が用いられます。サイアザイド系利尿薬はCKDのステージG1〜G3で使用されます。併用薬の尿蛋白減少効果を増強することも認められています。長時間作用型ループ利尿薬はCKDステージG4〜G5で使用されます。効果不十分の場合にはサイアザイド系が併用される場合もありますが，eGFR低下や低カリウム血症に注意が必要になります。

腎機能が低下すると，尿細管分泌機能や腎血漿流量などの低下により，利尿薬自体の腎臓への移行量が低下し利尿効果は減弱します。利尿効果を得るためには服用量を大幅に上げる必要があります。

4. 高尿酸血症治療薬：フェブキソスタット

腎機能低下に伴い尿酸排泄も低下することで高尿酸血症の頻度が高くなりますが，痛風関節炎の発生頻度は低いと考えられています。

尿酸排泄促進薬のベンズブロマロンは，遠位尿細管において尿酸トランスポーター（URAT1）による再吸収を抑制し尿酸排泄を促進しますが，腎機能が低下するとベンズブロマロンの効果は得られにくく，重度の腎障害ではほぼ無効となります。そのためCKD治療では，以下の尿酸生成抑制薬がよく使用されます。

尿酸生成抑制薬のアロプリノールはキサンチンオキシダーゼを阻害することで尿酸の生成を抑制します。代謝活性物であるオキシプリノールも尿酸生成を抑制しますが，腎排泄型のため腎障害時は排泄が遅延し，副作用に注意が必要となります。フェブキソスタット，トピロキソスタットもキサンチンオキシダーゼを阻害し尿酸生成を抑制しますが，中等度の腎機能低下患者でも用量調

表2 腎機能低下患者への高尿酸血症治療薬の投与量

一般名 （主な商品名）	常用量	GFRまたはCcr（mL/分） 30〜59	15〜29	<15	HD（血液透析） PD（腹膜透析）
ベンズブロマロン （ユリノーム）	25〜150mg 分1〜3	減量の必要はないが少量から開始する			尿中への尿酸排泄促進薬のため，尿量が減少した症例では効果が期待できないため原則禁忌
アロプリノール （ザイロリック）	200〜300mg 分2〜3（食後）	100mg 分1。ただしこの用量では適正な尿酸値にコントロールできない場合が多い	50mg 分1。ただしこの用量では適正な尿酸値にコントロールできない場合が多い		HD患者では100mg週3回毎HD後。CAPD患者では50mg分1。ただしこの用量では適正な尿酸値にコントロールできない場合が多い
フェブキソスタット （フェブリク）	1回10mgより開始，その後は血中尿酸値を確認しながら必要に応じて徐々に増量し，維持量1日1回40mg（最大1日60mg）	腎機能正常者と同じだが，連続投与後7日目のAUCが腎機能軽度〜中等度低下群では53〜68%上昇するため，20mgを超える場合には慎重に投与			1日1回10mgより開始，その後は血中尿酸値を確認しながら必要に応じて徐々に増量する。AUC増大のため20mgを超える場合には慎重に観察
トピロキソスタット （ウリアデック） （トピロリック）	1回20mgより開始し，1日2回朝夕食後に経口投与。その後，血中尿酸値を確認しながら必要に応じて増量。維持量として1回60mgで，最大投与量は1回80mg，1日2回	Stage 3のCKD患者の無症候性高尿酸血症でも1日160mg/日の最大用量で血清尿酸値を下げ，有害反応はプラセボ群と差がなかったとの報告あり（Clin Exp Nephrol, 18：876-884, 2014），腎機能正常者と同じ			腎機能正常者と同じ

〔薬剤性腎障害の診療ガイドライン作成委員会：薬剤性腎障害診療ガイドライン2016；腎機能低下時の主な薬剤投与量一覧．日本腎臓学会誌，58（4）：477-555, 2016より〕

節をせずに通常用量を投与できます（表2）[3]。

5. 代謝性アシドーシス治療薬：炭酸水素ナトリウム

アシドーシスとは血液の酸性度が高くなりすぎた状態です。体内のエネルギー産生に必要な蛋白質，糖質，脂質などは代謝されると酸を作り出します。

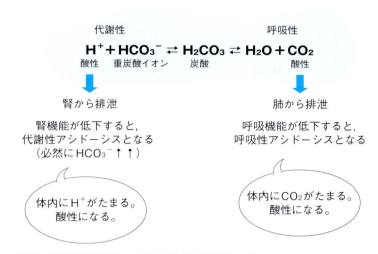

図4 酸塩基平衡をわかりやすく示すとこうなる

揮発性の酸（二酸化炭素），不揮発性の酸（硫酸，リン酸，クエン酸，乳酸などからの水素イオン）が生成され，揮発性酸は肺から，**不揮発性酸**[*1]は腎臓から排出され，体液のpHを7.4程度に調節しています（図4）。腎障害が進行すると酸塩基平衡が調節できなくなるため，蛋白質，糖質，脂質代謝で生成される不揮発性酸が増え，代謝性アシドーシスとなります。

治療は血液中の重炭酸イオンを増やし，酸塩基平衡を是正する目的で炭酸水素ナトリウム（重曹：$NaHCO_3$）が投与されます。通常は1.5〜3g程度を3回に分けて服用します。

6. 高リン血症治療薬：沈降炭酸カルシウム

リン（P）は生体内でCaと結合して骨や歯などの硬組織を形成するほか，リン脂質や核酸の成分，糖代謝やエネルギー産生に必要不可欠な成分です。P

[*1] 腎臓ではH$^+$の排泄と，重炭酸イオン（HCO_3^-）の排泄・再吸収を行い，体液pHを調節しています。不揮発性酸はそのままの形では排泄されないため，水素イオン（H$^+$）の形で排泄されます（例：硫酸　$H_2SO_4 \Leftrightarrow 2H^+ + SO_4^-$）。血液中のH$^+$が増加すると腎臓は$HCO_3^-$の再吸収量を増やし，H$^+$が減少すると$HCO_3^-$の再吸収を減らすことで酸塩基平衡を保っています。

は加工食品や食品添加物，スナック菓子やファストフードなどに多く含まれているため，現代の食事では不足することは少なく，過剰摂取に注意する必要があります。

摂取したPは一部体内に吸収され，残りは腸管内でCaと結合して不溶性の塩を形成，糞便中に排泄されます。吸収されたPは腎機能が正常なら尿中に排泄されますが，腎機能が低下しているとPの排泄量が減り，血中P濃度[*2]が高くなります。この異常はステージG3から始まるといわれています。また，血液中ではPとCaのバランスが保たれていますが，P濃度が高くなると副甲状腺ホルモンの分泌が亢進し，骨から血中へCaが移動します。腎機能の低下は，活性型ビタミンDの産生低下，消化管からのCa吸収の低下を招くため，骨から血中へのCa移動はさらに多くなります。

このように高P血症の状態が続くと骨密度が低下するとともに，PとCaの不溶性の塩が血管や腱などに沈着して，動脈硬化や石灰化を起こすこともあります。症状を防ぐためにも，Pの摂取量を減らし，血中P濃度を適正にコントロールすることが重要となります。

P吸着薬は，消化管内で食物中のPと結合し，Pの吸収を阻害する薬です。透析導入後，一部のPは透析で除去できますが，一定以下に保つためにはP吸着薬の内服が必要となります。**食物からのPの吸収を阻害する薬なので，食事と間隔をあけずに服用する必要があり，食直前や食直後の服用となります。**以下のように，CKD保存期と透析期両方で服用できる薬と，透析期にのみ服用できる薬に分かれます。

- CKD保存期と透析期両方で服用可能：沈降炭酸カルシウム，炭酸ランタン，クエン酸第二鉄，ビキサロマー
- 透析期に服用：セベラマー，スクロオキシ水酸化鉄

今回の症例では沈降炭酸カルシウムが処方されていました。沈降炭酸カルシウムは胃酸でCaイオンを遊離して，食物中のPと結合して不溶性の塩（リン酸Ca）を形成し，糞便中に排泄させる薬です。**食後時間が経ってからでは胃内pHが上昇してCaイオンが遊離せず効果が期待できないため，食直後の**

[*2] リンの基準範囲：2.7〜4.6mg/dL（日本臨床検査標準協議会の共用基準範囲一覧より）．

服用となっています。

プロトンポンプ阻害薬や H_2 受容体拮抗薬，制酸薬などの併用も胃内 pH を上昇させるため，効果が減弱すると考えられます。空腹時に服用すると食物中の P が存在しないため効果が期待できないばかりか，遊離した Ca のみが吸収され血管などの石灰化を引き起こすため注意が必要になります。

7. 尿毒症治療薬：球形吸着炭

腎機能が低下すると，体内の老廃物や尿毒症毒素を排泄できず尿毒症症状（むくみ，皮膚の痒み，頭痛，めまい，倦怠感，食欲不振など）が現れます。球形吸着炭は体内には吸収されず，腸管内で尿毒症毒素を吸着し，便とともに排泄する薬で，CKD の進行抑制，透析導入の遅延，尿毒症の症状改善を期待して投与されます。

便秘や食欲不振などの消化器症状が現れることがあるので注意が必要です。**他の薬剤と一緒に服用するとその成分も吸着してしまう可能性があるため，2 時間以上間隔をあけて服用する必要があり，食間投与となっています。**

8. 高カリウム血症治療薬：ポリスチレンスルホン酸Na

腎機能が低下するとカリウム（K）の排泄も低下するため，高 K 血症に注意が必要になります[*3]。血清 K 値が 5.5mEq/L を高 K 血症と呼び，血清 K 値が 7.0mEq/L 以上では心停止の可能性も出てくるので緊急的に治療が必要となります。併用している薬剤や食事からの K 摂取過剰も血清 K 値上昇に関与しています。症状は，口唇や四肢の痺れ・違和感，筋肉の脱力感，動悸，不整脈，胸の苦しさなどが起こります。

血清K値を上昇させる可能性のある主な薬
ARB，ACE阻害薬，スピロノラクトン，エプレレノン，アリスキレン，β遮断薬，ジギタリス製剤，NSAIDs，ST合剤　など

---

*3　カリウムの基準範囲：3.6〜4.8mEq/L（日本臨床検査標準協議会の共用基準範囲一覧より）。

治療は，血清K値が5.5mEq/Lを超えればK摂取制限を開始するとともに，陽イオン交換樹脂を服用開始します。陽イオン交換樹脂は腸管内でNaまたはCaを遊離し，代わりにKイオンを吸着・結合し，便とともに排泄させる作用があります。

　ポリスチレンスルホン酸Na（ケイキサレート®），ポリスチレンスルホン酸Ca（カリメート®，アーガメイト®）には，Kを吸着するときに放出するイオンがNaかCaかの違いがあります。一般的には陽イオン交換樹脂は不溶性の樹脂で，腸管内の水分を吸収して硬結便となり，腸管の通過障害を起こすので「便秘」を起こしやすいといわれていますが，ポリスチレンスルホン酸Naは放出されたNaイオンが塩類下剤のような働きをするため，浸透圧により腸管内に水分を集め「下痢」を起こしやすくなります。また，浮腫や血圧上昇には注意が必要です。ポリスチレンスルホン酸Caでは，遊離したCaイオンを吸収することで高Ca血症に注意が必要となります。

　どちらの製剤も散剤で1回5〜10gと多くを服用する必要があり，アドヒアランスの低下が問題となります。服用継続しやすいように，ドライシロップや経口液，ゼリー，顆粒など多くの剤形が販売されています。

薬物療法の最新情報！

月刊 薬事

4月号
クロストリディオイデス（クロストリジウム）ディフィシル感染症
——抗菌薬関連下痢症の主役！

抗がん薬曝露対策のTip and trick
——Beyond the Guideline

5月号
向精神薬の副作用と薬剤性精神症状
——薬剤師なら見逃し厳禁！

※特集タイトル、内容、および時期については変更となる場合がございます。（2019年3月現在）

毎月1回 1日発行	A4変型判	1冊 2,150円（税別・送料別）	
		年間購読料（12冊） 25,800円（税別・送料当社負担）	

月刊薬事
モニタリングから介入まで
自信をもって対応できる薬物相互作用

バックナンバーを試しにお読みいただけます！

じほう試読　検索

株式会社じほう　http://www.jiho.co.jp/

〒101-8421 東京都千代田区神田猿楽町1-5-15 猿楽町SSビル／TEL 03-3233-6333　FAX 0120-657-769
〒541-0044 大阪市中央区伏見町2-1-1 三井住友銀行高麗橋ビル／TEL 06-6231-7061　FAX 0120-189-015

スキルアップを目指す 薬剤師の臨床総合誌

Rx Info 調剤と情報

監修 日本薬剤師会

4月号	まずはここから！ **子どもの副作用**
5月号	エキスパートが教える！ **運転注意薬の基本的な考え方**
6月号	**脂質異常症の最前線を追う**

※特集タイトル、内容、および時期については変更となる場合がございます。（2019年3月現

毎月1回 1日発行

A4 変型判

1冊
1,700円 (税別・送料別)

年間購読料（12冊）
20,400円 (税別・送料当社負担)

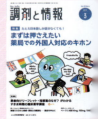

バックナンバーを試しにお読みいただけます！

じほう試読

株式会社じほう　http://www.jiho.co.jp/

〒101-8421 東京都千代田区神田猿楽町1-5-15 猿楽町SSビル／TEL 03-3233-6333　FAX 0120-657-769
〒541-0044 大阪市中央区伏見町2-1-1 三井住友銀行高麗橋ビル／TEL 06-6231-7061　FAX 0120-189-015

多剤併用のCKD患者——処方から注意すべきポイントは？

この症例にはこんな対応を

[薬剤師] 今月，多くの薬が追加になっていました。なかでも球形吸着炭（クレメジン®）は他の薬剤と時間をあけて服用する必要があるため飲み忘れしやすい薬ですが，いかがですか？

何かをしていると，気づいたときには服用時間を過ぎていることがあります。

[薬剤師] なるほど。その場合はどうしていますか？

[患者] 他の薬と一緒にならないような時間なら服用しています。

[薬剤師] それは安心しました。飲み忘れた場合は時間が経っていてもよいので服用してください。1回に2包服用してもよいと思います[4]。他の薬と一緒には服用しないでください。ほかにも昼食直後に服用する薬がありますが，そちらはどうですか？❶

[患者] 確かに朝と夜は降圧薬など他の薬もあるので飲み忘れることはないのですが，昼は忘れることがありますね。ただ，それも気づいた時点で服用するようにしています。

[薬剤師] なるほど，わかりました。飲み忘れた場合，思い出したときに服用していただいているのでとても良いと思うのですが，Pの吸収を抑える沈降炭酸カルシウム（カルタン®）については服用のタイミングを守っていただき，飲み忘れた場合は1回分飛ばしていただきたい薬になります。

この薬は食事の直後に服用しなければ薬の効果が得られにくいだけでなく，食後時間が経ってから服用すると，Caの吸収だけが多くなり血液中のCa濃度が高くなってしまう可能性があります。食事の直前・直後の薬は，食事と一緒にテーブルに出しておき，食事の品数の1つと認識していただくことも，飲み忘れを防ぐ方法と思いますので実

❶
球形吸着炭は他の薬剤と一緒に服用するとその成分を吸着してしまう可能性があるためです。

❷
透析導入前，導入後でもP吸着薬は内服が処方されますが，種類により食直前か食直後の服用に分かれます。服用のタイミングが異なれば十分な効果が得られないので，飲み忘れないための工夫を一緒に考え，提案することが重要と思います。

167

践してみてください。

患者 そうなんですね。よくわかりました。

薬剤師 薬の服用以外では食事内容や生活習慣も重要になってきます。腎機能の程度によっては厳格に摂取量を制限する必要があるので医師や栄養士の指導が必要になりますが，塩分と水分を制限することは血圧のコントロールや心臓に負担をかけないことにつながります。腎臓の機能が低下していると尿酸やP，Kが体にたまりやすいので，それらを多く含む食品は控えてください。また，低タンパク質の食事にする一方でカロリーは高いものが必要になってきます。飲酒は1日に日本酒1合程度なら大丈夫ですが，過度の飲酒や常習的飲酒は控えてください。タバコを吸っているならやめる努力が必要です。運動もハードなものは血圧にも影響しますので，医師と相談しながら行ってください。多くの薬局で腎臓病食やそれらを購入できるパンフレットなども置いていますので，必要がありましたらご相談ください。

　もし下痢や嘔吐がある場合，脱水の可能性が出てきます。脱水は急激に腎機能を低下させる状態なので，夏季は脱水，冬季は胃腸炎などに注意して，症状があればすぐに病院を受診するようにしてください。

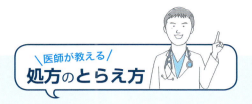

医師が教える 処方のとらえ方

　今回の処方はCKDでもかなり悪い方で見かける処方ですね。上の説明にあるように、腎不全患者では体液量調節やさまざまな排泄物を処理しきれませんので、その手助けが必要になります。しかし、そのような処方も時に過剰になったり、薬物相互作用によって原疾患の治療に重要な薬剤の効果が減弱（もしくは増強）したりしますので、薬剤師のきめ細やかなサポートが患者さんのQOLにとても大きいと日々感じます。

　さて、そんなCKD患者さんですが、CKDって正式な病名でしょうか？違いますよね。慢性腎臓病全体の腎機能のグレードを指しています。よって、「CKDだから……」という言い方ではなく、**CKDとなった原疾患ごとへのアプローチが重要**です。感染症でいえば「敗血症に使う抗菌薬は何ですか？」という質問をよく受けますが、この質問への答えはありません。敗血症は感染症の重症度を示す指標の一つであり、抗菌薬選択には患者背景を踏まえた感染臓器と微生物名を含めたアセスメントが必要になります。

　ということで、CKDの原疾患名を聞く癖をつけましょう。ところが、聞いてもここが出てこない患者さんがそれなりにいらっしゃいます……。腎不全の原因も特定されずに透析をされているという究極の対症療法となっている患者さんにも出会います……。このような患者さんに出会うと総合診療医としてとても悲しくなるのですが、そのような場合に最も多い原因と考えられるのが**薬剤性**なんです。薬剤性の多くは除外診断で、詳細な病歴聴取・薬剤歴が重要となります。高齢者で意外に見かけるパターンに次のようなものがあります。

> 　もともと高血圧といわれ Ca 拮抗薬＋ACE 阻害薬/ARB を飲んでいてクレアチニン（Cr）値は 1.0mg/dL 程度だったが，変形性膝関節症もあり，近医整形外科から NSAIDs が定期処方。徐々に腎機能も悪くなり，むくみが出てきてフロセミド追加。実はむくみの原因は Ca 拮抗薬＋NSAIDs で Na 貯留によるものにもかかわらず，原因薬剤の調整はなされず，フロセミドも中止されないまま，風邪・軽い肺炎などの体調不良を契機に高度脱水となり腎機能がさらに悪化するも，もともとの処方薬は継続。
> 　Cr が 2mg/dL や 3mg/dL を超えてきても ACE 阻害薬/ARB は継続され……最終的に Cr 5mg/dL 以上の急性腎障害で急性期病院に入院となり緊急透析に。そのまま CKD という病名（？）のもと維持透析に……（これらが 1 年以内の経過で進行）

　もともと高血圧による CKD があったのでしょうが，この 1 年間で明らかに CKD の背中を押したのは NSAIDs や漫然とした利尿薬などの処方継続・増量でした。このような場合，高齢者では「高齢だし，腎生検をするのもね……」となりがちで，なのに透析は開始され，開始したのでやめられない……となるのです（急に来られた急性期病院としてはそのような対応になるのも，まぁある程度は仕方ないですが……）。

　ということで，ぜひ薬剤性の腎障害，薬剤による CKD の悪化を防ぐ一人に，そして何より高齢者の徐々に悪化する CKD の原因が薬剤性であることを突きとめる詳細な薬剤歴を提示できる薬剤師になってもらうことはとても大きいです。今回の症例も 9 カ月前から浮腫にフロセミドが開始されていますが，ずっと飲まないといけないかは丁寧な議論があってもよいと思います。フェブキソスタットもやめてみるという選択肢は十分あるかと思います。「クスリを使う介入は極めてたやすい」と思うくらいがちょうどよいと思います。「クスリを使わない薬剤師」という考え方は，とても大切な視点と思います。

One More Lecture

▶ CKDでほかに使われる薬の特徴

1. 腎性貧血治療薬：エポエチンアルファなど

　赤血球産生に必要なエリスロポエチン（EPO）は腎臓で作られますが，腎機能の低下によりEPO産生が低下し貧血が進行します。EPO製剤には静脈注射，皮下注射がありますが，内服はないため，病院内で投与されることがほとんどだと思います。

　赤血球を作るためには鉄が必要なため，血清鉄の数値が低い場合は鉄剤が処方されますが，岸田先生にお聞きしたところ，実際の臨床現場では安易に腎性貧血としてEPO製剤が使われる傾向にあります。腎性貧血は除外診断となりますので，鉄欠乏がある場合はまずは鉄欠乏性貧血として鉄剤を補うことが重要です。

2. 二次性副甲状腺機能亢進症に対して（Ca受容体作動薬）：シナカルセト

　Pの排泄低下や消化管からのCa吸収低下により血中Ca濃度が低下すると，副甲状腺ホルモンの分泌が亢進し，骨から血中へCaを補給しようと働きます。これが継続している状態を二次性副甲状腺機能亢進症といいますが，シナカルセトは透析導入後に処方される薬として，副甲状腺の膜にあるCa受容体に結合して副甲状腺ホルモンの分泌を抑え，骨吸収を抑制する薬です。

3. 瘙痒症治療薬：ナルフラフィン

　透析患者さんの約7割は痒みを感じたことがあり，約4割は強い痒みを感じているといわれています[5]。抗ヒスタミン薬や外用ステロイドなどに抵抗性の痒みの原因として，ヒスタミン以外のケミカルメディエーター，神経線維の表皮内伸長，内因性オピオイドなどが関与していると考えられています。

　内因性オピオイドのβ-エンドルフィンなどによるμ受容体の活性化は痒みの発現に関与していて，これに相反する作用を示すことが多いκ受容体の活性化により痒みは抑制されるとされています（図5）。κ受容体作動薬であるナルフラフィンは，選択的にκ受容体を活性化し痒みを抑制します。

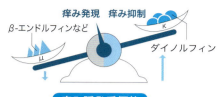

図5 内因性オピオイドによる痒み誘発系と痒み抑制系
〔鳥居薬品株式会社：レミッチ製品情報（http://www.remitch.jp/product/）より〕

▶ シスタチンCによる腎機能評価

　現在，最も使用されている腎機能の指標は血清Cr値ですが，Crの産生は筋肉量の影響を受けるため，性別・年齢・栄養状態などで大きく変わります。特に高齢者や女性など筋肉量が少ない方では，腎機能が低下しているにもかかわらず血清Cr値が基準値内を示すことがあるため，近年ではシスタチンCを用いた腎機能評価が注目されています。

　シスタチンCは血清蛋白質の一つで，全身の細胞で産生され生体内体液に広く存在していて[6]，炎症などの細胞外の影響を受けにくく，年齢によらず産生量も一定です。血中に分泌されたシスタチンCは蛋白と結合せずそのままの形で糸球体濾過され，濾過後はほとんどが近位尿細管で再吸収されるなどの特徴もあります。このような特徴をもつシスタチンCは，食事，炎症，年齢，性差，筋肉量などの影響を受けないため，小児や老人，妊婦，授乳婦でも同じ基準でGFRにより腎機能を評価することができます。

シスタチンCによるGFR推算式

・男性：eGFR（mL/分/1.73m^2）
　＝（104×シスタチンC$^{-1.019}$×0.996$^{年齢（歳）}$）−8
・女性：eGFR（mL/分/1.73m^2）
　＝（104×シスタチンC$^{-1.019}$×0.996$^{年齢（歳）}$×0.929）−8

▶ NSAIDsによる腎障害

2016年に発表された「薬剤性腎障害診療ガイドライン2016」[3] では，薬剤性腎障害の主な病型を発症機序により4つに分類しています。

- 中毒性腎障害
- アレルギー機序による急性間質性腎炎（過敏性腎障害）
- 薬剤による電解質異常，腎血流減少などを介した間接毒性
- 薬剤による結晶形成，結石形成による尿路閉塞性腎障害

薬剤性腎障害の治療の基本は，当該薬剤を可能な限り早期に同定し中止することと示されています。また疫学について，腎臓専門医施設における全入院患者のうち約1%が薬剤性腎障害によるものであり，36.5%が非回復であると記載されています。原因薬剤はNSAIDs 25.1%，抗がん薬18.0%，抗菌薬17.0%，造影剤5.7%の4種類で66.3%を占めていて，ほかにはRAS阻害薬やカルシニューリン阻害薬も挙げられています。

一般的にNSAIDsによる腎障害は，シクロオキシゲナーゼを阻害する結果，血管拡張作用のあるプロスタグランジンの産生が抑制されることで起こる虚血性腎障害で，NSAIDs服用開始から1カ月以内に発症することが多いとされていますが，術後疼痛緩和目的で短期間処方された場合は，臨床上重大な腎機能低下には至らないと考えられています[7]。

問題となるのは慢性的に服用を続けることによる中毒性の薬剤性腎障害です。NSAIDsは整形外科領域や関節リウマチなどで汎用されている薬剤なので，過量投与や漠然とした継続投与が引き起こす腎機能障害にも注目して，薬剤師が関わる必要があるのではないかと思います。

引用文献

1) 日本腎臓学会・編：エビデンスに基づくCKD診療ガイドライン2018．東京医学社，2018
2) 林 晃一：カルシウム拮抗薬；Caチャネルサブタイプと腎保護作用．Therapeutic Research，31（9）：1271-1277，2010
3) 薬剤性腎障害の診療ガイドライン作成委員会：薬剤性腎障害診療ガイドライン2016．日本腎臓学会誌，58（4）：477-555，2016

4) 平田純生：保存期腎不全の薬物療法について．日本腎臓病薬物療法学会 Q&A（現場の薬剤師の質問に対して平田がお答えします），2012（http://bit.ly/2A5gS3n）
5) 大森健太郎，他：透析皮膚掻痒症の実態；新潟県内 41 施設 2474 名の調査報告．日本透析医学会雑誌，34（12）：1469-1477, 2001
6) Abrahamson M, et al. : Structure and expression of the human cystatin C gene. Biochem J, 268（2）：287-294, 1990
7) Lee A, et al. : Effects of nonsteroidal anti-inflammatory drugs on postoperative renal function in adults with normal renal function. Cochrane Database Syst Rev, 2 : CD002765, 2007

14 バセドウ病にカリウム製剤…その理由と注意点は？

難易度 ★★★★☆

処方箋①（内分泌内科）／51歳男性

Rp.1	チアマゾール錠（メルカゾール®）5mg	1回2錠（1日4錠）
	塩化カリウム徐放錠（スローケー®）600mg	1回1錠（1日2錠）
	1日2回　朝夕食後	14日分
Rp.2	プロプラノロール錠（インデラル®）10mg	1回1錠（1日3錠）
	1日3回　毎食後	14日分

【わかっていること】
- 動悸がするため病院受診し，バセドウ病と診断された。1週間前，チアマゾール1日6錠で初めて処方。動悸があるためプロプラノロールも処方されていた。
- 今回，チアマゾールは1日4錠に減量され，塩化カリウム徐放錠が追加処方された。四肢の脱力感がひどく，朝が起きられないとの訴えあり。

処方箋②（内分泌内科）／52歳女性

Rp.1	チアマゾール錠（メルカゾール®）5mg	1回1錠（1日1錠）
	L-アスパラギン酸カリウム錠（アスパラ®カリウム）300mg	
		1回2錠（1日2錠）
	1日1回　朝食後	63日

【わかっていること】
- バセドウ病でチアマゾール服用継続中。
- 低カリウム血症により塩化カリウム徐放錠600mg 1錠を服用していたが，医師からカリウムの量を減らすと言われL-アスパラギン酸カリウムに処方変更された様子。

QUESTION
Q1：バセドウ病と低カリウム血症はどのような関係にあるでしょうか？
Q2：スローケー®600mg×1→アスパラ®カリウム300mg×2はカリウムの減量になるでしょうか？

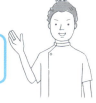

ANSWER

- 甲状腺中毒性周期性四肢麻痺の可能性が考えられます。
- カリウム製剤の切り替えは製品の規格（mg）ではなくカリウム含有量（mEq）で比較します。本症例は減量と考えてよいと思われます。

解説の前に　今回のケースを振り返って

　処方箋①の患者さんは，チアマゾールによって甲状腺機能が安定すれば四肢麻痺の症状が改善すると思いますが，血中カリウム（K）濃度と密接な関わりがあるので，食事でのK摂取の注意点なども考えながら話そうと思いました。

　一方，処方箋②の患者さんは塩化カリウム徐放錠からL-アスパラギン酸カリウム錠への変更で，同じmgなので減量になっているか疑問でしたが，計算してみて，微量の減量と判断しました。また，無機塩と有機塩の製剤で使い分けがあることや，低K血症ではアルカローシスになる場合が多いことを知りました。

　カリウム製剤を厳密に使い分けているかどうかは医師に直接聞いてみないと何とも言えないところがあり，血中K濃度を確認しないまま，薬剤師が製剤のmEqや吸収率のみで判断することは難しいと感じます。ただ，処方箋に検査値が印字されていなくても，患者さんには検査結果データが渡されていることが多いでしょうから，こちらから一言説明して血中K値を確認したいと思いました。

▶ 処方箋①：甲状腺中毒性周期性四肢麻痺とは？

　バセドウ病で現れる症状は甲状腺症状だけでなく，心房細動や頻脈・不整脈，高血圧や高血糖などさまざまなものがあり，代表的な合併症の一つに甲状腺中毒性周期性四肢麻痺があります。

1. 特徴

　好発年齢は20歳代で，バセドウ病自体と違って女性より男性のほうがはるかに多く発症しやすいという特徴があります。発作は運動後や食後，飲酒後の

安静時や起床時に起こります。

2. 症状

急激な運動をした後や，炭水化物や糖分を多く摂取した翌朝などに足の筋肉に力が入らないなど弛緩性・麻痺性の症状が現れ，次第に手などの体の上部まで広がります。器官などを閉じる筋肉（括約筋）には麻痺が起こらず，呼吸筋などには症状が起こらないと考えられています。症状は突然現れ，数分～数時間で自然に治ることがほとんどですが，何度も繰り返すという特徴があります。

3. 原因

この症状は血液中のK濃度と密接な関わりがあります。バセドウ病では甲状腺ホルモンの分泌が多いため，それが原因でKを正常な場合よりも多く細胞中に取り込んでしまい，低K血症による四肢麻痺が起きやすくなります。低カリウム性周期性四肢麻痺の原因は，甲状腺ホルモンによるNa^+/K^+-ATPaseの活性化を通じた，細胞外から細胞内へのK移動と考えられています。

Na^+/K^+-ATPaseの活性化には甲状腺ホルモン以外に，カテコラミンやインスリン，血清K濃度が関与しています（図1）。一方，Na^+/K^+-ATPaseを阻害する代表的な薬剤にはジギタリス製剤があります。

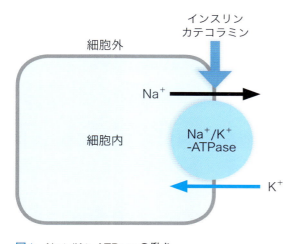

Na^+/K^+-ATPaseは，3つのNaイオンを細胞外に，2つのKイオンを細胞内に輸送する働きをもつ。甲状腺ホルモンはNa^+/K^+-ATPase刺激により，細胞内にKイオンを流入させることで低K血症を引き起こす。

図1　Na^+/K^+-ATPaseの働き

4. 治療

甲状腺ホルモン濃度をコントロールすることで交感神経の過剰刺激が改善され、麻痺は起きにくくなるのでバセドウ病の治療が優先されます。甲状腺の機能が正常化するまで一定期間かかることと、低K血症が四肢の麻痺に関与しているため、血清K濃度によってはカリウム製剤の補給が行われます。

▶ 低カリウム血症と酸塩基平衡のおさらい

1. 低K血症の原因

低K血症は、血漿中のK濃度が3.5mEq/L未満に低下した状態をいいます。主な原因として、①経口摂取の低下、②Kの喪失、③Kの排泄促進、④Kの再吸収低下、⑤Kの分布異常などが考えられます。

消化管からKを大量喪失する病態としては、慢性の下痢や嘔吐などが考えられます。細胞内へのK移動も低K血症を引き起こしますが、これはインスリン投与後（Na^+/K^+-ATPaseの活性化）や、β_2刺激薬のような交感神経系作動薬などで引き起こされる可能性があります。まれな遺伝性疾患である家族性周期性四肢麻痺も、Kの細胞内への異常な移動が突然起こることによる一過性の低K血症によって四肢麻痺が発作的に起こると考えられています。

腎臓の障害があったり、クッシング症候群や原発性アルドステロン症などの病態で過剰な糖質・ミネラルコルチコイド作用があったりするとKの分泌・排泄は増加します。また、漢方薬に多く含まれている甘草の主成分グリチルリチン酸を含む製剤はコルチゾールからコルチゾンへの変換を阻害し、血中コルチゾールを上昇させるため、Kの腎臓からの排泄を促進します。

甘草を含め、低K血症の最も多い原因の一つに「薬剤性」があげられます。なかでも多いとされるのが利尿薬で、サイアザイド系利尿薬、ループ利尿薬、浸透圧利尿薬などに注意が必要です。緩下剤は乱用された場合に下痢を起こすことで低K血症を引き起こす場合があります。そのほかには抗菌薬やテオフィリン製剤なども低K血症を引き起こす可能性があります。

2. 低K血症の症状

通常、血清K濃度が3mEq/L以下になるまでは症状が現れることはないと考えられています[1]。血清K濃度2.5mEq/以下になると、筋力低下、脱力、

感覚異常，麻痺などの神経筋異常，便秘，腸閉塞などの消化器症状，腎障害，耐糖能低下，代謝性アルカローシスなどが現れます。重篤な場合，筋力低下は呼吸筋にも及ぶことがあります。

また，心室および心房期外収縮，頻拍性不整脈，心房ブロックを起こし，最終的には心室細動が生じる場合があります。高K血症は緊急性がある病態と認識されていますが，低K血症も高K血症と同様に，特に心疾患が背景にある患者さんでは緊急性が高いという認識が重要だと思います。

3. 低K血症と代謝性アルカローシス

低K血症では多くの場合，代謝性アルカローシスを伴っているといわれています。ここでアシドーシス，アルカローシスについておさらいしたいと思います。

生体の血液pHは常に一定（7.4 ± 0.05）となるように保たれています。このバランスが崩れpHが7.35未満になった状態を「アシドーシス」，pHが7.45以上になった状態を「アルカローシス」と呼びます。また，その原因が呼吸異常による場合を「呼吸性」，腎臓の異常や消化器疾患などの代謝障害の場合を「代謝性」と言います（表1）。

Case13でも示しましたが，体内では以下の関係により酸塩基平衡が保たれています。H^+を喪失すると酸塩基平衡はH^+を増やすため右側の方向に傾きますが，するとHCO_3^-が過剰となりアルカローシスとなります。

$$H_2O + CO_2 \Leftrightarrow H_2CO_3 \Leftrightarrow H^+ + HCO_3^-$$

何らかの原因で大量のK^+が失われて低K血症となると，細胞外K濃度を維持するため，K^+は細胞内から細胞外に移動します。すると電気的中性を維持するためにH^+が細胞外液から細胞内へ移行します。また，遠位尿細管のNa-K交換部位でも，K^+の代わりにH^+が排泄されやすくなります。その結果，細胞外のH^+は減少し，代謝性アルカローシスが起こるのです。つまり，この場合の代謝性アルカローシスは，そのほとんどが低K血症の"原因"ではなく"結果"として起こります。

表1 アシドーシスとアルカローシスの分類

分類		主な変化	pH	原因となる病態
呼吸性	アシドーシス	PaCO₂増加	↓	COPD，呼吸筋の障害，呼吸不全など
	アルカローシス	PaCO₂減少	↑	過換気症候群など
代謝性	アシドーシス	HCO₃⁻減少 H⁺増加	↓	腎不全，下痢などによる腸液の喪失，ケトアシドーシスなど
	アルカローシス	HCO₃⁻増加 H⁺減少	↑	反復性嘔吐，原発性アルドステロン症など

PaCO₂：二酸化炭素分圧，HCO₃⁻：重炭酸イオン，H⁺：水素イオン

4. 低K血症の治療

　まずは経口カリウム製剤が検討されます。重度の低K血症または持続するK喪失に対してはカリウム注射製剤を点滴に混ぜて投与します。

　多くの経口カリウム製剤では，高用量を単回投与すると消化管刺激および出血のリスクがあるため，通常は1日2～3回に分け投与します。血清Kの1mEq/Lの低下は体内総K貯蔵量の約200～400mEqもの不足と相関するといわれており，全体の不足量から必要量を推定し，1日あたり20～80mEqを数日かけて補充します。

▶ 経口カリウム製剤の種類と特徴

　処方箋②は，処方箋①と同じようにバセドウ病でチアマゾール錠が処方されている患者さんです。四肢麻痺は出ていませんが，血清K値が低いためカリウム製剤が処方されていたと推察されます。今回，血清K値が上がっていたのでKを減量する目的で処方変更となっています。

　経口カリウム製剤には以下の3種類があります（表2）。

表2 経口カリウム製剤の分類

商品名	一般名	剤形	成分量	K相当量	1日量用法	K1日量
塩化カリウム末	塩化カリウム	末	原末	1g 13.4mEq	2～10g 数回に分ける	26.8～134mEq
K.C.Lエリキシル (10w/v%)	塩化カリウム	エリキシル	1mL 0.1g	1mL 1.3mEq	20～100mL 数回に分ける	26.8～134mEq
スローケー錠 600mg*	塩化カリウム	錠	1錠 600mg	1錠 8.0mEq	4錠 分2	32mEq
グルコンサンK細粒	グルコン酸カリウム	細粒	1g 937mg	1g 4.0mEq	7.5～10g 分3～4	30～40mEq
グルコンサンK錠2.5mEq	グルコン酸カリウム	錠	1錠 585mg	1錠 2.5mEq	12～16錠 分3～4	30～40mEq
グルコンサンK錠5mEq	グルコン酸カリウム	錠	1錠 1,170mg	1錠 5.0mEq	6～8錠 分3～4	30～40mEq
アスパラカリウム散50%	L-アスパラギン酸カリウム	散	1g 500mg	1g 2.9mEq	1.8～5.4g 分3	5.22～15.7mEq
アスパラカリウム錠300mg	L-アスパラギン酸カリウム	錠	1錠 300mg	1錠 1.8mEq	3～9錠 分3	5.4～16.2mEq

*：販売中止予定（経過措置満了時期は2020年3月末予定）

- 塩化カリウム（塩化カリウム末，K.C.L.®エリキシル）
  塩化カリウム徐放製剤（スローケー®）
- グルコン酸カリウム（グルコンサンK細粒，錠）
- L-アスパラギン酸カリウム（アスパラ®カリウム散，錠）

　経口カリウム製剤を切り替える場合は，成分量（mg）ではなくK含有量（mEq）で比較します．しかし，成分により吸収率や生体利用率が異なるため，K含有量をあわせるだけでなく用法・用量も考慮して切り替える必要があります．
　塩化カリウム徐放錠（スローケー®）よりもL-アスパラギン酸カリウム（アスパラ®カリウム）のほうが組織移行性は良好との報告があり[2-4]，1日用量でみると塩化カリウム徐放錠は32mEq（1錠8mEq含有×1日4錠），L-アスパラギン酸カリウムは5.4～16.2mEq（1錠1.8mEq含有×1日3～9錠）と，

L-アスパラギン酸カリウムのほうが少なく設定されています。

▶ 処方箋②の推論

　上述のように，塩化カリウム徐放錠（スローケー®）の1日上限量は4錠（32mEq）で，上限の1/4量となる1錠（8mEq）を投与されていた患者さんが，L-アスパラギン酸カリウム（アスパラ®カリウム）に変更となった症例です。L-アスパラギン酸カリウムの1日上限量は9錠（16.2mEq）で，1/4量となると4.05mEqとなりますが，実際には2錠（3.6mEq）が処方されています。

　同じK量を摂取しても吸収率や生体利用率が異なるため，単純に上限用量からの比較ではなく，毎回の血清K値測定により用量が決定されると思いますが，カリウム製剤の切り替え時の考えとしては，今回の症例は少量の減量になっていると考えてよいのではないかと思われます。

📝 この症例にはこんな対応を（処方箋①の患者）

薬剤師：今日はカリウム補給の薬も処方されていますが，血液検査でカリウム値が低いと言われたのですか？

患者：朝起きたときに手足に力が入らず，起き上がれないことがありました。少ししたら治まったのですが，検査したらカリウムの値が下がっていると言われました。[1]

薬剤師：それは大変でしたね……。ほかに医師からはどのような説明がありましたか？

患者：カリウム値が低いからカリウムを補給する薬を出しておくことと，今後手足の麻痺を起こさないためにも甲状腺ホルモンを抑える薬は飲み忘れないようにと言われました。

薬剤師：わかりました。バセドウ病のなかでも男性に多いのですが，朝起きたときに手足の麻痺が

❶ バセドウ病では甲状腺ホルモンが過剰に分泌され交感神経を刺激します。交感神経刺激により分泌されたカテコラミンが細胞膜のNa-Kポンプ（Na⁺/K⁺-ATPase）を刺激し，Kが細胞内に取り込まれ，細胞外K濃度が低下します。その結果，周期性四肢麻痺が起こると考えられています。

　周期性四肢麻痺はK値が高値，正常範囲，低値いずれでも起こるようですが，バセドウ病の合併症としての周期性四肢麻痺はK値が低い場合が多いようです。バセドウ病の患者さんが全員起こすわ

起こることがあります。血液中のカリウムの値が低いことで起きるといわれているので，カリウムを補給して手足の麻痺を予防するために処方されたと思います。この症状は甲状腺のホルモンが安定してきたら現れなくなるといわれていますが，安定するまでに少し時間がかかるかもしれないので，薬は飲み忘れないように継続してください。

また，症状が起きたら数分～数時間で治まるとされていますが，会社に行けないといった事態になるかもしれませんので，前もって上司などに相談しておくのもよいかもしれません。

夜食でラーメンなど炭水化物の多い物をとると大量にインスリンが分泌され，その働きで夜中から明け方のカリウムの値が低くなることがあります。❷ その結果，手足の麻痺が起きることもあります。また激しい運動後，しばらくして同じように麻痺が起きることもあります。適度な運動なら問題ありませんが，過度な運動は控えたり，❸ 炭水化物のとり過ぎには注意したりすることが予防につながります。

けではなく，まれな病態かもしれませんが，「動けない」という訴えは重大なため，甲状腺中毒性周期性四肢麻痺の病態は覚えておくといざというとき役立つと思います。

❷ インスリンがNa^+/K^+-ATPaseを活性化し，細胞外のKが細胞内に取り込まれて血清カリウム濃度が下がります。

❸ 運動により細胞が壊れるとKが細胞外に増え，その後安静時にKが細胞内に戻るときに麻痺が生じると考えられています。

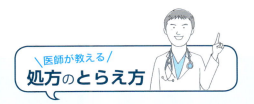

\ 医師が教える /
処方のとらえ方

今回の処方はチアマゾールが処方されていますのでバセドウ病はほぼ確定で，さらにバセドウ病にカリウム製剤の処方といえば低カリウム性周期性四肢麻痺ですので，知っていればわかりやすい処方推論ですね。ただ，実際にはバセドウ病でも周期性四肢麻痺となる頻度はとても少ないので，それほどよく見かけるものではありません。よって，血液検査でK値が正

常下限を示しているのを見た医師が「もしものために」みたいに処方している場合も多く，だらだらと過剰投与にならないか注意が必要です。このようなカリウム製剤の補充は高K血症のリスクにもなります。腎機能が問題なければ多くは大丈夫ですが，肺炎にかかったなどの体調不良を契機に脱水などで腎不全になっているのにそのままK補充を続けていて高K血症となって入院する患者さん（特に高齢者）が後を絶ちません。ぜひ，薬剤師のきめ細やかなサポートお願いいたします。

　低K血症の原因について補足があります。薬剤性として利尿薬があげられていましたが，それと同じくらいの高頻度で見かけるのが漢方薬によるものです。甘草は漢方医学では胃薬の一つで，有名どころの漢方薬にはほぼ入っていると思って確認したほうがよいです。ところが，実は漢方薬以外にもいろいろ入っている薬剤があるんです。さらにOTC医薬品にはもっとたくさんあります。低K血症は致死的な心室性不整脈のリスクになります。筆者のWebサイトに低K血症を起こす薬剤の一覧がありますので，もしよければご覧ください[5]。

　ちなみに，低K血症の治療は薬剤による補給だけではありません。日常生活の食品からとることも可能です。野菜や果物にたくさん入っていますので，そのような栄養指導をしていただけると嬉しいです。果物ではオレンジやバナナが有名です。バナナは1本7mEqと覚えましょう（ばな"な"のなな）。

●手足の痺れ・動かしにくさを訴える患者に何を聞く？

　さて，薬局の店頭で，患者さんが手足の痺れや動かしにくさを訴えていますが，追加でどのような情報を収集したらよいでしょうか？　ここではぜひ次の情報をサラッととれるようにしてください。①突然発症か？　②片側性か両側性か？　③血圧は高くないか？　です。このような神経症状で特に重篤なものは脳血管障害です。脳血管障害は突然血管に障害が出ますので，基本的には突然発症です。また，脳血管障害が両側に同時に起こるのは確率的に極めて低いため，原則片側性です。そして，脳血流を維持するために血圧が高くなりますので，収縮期血圧が140mmHg以上はあることがほとんどです。もし，患者さんが突然発症ではなくまた，両側の

症状と答えたらひとまずほっとしてよいでしょう。

　低K血症による症状で一番注意すべきは呼吸苦とされます。呼吸が苦しい場合は，呼吸筋にまで影響が出ている状況で極めて緊急性が高い重度の低K血症を示唆します。ぜひ，「呼吸苦がない」ことも確認しましょう。

One More Lecture

▶ バセドウ病を放っておくと……合併症の甲状腺クリーゼに注意

　甲状腺クリーゼとは，甲状腺機能亢進症がありながら未治療であったり，治療コントロールがうまくいっていない方で，外傷や手術，妊娠・出産や強いストレスを受けたときに突然起こる病態です。甲状腺機能亢進症の治療を突然中止した場合にも発症することがあります。

　症状は，38℃以上の発熱，不穏・せん妄・痙攣・意識障害などの神経症状，脈拍130回/分以上，不整脈や心不全など重篤な症状を引き起こします。適切な治療を行っていれば甲状腺クリーゼを発症する確率はとても低いので，この点からも服薬アドヒアランスの重要性を伝えていく必要があると思います。

引用文献

1) 門川俊明：低K血症1．電解質輸液塾，中外医学社，p51, 2013
2) 檜垣　鴻，他：L-アスパラギン酸K塩およびMg塩に関する研究；第Ⅲ報 Ammonia代謝ならびにその他に対する作用．薬学研究，35（6）：209-225, 1963
3) 高安久雄，他：泌尿器科領域アスパラギン酸塩研究会研究報告集，pp23-25, 1965
4) 檜垣　鴻，他：輸液の安全性に関する研究；特にカリウム製剤の静脈内投与における体内電解質の変動．臨牀と研究，47（10）：2389-2396, 1970
5) 低K血症の原因 甘草が入っている薬剤一覧！ 医療用医薬品～OTC全て（http://ur0.biz/HSbC）

15 肝障害の患者にカナマイシンを処方…？

難易度 ★★★☆☆

処方箋（内科）／67歳男性

Rp.1　ラクツロースシロップ（ラクツロース・シロップ60％「コーワ」）
　　　　　　　　　　　　　　　　　　　　1回15mL（1日45mL）
　　　　1日3回　毎食後　　　　　4日分
Rp.2　カナマイシンカプセル（カナマイシンカプセル「明治」）250mg
　　　　　　　　　　　　　　　　　　　　1回3Cap（1日9Cap）
　　　　1日3回　毎食後　　　　　4日分

【わかっていること】
・2剤とも以前から服用している（当薬局は初めてだが，別の薬局で薬をもらっていたことをお薬手帳より確認）。
・エンテカビル錠（バラクルード®）とウルソデオキシコール酸錠（ウルソ®）を併用している。

QUESTION
カナマイシンカプセルの処方にはどのような意図があるでしょうか？

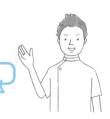

ANSWER

▶ カナマイシンは腸管のアンモニア産生菌を減少させるので，血中アンモニア濃度を下げる目的で処方されていると考えられます。

解説の前に　今回のケースを振り返って

　患者さんは肝炎で肝硬変へ進行しつつあるとみられ，肝機能障害による肝性脳症の治療（ラクツロース，カナマイシン）と思われました。肝硬変治療にはほかにも，①アミノ酸不均衡（肝性脳症時に分岐鎖アミノ酸が減少し芳香族アミノ酸が増加する）に対するイソロイシン・ロイシン・バリン配合剤（リーバクト®），アミノ酸製剤（アミノレバン®），乳酸菌製剤，②消化管出血予防に対するプロトンポンプ阻害薬，ヒスタミンH_2受容体拮抗薬，③腹水に対する利尿薬，④アンモニア低下作用があるとされる亜鉛製剤（プロマック®など）といった適応外補充療法や，食事のタンパク制限など，さまざまな治療が必要です。今後の処方内容と動向に注意し，適切な服薬指導ができるようにしていきたいです。

▶ はじめに

　まず，カナマイシンの処方意図が不明であっても，お薬手帳からわかることとしてエンテカビルとウルソデオキシコール酸が処方になっているので，B型肝炎の患者さんであることは間違いなさそうです。B型肝炎患者さんにラクツロースが処方されていることから，高アンモニア血症から肝性脳症の症状が出ていると推察できます。
　今回は，ラクツロースの効能・効果や作用についておさらいをした後，肝性脳症について解説し，カナマイシンの処方意図について解説していきたいと思います。

▶ ラクツロースのおさらい[1]

　ラクツロースは乳糖から合成された二糖類物質で，「高アンモニア血症に伴う精神神経障害，脳波異常，手指振戦」の効能・効果をもち，肝性脳症における各種症状の改善を目的に処方されます。ラクツロースの経口投与により，腸内細菌叢の変化や高アンモニア血症患者における血中アンモニア値の低下が認められ，精神神経症状および脳波の改善が認められています。

　ヒトの消化管粘膜にはラクツロースを分解する酵素が存在しないため，経口投与されたラクツロースは消化・吸収されることなく下部消化管に到達し，ビフィズス菌や乳酸菌によって分解され有機酸（乳酸・酢酸）を産生します。この有機酸が腸管内のpHを下げ，アンモニア産生菌の発育を抑制し，腸管内のアンモニアはイオン化（NH_4^+）して吸収が抑制されます。

▶ 高アンモニア血症と肝性脳症

1. 高アンモニア血症とは？

　アンモニアは体内でタンパク質が代謝された際に産生され，肝臓で分解を受け，尿中に排出されます。しかし，何らかの原因でアンモニアが分解されず血液中に増えると高アンモニア血症となります。

(1) 高アンモニア血症の症状

　　意識障害，呼吸困難，嘔吐，異常行動など

(2) 高アンモニア血症の原因

　・尿素サイクル異常（先天性疾患）

　・肝硬変

　肝硬変は，肝細胞の壊死と炎症・再生が繰り返し起こり細胞の繊維化が起こった状態です。肝細胞の障害と血管系の破壊によって**門脈圧亢進**と**門脈体循環系短絡（シャント）**の形成が起こり，肝臓で分解されないままのアンモニアが循環血中に増えます。

門脈圧亢進と門脈体循環短絡

　肝臓に送り込まれる血液は，約70～80％が門脈から供給され，残りは肝動脈から供給されています。肝硬変などで門脈圧が上昇して逃げ場を失った血流は，普段なら血流量の少ない血管をバイパスとして利用し，直接体循環に入ります。主に食道静脈（図1）や臍静脈，左胃静脈，下直腸静脈などの血管が利用されます。このように本来の道筋（肝臓）を通らずショートカットすることを，短絡（シャント）と呼びます。

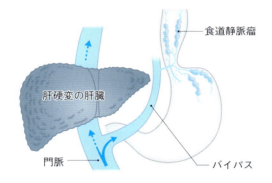

図1　食道静脈への短絡（シャント）

2. 肝性脳症とは？（図2）

　肝臓機能の低下や門脈体循環短絡の形成などにより血中アンモニアが増加し，循環血を介して脳に到達し脳細胞に影響が出ている状態です。

　肝性脳症はタンパク質の過剰摂取でも起こることがあります。食事由来のタンパク質は腸管内のウレアーゼ産生菌により分解されアンモニアを生じます。これが腸管壁から吸収され血中アンモニアが増加します。肝性脳症になると以下のような症状が現れます。
・さまざまな意識障害：異常行動，せん妄，見当識障害，昏睡（表1）
・運動障害：不随意運動（羽ばたき振戦などのミオクローヌス）
・言語障害

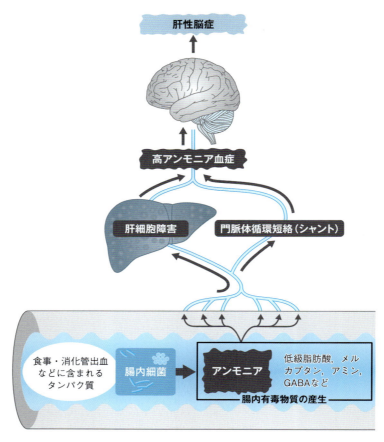

図2　肝性脳症の発症機序

▶ カナマイシンカプセルの処方意図は？

　カナマイシンは消化管内でほとんど吸収されず腸管へ到達する非吸収性のアミノグリコシド系抗菌薬です。腸管内で抗菌作用を発揮しアンモニアを産生させるウレアーゼ産生菌を減少させるため，アンモニア濃度が低下します。

　カナマイシンの用法・用量は，通常成人に対し1日2～4gを4回に分割経口投与します。副作用としては，長期投与で腎障害や聴覚障害に注意が必要になります。

肝障害の患者にカナマイシンを処方…？

表1 肝性脳症の昏睡度分類（犬山シンポジウム：1972年より）

昏睡度	精神症状	参考事項
I	睡眠・覚醒リズムの逆転 多幸気分，時に抑うつ状態 だらしなく，気にとめない状態	Retrospective*にしか判定できない場合が多い
II	指南力（とき・場所）障害，物を取り違える（confusion） 異常行動（例：お金をまく，化粧品をゴミ箱に捨てるなど） 時に傾眠傾向（普通の呼びかけで開眼し，会話ができる） 無礼な言動があったりするが，医師の指示には従う態度をみせる	興奮状態がない 尿，便失禁がない 羽ばたき振戦あり
III	しばしば興奮状態，せん妄症状を伴い，反抗的態度をみせる 嗜眠傾向（ほとんど眠っている） 外的刺激で開眼しうるが，医師の指示には従わない，または従えない（簡単な命令には応じる）	羽ばたき振戦あり（患者の協力が得られる場合） 指南力障害は高度
IV	昏睡（完全な意識の消失） 痛み刺激には反応する	刺激に対して，払いのける動作，顔をしかめる，など
V	深昏睡 痛み刺激に反応しない	―

＊：過去にさかのぼって

この症例にはこんな対応を

薬剤師 今日は抗菌薬も4日分処方されています。1回3カプセルと少し多く服用するのですが，医師から説明は受けましたか？❶

患者 夜寝られず，日中に眠気を感じることがあり，医師に相談したら追加になった薬です。少し前から服用しています。❷

薬剤師 なるほど，わかりました。血液中にアンモニアという成分が増え，それが睡眠のリズムや日中の眠気に影響していると思われます。処方された抗菌薬は，腸内でアンモニアを作る

❶ ラクツロースと一緒に処方されています。処方箋を一度受け付けたことがあれば，肝性脳症に対しての処方と気づくことができると思います。初めて受け付けた場合は，お薬手帳などで併用薬を確認して，この患者さんの背景にどのような既往歴があるのか確認しましょう。今回は，エンテカビルとウルソデ

191

菌に作用してアンモニアを作らせなくする薬です。アンモニアはタンパク質が分解されてできる成分なので，肉類などのタンパク質を多く含む食品を大量にとり過ぎないように注意しましょう。

また，今回の抗菌薬は聴力の副作用が特徴的な薬です。服用していて「耳が聞こえづらい」，「キーンという耳鳴りがする」，「耳がつまった感じがする」などの症状を感じたら，早めに医師に連絡しましょう。日頃から肝臓に負担をかけない生活にも注意してもらう必要があります。日常的なアルコール摂取や多飲は控えてください。

オキシコール酸を併用していることを確認しています。

❷
肝障害による肝性脳症の症状（睡眠・覚醒リズムの逆転，傾眠傾向）があり，症状改善のため処方されていると推察できます。

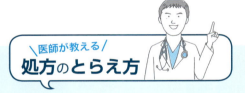

\医師が教える/
処方のとらえ方

　カナマイシンの処方をみると，肝性脳症の予防として処方されていることがほとんどです。抗菌薬適正使用が極めて重要な時代ですが，この処方は妥当なラインと考えられます。しかし近年では，肝性脳症の予防ではない目的でカナマイシンが処方される場合も散見されます。病院内で処方されることが多いですが，いわゆる腸管除菌としての処方です。例えば，大腸がんの術前に抗菌薬の前処置を行うと表層・深部の手術部位感染が減るという報告があります[2]。経口抗菌薬として手術前日の午後1時，午後2時，午後11時にカナマイシン0.5gとメトロニダゾール0.5gを内服するのですが，これは，大腸がんの術前にルーチンで行うものとしてのコンセンサスが得られたわけではありません。また，bacterial overgrowthという，腸内細菌の過剰な増殖による病態に対してもカナマイシンが使われることがありますが[3]，頻度の高い病態ではありません。

さて，アミノグリコシド系抗菌薬といえば耳毒性なのですが，意外に出会わない副作用です。不可逆性の重篤な副作用とはされていますが，耳毒性には遺伝的要因や投与期間，総投与量が関連していると考えられており，治療薬物モニタリング（therapeutic drug monitoring；TDM）による予防効果はコンセンサスが得られていないとされています。アミノグリコシド系抗菌薬による耳毒性は前庭神経のほうが蝸牛神経よりも障害されやすいとされ，難聴がなくてもよいとされます。高音域が障害されやすいとされ，なかなか気づかれにくいようで注意が必要です。最終的には聴力検査が必要ですが，老人性難聴も高音域が障害されるので，発見が遅れたり，最終的には区別がつきにくいかもしれません。つまり，アミノグリコシド系抗菌薬による耳毒性と確定診断する方法はなく，投与状況と，ほかに前庭神経障害を起こす疾患の除外診断が基本になります。

One More Lecture

▶ ラクツロースは糖尿病患者には慎重投与

　ラクツロースシロップは，ガラクトース（13w/v％以下）と乳糖（7w/v％以下）を含んでいます。乳糖は体内でガラクトースとグルコースに分解され，ガラクトースはグルコースへ変換されるため，糖尿病患者には慎重投与となっています。

▶ リファキシミン（リフキシマ®）の特徴

　2016年11月に発売されたリファキシミン錠（リフキシマ®）は，好気性グラム陽性菌，通性嫌気性グラム陰性菌などに対して抗菌活性を示す（*in vitro*），難吸収性リファマイシン系抗菌薬です。難吸収性抗菌薬のなかで，わが国で初めて「肝性脳症における高アンモニア血症の改善」を効能・効果とする薬剤です。主として腸管内のアンモニア産生菌に作用することでアンモニア産生を抑

制し（*in vitro*），血中アンモニア濃度を低下させます．

　リファキシミンの用法・用量は，通常成人に対し1回2錠（400mg）を1日3回食後に経口投与します．

　なお，2017年10月，抗凝固薬のエドキサバン錠（リクシアナ®）とリファキシミン錠の取り違えによる死亡事故が起こったため，製薬会社が連名で注意を呼びかけています[4]．「リクシアナ®」と「リフキシマ®」の名称類似による取り違えのようですが，汎用性のあるエドキサバン錠30mgとリファキシミン錠200mgの色調が似ていることも大いに関係していると思われます．用法・用量がまったく異なる薬なので，常用量を把握して業務を行うことが重要だと改めて感じました．

引用文献

1) 興和株式会社：ラクツロース・シロップ60％「コーワ」，インタビューフォーム（2016年6月改訂，第12版）
2) Sadahiro S, et al.：Comparison between oral antibiotics and probiotics as bowel preparation for elective colon cancer surgery to prevent infection：prospective randomized trial. Surgery, 155（3）：493–503, 2014
3) Hamilton I, et al.：Simultaneous culture of saliva and jejunal aspirate in the investigation of small bowel bacterial overgrowth. Gut, 23（10）：847–853, 1982
4) 第一三共株式会社，あすか製薬株式会社：「リクシアナ錠」と「リフキシマ錠」の販売名類似による取り違え注意のお願い（2017年10月）（http://www.pmda.go.jp/files/000220430.pdf）

16 婦人科から月経不順でカベルゴリンが処方…？

処方箋（婦人科）／36歳女性	
Rp.1　カベルゴリン錠（カバサール®）0.25mg	1回1錠（1日1錠）
1日1回　朝食後	4日分

【わかっていること】
・新患。他科受診なし，併用薬なし，アレルギー歴なし，副作用歴なし。
・月経不順で受診。薬を服用するのは初めて。

QUESTION
Q1：月経不順の原因は何でしょうか？
Q2：カベルゴリンの作用機序は何でしょうか？

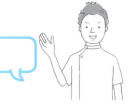

ANSWER

▶ 高プロラクチン血症による月経不順と推察できます。
▶ カベルゴリンは下垂体からのプロラクチン分泌を抑制します。

今回のケースを振り返って

　月経不順で受診し服薬を開始する患者さんに対して，薬の説明はもちろんですが，自己判断で服用を調節してしまわないように，副作用についてもしっかり説明する必要があると思いました。妊娠を希望していない患者さんには避妊の指導もあわせて行っていきたいところです。また，各薬剤の特徴を踏まえながら，副作用やアドヒアランスの面も考慮し，薬剤の選択についてもアドバイスできればと思います。

　今回は高プロラクチン血症に対するカベルゴリン処方でしたが，無排卵で妊娠できない女性に対して排卵を促すために処方されるケースや，断乳のために受診された女性に処方されるケースもあります。それぞれの患者さんに合った服薬指導を考えていく必要があると考えさせられました。

▶ そもそもプロラクチンとは

　プロラクチンは脳下垂体から分泌される女性ホルモンの一種で，乳汁分泌ホルモンともよばれます。女性の妊娠や出産，月経に影響を与えるホルモンです。通常は妊娠〜分娩後授乳期間中に多く放出され，次のような働きをしています。
・乳腺の発育を促す
・乳腺を刺激して乳汁分泌を促す
・排卵を抑える
・子宮収縮を促す

　プロラクチンは男性でも分泌されており，性嚢腺や前立腺といった性機能の発育に関与しています。

▶ 高プロラクチン血症の病態・症状を知ろう

　高プロラクチン血症とは，プロラクチンの分泌が妊娠していないときも異常に亢進した状態で，男性・女性ともに生殖機能に影響が起きます。女性では妊娠・出産していないのに母乳が出る，生理不順・無月経・無排卵月経，着床障害などの症状が，男性では性欲の減退や勃起不全といった症状が現れます（図1）。

　通常，成人女性の血中プロラクチン濃度は5ng/mL前後ですが，非妊娠期の採血でプロラクチン濃度が15ng/mLを超えると高プロラクチン血症と診断されます。治療により多くの方が妊娠可能になると考えられています。

▶ 高プロラクチン血症の原因

　高プロラクチン血症になる原因として，病的要因や薬剤が考えられます。

1. 病的要因
(1) プロラクチン産生腫瘍（プロラクチノーマ）
　脳下垂体に腫瘍ができることで過剰にプロラクチンが分泌されます。これ

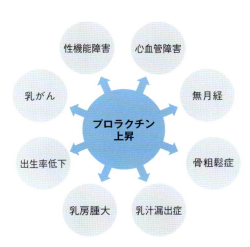

図1　プロラクチン上昇による影響

が高プロラクチン血症の原因の約1/3を占めています[1]。一般的には良性ですが，まれに，がん化することがあります。

(2) 視床下部の異常

プロラクチンはドパミンによって分泌がコントロールされています。視床下部の異常や障害によりドパミン量が減ったり，視床下部の腫瘍などによりプロラクチンが過剰に放出されたりします。

(3) 甲状腺機能低下症

甲状腺の機能が低下すると，甲状腺ホルモンの分泌が低下します。視床下部はこの甲状腺ホルモン分泌の低下を補おうと，甲状腺刺激ホルモン放出ホルモンを放出し下垂体前葉に働きかけますが，その結果，プロラクチンの分泌までも促進してしまいます（図2）。治療には甲状腺ホルモン製剤を使用します。

2. 薬剤性

薬剤による高プロラクチン血症は全体の約8％ほどといわれています[2]。高プロラクチン血症の原因となる薬剤を表1に示します。

3. その他

てんかんや慢性腎不全などさまざまな病気や，ストレスなどが高プロラクチン血症の原因になることがあります。

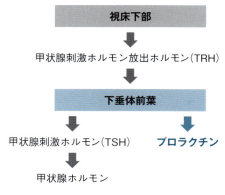

図2　甲状腺とプロラクチンの関係

表1 高プロラクチン血症の原因となる薬剤

	一般名（商品名）
1. 抗潰瘍薬，制吐薬	メトクロプラミド（プリンペラン） ドンペリドン（ナウゼリン） スルピリド（ドグマチール） シメチジン（タガメット） ラニチジン（ザンタック）など
2. 降圧薬	レセルピン（アポプロン） α-メチルドパ（アルドメット） ベラパミル（ワソラン）など
3. 向精神薬	クロルプロマジン（コントミン，ウインタミン） レボメプロマジン（ヒルナミン，レボトミン） ハロペリドール（セレネース） イミプラミン（トフラニール）など
4. エストロゲン製剤	経口避妊薬など

▶ 高プロラクチン血症の薬物療法とその効果

　高プロラクチン血症の治療方法は原因によって異なります。プロラクチン産生腫瘍のように明確な原因がわかればその治療を行い，薬剤が原因であれば中止や他剤への切り替えなどが行われます。明確な原因がわからない場合は，プロラクチンを抑えるためドパミン作動薬が用いられます。

　プロラクチンは視床下部からのドパミンの分泌量によってコントロールされています（図3）。カベルゴリンなどのドパミン作動薬を投与するとプロラクチンの分泌は抑制されます。カベルゴリンは，高プロラクチン血症による排卵障害に対しては77.2％，下垂体の腫瘍に対しては79.3％の改善率があったと報告されています[3]。

▶ カベルゴリン以外に使用されるドパミン作動薬

　ドパミン作動薬は抗パーキンソン病薬として知られていますが，なかでも

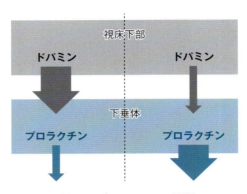

図3　ドパミンとプロラクチンの関係

　高プロラクチン血症に伴う諸症状に適応をもつ薬は，カベルゴリン（カバサール®）とブロモクリプチン（パーロデル®）があります。また，選択的ドパミン作動薬と分類されているテルグリド（テルロン®）もあります (表2)。

　ドパミン作動薬の副作用は，悪心・嘔吐・便秘など消化器系の症状や，頭痛・めまいなど精神神経系の症状が多く，服用し始めの頃に出やすいので，少量から開始し徐々に増量して体に慣れさせながら維持量を決めていきます。

　今回のカベルゴリンの処方箋に「週1回服用」の指示の記載はありませんでした。ただし，高プロラクチン血症の治療で初回処方なら間違いなく「週1回，曜日を決めて服用」の指示が出ていると思います。患者さんの年齢や処方科により，高プロラクチン血症に対しての処方で週1回の服用か，あるいはパーキンソン病に対しての処方で連日服用なのかを判断することができると思いますので，カベルゴリンの用法・用量は覚えておきましょう。

婦人科から月経不順でカベルゴリンが処方…？

表2 高プロラクチン血症の治療薬

一般名	カベルゴリン	ブロモグリプチン	テルグリド
販売名（規格）	カバサール （0.25mg、1mg）	パーロデル （2.5mg）	テルロン （0.5mg）
分類	ドパミン作動薬	持続的ドパミン作動薬	選択的ドパミン作動薬
高プロラクチン血症における用法・用量	1回0.25mgから開始 週1回（同一曜日） 就寝前経口 維持量：1回0.25〜0.75mg 1回量上限：1mg	1回2.5mg 1日1回夕食直後 効果をみながら1日5.0〜7.5mgまで漸増（分2〜3）	1回0.5mg 1日2回食後
パーキンソン病における用法・用量	1日1回0.25mgから開始 1日1回朝食後経口 最高用量：1日3mg	1回1.25mgまたは2.5mg 1日1回朝食直後から開始 標準維持量：1日15.0〜22.5mg（分3）	適応なし
特徴 （下線部は3種類とも同じ適応）	乳汁漏出症 産褥性乳汁分泌抑制 高プロラクチン血症排卵障害 高プロラクチン血症下垂体腺腫 パーキンソン病	末端肥大症 下垂体性巨人症 乳汁漏出症 産褥性乳汁分泌抑制 高プロラクチン血症排卵障害 高プロラクチン血症下垂体腺腫 パーキンソン症候群	乳汁漏出症 産褥性乳汁分泌抑制 高プロラクチン血症排卵障害 高プロラクチン血症下垂体腺腫
主な副作用	消化器症状や精神・神経症状 嘔気・悪心（14.3％），嘔吐（3.9％），便秘（3.9％），頭痛（11.0％），めまい（3.6％），ふらつき（2.4％）など	胃腸症状や精神神経症状 悪心・嘔気（12.0％），嘔吐（4.7％），便秘（2.5％），めまい（2.6％），頭痛・頭重感（1.3％），倦怠感（1.6％）など	悪心・嘔気（9.42％），嘔吐（2.46％），便秘（2.32％），ふらつき（1.23％），眠気（1.15％），頭痛（0.96％），倦怠感（0.83％）など

この症例にはこんな対応を

薬剤師 今日の薬は初めて服用する薬ですか？ また，4日分処方されていますが，週1回，曜日を決めて服用するように言われていますか？ ❶

❶
36歳女性で婦人科よりドパミン作動薬のカベルゴリンが処方。こ

201

患者：はい，初めて服用します。週1回月曜日に服用するように言われました。❷

薬剤師：わかりました。医師から吐き気や頭痛などについても聞きましたか？

患者：はい，聞きました。

薬剤師：ありがとうございます。今日の薬ですが，薬の説明書などにはパーキンソン病の記載がありますが，頭の中のドパミンという物質と同じ働きをすることでプロラクチンを下げる効果があります。飲み始めの時期は吐き気や頭痛を感じることが多いといわれていて，服用した日に少し症状を感じるかもしれませんが，週1回頑張って服用を続けていただきたい薬になります。❸ 症状の程度が強ければ他の薬に変更になるかもしれないので，医師に連絡してみてください。次回受診時には吐き気や頭痛，めまいなどがどの程度起きたか医師に伝えてください。

※この会話では触れていませんが，高プロラクチン血症の女性は妊娠しにくくなるため，この患者さんも不妊から婦人科を受診してプロラクチン値が高いことがわかったのかもしれません。不妊により長期間悩んでいたかもしれないことを念頭に置いたうえで対応できれば，より患者さんの心に寄り添った対応ができるかもしれません。

の時点でパーキンソン病関連ではなく，高プロラクチン血症に対しての処方と考えることができます。その場合，「0.25mgから開始，週1回，曜日を決めて服用」なので，連日服用しないためにも，いつ服用するように指示が出ているか確認してみましょう。

❷
週1回服用が確認できました。高プロラクチン血症に対しての処方で間違いなさそうです。

❸
カベルゴリンなどのドパミン作動薬は，悪心・嘔吐などの消化器症状や，頭痛・めまいなどの精神神経症状が起きやすく，特に服用開始時に注意が必要となります。アドヒアランス向上のために，前もって軽度の副作用情報は伝えておいたほうがよいと思います。

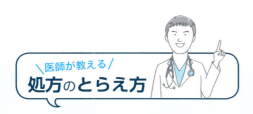

\医師が教える/
処方のとらえ方

　今回のケースでは、カベルゴリン（カバサール®）が若年女性に処方されています。若年女性ですので、乳汁分泌や無月経に関わるものと推測されます。若年女性ではこれらの症状に加え、不妊の原因ともなり、ひどく悩んでいたりうつになってしまったりすることもあります。若年女性がカベルゴリンを服用している場合には、その病気や症状に関してはとてもデリケートな話題であると考えましょう。可能であれば、このような処方には「女性薬剤師が対応する」という配慮もあってよいと感じます。

　このような症状を起こすのは高プロラクチン血症が原因のことが多いですが、解説にもあるように、臨床では薬剤性の高プロラクチン血症にときどき出会います。スルピリド（ドグマチール®）やメトクロプラミド（プリンペラン®）が多いですが、クロルプロマジン（コントミン®）やハロペリドール（セレネース®）などの抗精神病薬でも認めます。なかでもスルピリドは、現時点でこの薬が絶対に必要な病態は多くはありませんが、漫然と処方されている場合があります。基本的には消化器症状にというより、うつ病の初期に対して出すことが多いでしょう。しかし現在、ほかに十分効果のある薬も多いので、「これは副作用？」と思われるケースに出会ったら、医師に上手に伝えて変更をお願いすることは十分可能です。正直、医師のなかでも「絶対この薬でなくてはいけない」と思っている人は多くはないと思います。不定愁訴のような症状に対応するために「ちょっと出してみようか」という程度のことも多いでしょう。

▶薬剤性の高プロラクチン血症の早期発見を

　薬剤性の高プロラクチン血症に早期に気づけるようになることが重要です。表１の薬剤一覧をいま一度確認しましょう。また、意外に気づかれていないのは男性の症状です。男性の性欲低下や勃起障害は、その変化に気づいていても薬との関連かどうかと悩んでいる患者さんは多く、相談しにくいものです。女性化乳房も程度の軽いものだと意外に多くいる印象です。

乳汁分泌があれば医師にも言ってくれますが，女性化乳房の場合，特に男性では本人も「太った影響？」，「老化によるたるみ？」など勝手に解釈していることが多いので，早期発見する一人に薬剤師がなることにはとても大きな意味があります．ぜひ，薬剤師からねらいを定めて聞いてみたり，患者さんが気軽に相談できる雰囲気をつくってください．

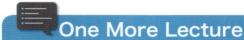

▶ 断乳のためのカベルゴリン処方

　今回は高プロラクチン血症に対するカベルゴリン処方でしたが，授乳中にカベルゴリンが処方される場合があります．それは乳腺炎や乳汁分泌過多などで断乳をする場合です．母乳は赤ちゃんがおっぱいを吸う刺激でより分泌されますが，母乳が詰まったり，細菌感染などで乳腺炎となったりすることがあります．大きな痛みを感じ，我慢しながら赤ちゃんに母乳をあげているお母さんに対して処方されることがあるので，年齢や処方科だけでなく，現在授乳中か，痛みや発熱はあるかなどの情報も，病態を推察するために必要になることも覚えておきましょう．

引用文献

1) 武谷雄二，他・監：プリンシプル産科婦人科学1 婦人科編（第3版）．メジカルビュー社，pp279-282, 2014
2) 日本産科婦人科学会，日本産婦人科医会・編：産婦人科診療ガイドライン 婦人科外来編2017．日本産科婦人科学会，pp186-191, 2017
3) ファイザー株式会社：カバサール，インタビューフォーム（2013年8月改訂，第10版）

17 u-Alb値，Alb/Cre比って？ シルニジピンが追加された理由は？

難易度 ★★☆☆☆

処方箋（内科）／64歳男性

Rp.1	メトホルミン錠（メトグルコ®）250mg 1日3回　毎食後	1回1錠（1日3錠） 30日分
Rp.2	プラバスタチン錠（メバロチン®）10mg 1日1回　夕食後	1回1錠（1日1錠） 30日分
Rp.3	イルベサルタン錠（イルベタン®）100mg トリクロルメチアジド錠（フルイトラン®）1mg シルニジピン錠（アテレック®）5mg 1日1回　朝食後	1回1錠（1日1錠） 1回0.5錠（1日0.5錠） 1回1錠（1日1錠） 30日分

【わかっていること】
- 既往歴：糖尿病，脂質異常症
- 細身だが，タバコが1日30本と多い。
- メトホルミン，プラバスタチンのみ服用していたが，2カ月前の検査で血圧が高めだったためイルベサルタンが追加された。1カ月服用後，トリクロルメチアジドが追加された。そこから1カ月経過した今回，シルニジピンがさらに追加となった。
- 今回，医師より「Alb/Cre比が30以上なので注意が必要」と言われた。
- 検査値：血糖111mg/dL，HbA1c 6.1%，u-Alb 72.1mg/L，Alb/Cre 50.8mg/gCr，肝機能・腎機能は正常値

QUESTION
Q1：u-Alb，Alb/Creとは何の数値でしょうか？
Q2：シルニジピンが追加になった理由は何でしょうか？

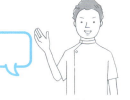

ANSWER

- u-Alb は尿中アルブミン、Alb/Cre はアルブミン指数です。どちらも糖尿病腎症の微量アルブミン尿の確認に使用され、早期発見の指標となります。
- シルニジピンは糸球体の輸出細動脈を拡張することで糸球体内圧を低下させ、尿タンパク抑制効果を発揮します。

今回のケースを振り返って

u-Alb が 30mg/L 以上、Alb/Cre 比も 30mg/gCr 以上ということから早期の糖尿病腎症とわかりました。降圧薬の選択も、慢性腎臓病（CKD）のガイドラインに沿って処方されていることが理解できました。第一選択薬としてアンジオテンシンⅡ受容体拮抗薬（ARB）のイルベサルタンが処方されています。イルベサルタンは海外大規模臨床試験において早期腎症から腎不全期まで幅広く腎保護作用が証明されています。第二選択薬としては、検査値で腎機能は正常と確認されているのでサイアザイド系利尿薬のトリクロルメチアジドが処方されていましたが、u-Alb 値が改善しなかったため、第三選択薬としてタンパク尿抑制効果のあるシルニジピンが追加されたことがわかりました。

現段階で生活習慣を改善すれば透析療法導入を回避することができる状態なので、今後も u-Alb と Alb/Cre 比を確認しながら、薬の重要性とともに食事・運動療法も含め指導していきたいと思います。

▶ はじめに

糖尿病腎症は自覚症状のないまま進行していきます。尿タンパクが明確に陽性となったり、むくみが強いなどの症状は、腎症がかなり進んでから現れる症状です。その前に腎症を発見し、病気の進行を遅らせ、透析開始を先延ばしにすることが重要となります。

▶ u-Alb とは

u-Alb は尿中アルブミン（urine albumin）の略称です。基準範囲は施設によっても違いますが，おおよそ 2.6 〜 16.6mg/L/ 日とされています。検査には 24 時間の蓄尿が必要となります。早期に糖尿病腎症を発見するためには，このアルブミン尿の検査が有効になります。糸球体の障害が進むにつれ，微量アルブミン尿から顕性アルブミン尿に変わります。

一般に糖尿病腎症は血糖コントロールが悪いと糖尿病の発病から 10 年ぐらいで発症するといわれていますが，2 型糖尿病では発病がいつなのか正確にわからないため，糖尿病の患者さんは血糖コントロールが良好な方でも年 1 回は微量アルブミン尿検査を受けることが勧められています。

▶ Alb/Cre（アルブミン / クレアチニン）比とは

Alb/Cre 比はアルブミン指数です。基準値は 10mg/gCr 未満とされています。随時尿で検査します。尿中アルブミンは変動が大きく，運動や尿量，採取時間などにより数値が異なります。また，尿中アルブミンの検査は蓄尿が必要なため日常診療には向かないという欠点があります。そのため，より簡単な方法として，随時尿を用いて尿中アルブミンと尿中クレアチニンを同時に測定し，その比率をみたものがアルブミン指数となります。

糖尿病の患者さんで試験紙による尿タンパクが陰性または＋ 1 程度の陽性の方を対象に，随時尿によるアルブミン指数を測定し，3 回測定で 2 回以上 30 〜 299mg/gCr であれば微量アルブミン尿と判断され，糖尿病腎症の第 2 期と診断されます。

▶ 尿検査（検尿）のいろいろ

尿にタンパク質や血液が出ていないかを検査します。発熱や激しい運動などでも出ることがあるので，1 度検出されたら必ず 2 〜 3 度繰り返して検査し，確認する必要があります。

1. 病院で一般的に行う尿検査

　検出用テープや試薬を使う検査のほかに，尿を遠心分離器にかけて顕微鏡で調べる尿沈渣が行われます。タンパク尿のほかにも糖や潜血，比重，pH，白血球，細菌，腫瘍の有無などのさまざまな異常がわかります。

2. 自己検尿のすすめ

　タンパク尿が出ている患者さんは医師より自己検尿を勧められることがあります。患者さん自身が尿検査を行うことで，毎日の生活のなかで血圧管理や食事療法が上手く行われているか自分でわかります。検査方法は，起床直後の尿を試験紙に1秒程度かけて色の変化で判断します。試験紙はトイレにそのまま流すことができます。

　自己検査用の尿試験紙は薬局やドラッグストアで販売されています（一部，体外診断用医薬品もあり，薬局のみでしか扱えないものもあります）。試験紙の種類には，尿タンパクや尿糖など1種類のみ検査できるタイプや，尿潜血を含めた複数の検査ができるタイプがあります。

3. 蓄尿検査

　尿検査でタンパク尿を指摘されても，発熱や激しい運動をした後などその時々の状況や尿の濃さなどさまざまな要因でタンパク尿の程度は大きく影響され，1回だけの尿検査では正確にはわかりません。そこで，一定時間に出るタンパク尿を正確に測ることが大切です。

　通常，蓄尿検査では1日（24時間）の尿をためます（図1）。蓄尿検査は1日の尿タンパク量を調べるだけでなく，尿中のクレアチニン，ナトリウム，カリウムなどの量も知ることができます。これにより現在の正確な腎機能（24時間のクレアチニンクリアランスなど）や食事療法のチェックを行います。

▶ 糖尿病腎症の病期分類を知ろう

　糖尿病腎症の病期分類を表1に示します。第1期・第2期では自覚症状はほとんどありません。第2期（早期腎症期）ではごく微量のタンパク質（微量アルブミン）が漏れ出てきますが，適切な治療によってタンパク質が漏れ出ない状態に戻すことができます。第3期ではもう少し多くのタンパク質が尿に出

u-Alb値,Alb/Cre比って？シルニジピンが追加された理由は？

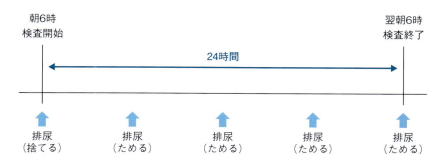

1. 開始時刻（通常，起床時）に完全排尿する。この尿は前日の尿なので廃棄する。
2. これ以降の尿を蓄尿していく。排便時の尿も蓄尿する。
3. 翌朝の同時刻に尿意がなくても排尿し，蓄尿が終了となる。
4. 尿量を記録する。蓄尿の専用容器なら量の記録は不要。
5. 蓄尿された尿の一部を検体容器に取り，受診時に持参する。蓄尿専用容器の場合は全量をそのまま持参する。

図1 24時間蓄尿の方法

表1 糖尿病腎症病期分類2014

病期	尿アルブミン値(mg/gCr)あるいは尿タンパク値(g/gCr)	腎機能・GFR (eGFR) (mL/分/1.73m^2)	有効な治療法
第1期 (腎症前期)	正常アルブミン尿 (30未満)	30以上	血糖コントロール
第2期 (早期腎症期)	微量アルブミン尿 (30〜299)	30以上	厳格な血糖コントロール，降圧療法
第3期 (顕性腎症期)	顕性アルブミン尿 (300以上) あるいは 持続性タンパク尿 (0.5g以上)	30以上	厳格な血糖コントロール，降圧療法，タンパク質制限
第4期 (腎不全期)	問わない	30未満	降圧療法，低タンパク食，透析療法導入
第5期 (透析療法期)	透析療法		透析療法，腎移植

〔糖尿病性腎症合同委員会：糖尿病，57：529-534，2014より〕

てくるようになります（顕性アルブミン）。次第に血圧が上昇し，高血圧によりさらに腎臓が障害されるようになります。第3期ではむくみ，息切れ，食欲不振，満腹感などが，第4期・第5期では顔色が悪い，易疲労感，嘔気・嘔吐，筋強直，筋肉や骨の痛み，手のしびれや痛み，腹痛と発熱などの自覚症状があります。第3期以降では進行を遅らせることはできても，第2期以前の状態に戻すことはできないため，できるだけ早期に糖尿病性腎症を見つけて治療する必要があります。

▶ 糖尿病腎症に対する血糖・血圧・脂質コントロール

1. 血糖コントロール[1,2]

「エビデンスに基づくCKD診療ガイドライン」の2009年版では"厳格な血糖コントロール（目標HbA1c 6.5％未満）は，糖尿病腎症の発症および進行を抑制する（推奨レベルA2）"とされていましたが，同ガイドラインの2018年改訂版[1]では"糖尿病腎症患者におけるHbA1c 7.0％未満の血糖管理は，早期腎症から顕性腎症への進行を抑制するために推奨されるが，顕性腎症期以降の進行抑制に関するエビデンスは不十分である。HbA1c 7.0％未満の血糖管理では低血糖に注意する（推奨レベルB1）"と改訂されています。厳格な血糖管理による末期腎不全への進展，総死亡，心血管疾患発症についてはランダム化比較試験の報告間で相違があり，顕性腎症期以降の患者におけるエビデンスも不十分と考えられているようです。

「糖尿病診療ガイドライン2016」[2]においても"早期腎症における血糖コントロールは腎症の進行を抑制するために有効である（推奨グレードA）"，"顕性腎症における血糖コントロールは腎症の進行を抑制する可能性がある（推奨グレードB）"となっています。ランダム化比較試験による検討などでエビデンスが不十分と考えられていること，また，HbA1c 6.5％未満の厳格な血糖コントロールは死亡率を増加させるとの報告[3]などから，糖尿病腎症第3期（顕性腎症）以降の推奨グレードが下がっているようです。

2. 血圧コントロール

「糖尿病診療ガイドライン2016」[2]では"糖尿病腎症に血圧コントロールはすべての病期で有効である（推奨グレードA）"とされています。血圧を低下

させることで微量アルブミン尿，タンパク尿といった腎症の発症・進展の抑制，末期腎不全や透析導入などの腎死が抑制されることがわかっているため，糖尿病腎症の病期にかかわらず，血圧コントロールは腎症進展抑制のために重要と考えられています。

糖尿病腎症における血圧コントロールの第一選択薬には，レニン・アンジオテンシン系（RAS）阻害薬であるアンジオテンシン変換酵素（ACE）阻害薬およびARBが推奨されています（推奨グレードA）[2]。ACE阻害薬またはARBには降圧作用以外に微量アルブミン尿または尿タンパクを減少させる効果があるからです[4]。一方，ACE阻害薬とARBの併用については単剤投与と効果が同等，むしろ有害事象が増えたと報告されています[5]。そのため，原則的には2種類以上のRAS阻害薬の併用は推奨されず，使用する場合には注意深い観察が必要と考えられています。

大血管疾患予防についてはカルシウム（Ca）拮抗薬の有用性が示されており，糖尿病合併高血圧の腎保護と大血管疾患予防にはRAS阻害薬とCa拮抗薬の有用性が確認されています。Ca拮抗薬のなかでもシルニジピンやアゼルジピンなどは，糸球体の輸出細動脈を拡張させることで糸球体内圧を低下させ尿タンパク抑制効果を示すため，糖尿病腎症の患者では処方される場合が多くなっています。

糖尿病を合併する高血圧患者における降圧薬選択のフローチャートを図2に示します。

3. 脂質コントロール

「糖尿病診療ガイドライン2016」[2]では"糖尿病性腎症における脂質コントロールは，腎機能の低下がない腎症の進行抑制に対して有効である（推奨グレードB）"とされています。スタチン，フィブラートともにアルブミン尿抑制効果を示す可能性がありますが，糖尿病腎症への脂質コントロールに関するエビデンスは乏しく，エゼミチブも含めた臨床試験の集積が必要と考えられています。

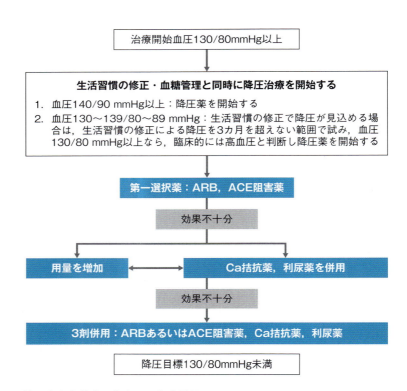

図2 糖尿病を合併する高血圧の治療計画
〔日本高血圧学会高血圧治療ガイドライン作成委員会・編：高血圧治療ガイドライン2014. 日本高血圧学会, p78, 2014より〕

u-Alb値，Alb/Cre比って？シルニジピンが追加された理由は？

この症例にはこんな対応を

薬剤師 血圧の薬がさらに追加になりました。医師から説明はありましたか？❶

患者 検査をしてu-AlbとAlb/Creという数値が高かったので，薬を追加すると言われました。❷

薬剤師 なるほど。数値はどれくらいだったのですか？また血糖値やHbA1cの値はどれくらいでしたか？

患者 （検査結果の用紙を確認して）u-Albが72.1mg/L，Alb/Creが50.8mg/gCr，血糖値が111mg/dL，HbA1cが6.1％でした。今回，医師よりAlb/Cre値が30以上なので注意が必要と言われました。

薬剤師 教えていただいてありがとうございます。

　　　血糖値のコントロールは上手くいっているようですね。ただ，尿のなかに微量のタンパク質が出ている状態です。判断の基準としては，Alb/Creという値が30mg/gCr以上であれば，腎臓を守る目的で血糖と血圧をしっかり下げる必要があると考えられています。

　　　尿に微量のタンパク質が出ている状態は，現段階では血糖と血圧を管理することでタンパク質が出ない状態に戻すことができると考えられていますが，もっと悪くなってしまった場合，戻らないといわれています。将来的に透析が必要になる状態とならないためにも，いまから血糖と血圧はしっかりとコントロールする必要があります。

❶ ここ2カ月でイルベサルタン，トリクロルメチアジド，シルニジピンが追加されています。降圧作用目的というより臓器保護目的で追加されていることが考えられます。

❷ u-AlbやAlb/Creは糖尿病腎症の指標となる数値です。Alb/Creは受診した時の随時尿で検査できますが，u-Albは24時間蓄尿が必要となります。以前に尿試験紙でタンパク尿が陽性と出ていたので，今回受診時に蓄尿検査をする予定となっていたと考えられます。

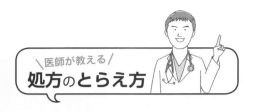

　今回の処方は，糖尿病の患者さんで血圧の薬が追加となっています。「降圧薬が複数種類処方されている」ことに気づくことが重要ですし，そのような側面から考えることができるということを知りましょう。このような場合には，**①高血圧の程度がひどくて降圧薬が複数必要**，**②厳格な血圧コントロールが必要な病態**の2つが予測されます。

　①で明確な高血圧を来す病名がない場合は二次性高血圧の検索が必要なのですが，されていないことが多いと感じます。「高血圧の原因は検査されていますか？」と患者さんに聞いてみて，もし検査していないようであれば，次回の受診時に患者さんから医師に「複数の血圧の薬を飲まなくてはいけない2次的な原因があったりしないですか？」とやんわり聞いてみることを提案してみてもよいと思います（いきなり「二次性高血圧の精査はされましたか？」なんて疑義照会はしないようにしましょう）。二次性高血圧としては，原発性アルドステロン症や褐色細胞腫などの内分泌疾患，腎血管性高血圧などの血管疾患，睡眠呼吸障害（睡眠時無呼吸症候群），薬剤誘発性高血圧などがあり，それらを治療することが血圧コントロールにつながります。

　②は重篤な心血管系疾患がある場合で，大動脈解離や大動脈瘤，重症の心筋梗塞などで心機能が大きく落ちている場合などになりますが，最も多い理由は「糖尿病患者で腎症を伴う場合」，つまり今回の症例となります。かかりつけ薬剤師としては頻度から「糖尿病性腎症かな」とすぐに思うところですが，①や②の他疾患についても何回かのやりとりで確認する癖をつけましょう。

　②の場合はちょっと注意が必要です。というのも，実際にはそれほどひどい高血圧ではない患者に複数の降圧薬が入りますので，副作用が起こりやすくなります。自宅での血圧の測り方がイマイチで血圧が高めと判断されている場合も多く，低血圧で倒れてしまう患者さんがいらっしゃいますので，正確な血圧測定の指導・サポートをお願いします。また，このよう

な患者さんでは，ちょっと体調が悪くて十分な水分や食事がとれない場合に低血圧症状が出やすいだけではなく，腎前性腎不全となって腎機能が大きく悪化しやすいのです。肺炎や尿路感染症などを起こした場合に受診が遅れ，急性腎不全，高カリウム血症となってしまった例も見かけます。適切な受診勧奨の指導・サポートもお願いします。

▶高齢者の糖尿病治療と降圧目標

さて，今回の処方推論をきっかけにもう一つ勉強してみてほしいことがあります。それは「高齢者の糖尿病治療」です。高齢者に関するエビデンスはまだまだ十分ではありませんが，高齢者の糖尿病治療を非高齢者と分けて考える必要があります。「高齢者高血圧診療ガイドライン2017」[6]では次のように記載されています。

> ・65〜74歳には140/90mmHg以上の血圧レベルを降圧薬開始基準として推奨し，管理目標140/90mmHg未満にする。75歳以上では150/90mmHgを当初の目標とし，忍容性があれば140/90mmHg未満を降圧目標とする。
> ・糖尿病，蛋白尿を有する慢性腎臓病（CKD），脳心血管病既往患者では，年齢による降圧目標よりも高値の血圧値を降圧薬開始基準とする。降圧目標もまず年齢による降圧目標を達成する。忍容性があれば過度の降圧に注意してより低い値を目指すことが推奨される。

簡単に言ってしまえば，「ひとまず高齢者では血圧140/90mmHg以下であればかなりいい感じで，副作用には細心の注意を」ということです。高齢者の糖尿病治療では，かかりつけ薬剤師のサポートがとても重要と感じます。

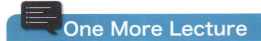

▶ 糖尿病腎症患者の食事・生活上の注意点

糖尿病腎症に対する食事や生活指導の基準を表2に示します。

1. タンパク質

糖尿病腎症にタンパク質摂取制限は有効である可能性があります[2]。ただし，有効性を検討した試験の試験期間，タンパク質摂取制限の程度，対象患者の腎症病期などが一定していないためエビデンスレベルが低く，今後の臨床試験の集積が必要と考えられています。

2. 食塩

食塩の摂取制限が推奨されています[2]。糖尿病腎症における食塩摂取制限は血圧を低下させるとともにRAS阻害薬の腎保護効果を増強するため有効であると考えられます。食塩感受性が亢進している微量アルブミン尿期以降では特に食塩摂取制限が重要ですが，極端な食塩摂取制限は逆に末期腎不全や死亡を増加させる可能性があると考えられています。

3. カリウム

血清カリウム値を4.0～5.5mEq/Lに管理すると総死亡やCKD発症のリスクが低下するとされています。海外データにおいて，カリウム値が4.0mEq/L未満および5.5mEq/L以上で総死亡のリスクが大幅に上昇したとの複数の報告があります[1]。

4. 喫煙

喫煙歴や喫煙本数とCKD進展の関連を評価した複数の研究において，「現在喫煙」がリスクを有意に上昇させていたとの報告，喫煙本数が多いほどリスクを有意に上昇させていたとの報告があります[1]。

今回の患者さんもタバコが1日30本と確認できました。まずは1日の喫煙本数から減らし，将来的には禁煙し，腎臓に負担をかけない生活を心掛けてもらう必要を感じた症例でした。

u-Alb値,Alb/Cre比って?シルニジピンが追加された理由は?

表2 糖尿病腎症生活指導基準

病期	食事 総エネルギー kcal/kg 体重*1/日	タンパク質	食塩相当量	カリウム	運動	治療,食事,生活のポイント
第1期 (腎症前期)	25〜30	20%エネルギー以下	高血圧があれば6g未満/日	制限せず*2	・原則として糖尿病の運動療法を行う	・糖尿病食を基本とし,血糖コントロールに努める ・降圧治療 ・脂質管理 ・禁煙
第2期 (早期腎症期)	25〜30	20%エネルギー以下	高血圧があれば6g未満/日	制限せず*2	・原則として糖尿病の運動療法を行う	・糖尿病食を基本とし,血糖コントロールに努める ・降圧治療 ・脂質管理 ・禁煙 ・タンパク質の過剰摂取は好ましくない
第3期 (顕性腎症期)	25〜30	0.8〜1.0 g/kg体重/日	6g未満/日	制限せず(高カリウム血症があれば<2.0g/日)	・原則として運動可 ・ただし病態によりその程度を調節する	・適切な血糖コントロール ・降圧治療 ・脂質管理 ・禁煙 ・タンパク質制限食
第4期 (腎不全期)	25〜35	0.6〜0.8 g/kg体重/日	6g未満/日	<1.5g/日	・原則として運動可 ・ただし病態によりその程度を調節する	・適切な血糖コントロール ・降圧治療 ・脂質管理 ・禁煙 ・タンパク質制限食 ・貧血治療
第5期 (透析療法期)	血液透析(HD):30〜35	0.9〜1.2 g/kg体重/日	6g未満/日	<2.0g/日	・原則として運動可 ・ただし病態によりその程度を調節する	・適切な血糖コントロール ・降圧治療 ・脂質管理 ・禁煙 ・透析療法または腎移植 ・水分制限(血液透析患者の場合,最大透析間隔日の体重増加を6%未満とする)
	腹膜透析(PD):30〜35	0.9〜1.2 g/kg体重/日	PD除水量(L)×7.5+尿量(L)×5(g)/日	原則制限せず		

*1:標準体重 *2:高血圧合併例では6gに制限する

〔日本糖尿病学会・編著:糖尿病治療ガイド2018-2019.文光堂,p88-89,2018より〕

引用文献

1) 日本腎臓病学会・編：エビデンスに基づく CKD 診療ガイドライン 2018．東京医学社，2018
2) 日本糖尿病学会・編著：糖尿病診療ガイドライン 2016．南江堂，2016
3) Shurraw S, et al : Association between glycemic control and adverse outcomes in people with diabetes mellitus and chronic kidney disease: a population-based cohort study. Arch Intern Med, 171 : 1920–1927, 2011
4) Katayama S, et al : Low Transition rate from normo- and low microalbuminuria to proteinuria in Japanese type 2 diabetic individuals: the Japan Diabetes Complications Study（JDCS）. Diabetologia, 54 : 1025–1031, 2011
5) Yusuf S, et al ; ONTARGET Investigators : Telmisartan, Ramipril or both in patients at high risk for vascular events. N Engl J Med, 358 : 1547–1559, 2008
6) 楽木宏実, 他；日本老年医学会「高齢者の生活習慣病管理ガイドライン」作成ワーキング：高齢者高血圧診療ガイドライン 2017．日本老年医学会雑誌，54（3）：1–63, 2017

18 婦人科から男性に処方… 受診理由，処方目的は？

難易度 ★☆☆☆☆

処方箋（婦人科）／33歳男性

Rp.1　トコフェロール酢酸エステル錠（ユベラ®）50mg　1回1錠（1日3錠）
　　　1日3回　毎食後　30日分
Rp.2　ツムラ補中益気湯エキス顆粒（医療用）　1回2.5g（1日7.5g）
　　　1日3回　毎食前　30日分

【わかっていること】
・奥様が代理で来局。
・婦人科より男性に対しての処方箋で，今回が初めての処方。
・初回アンケートには病名などの記載なし。

QUESTION
今回の処方は，何を目的に処方されたのでしょうか？

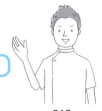

ANSWER

▶ 年齢や処方科より，男性不妊症に対しての処方で，精子数の減少と運動率の低下を改善するための治療と考えられます。

今回のケースを振り返って

今回は婦人科の処方箋であったため，男性不妊症の治療と気づくことができました。補中益気湯やユベラ®を継続してもはっきり効果があるとは限りませんが，とにかくまずは3カ月，指示どおり服用を継続してもらうことが大切です。

不妊治療は女性だけでなく男性もかなり精神的にストレスを抱えている場合が多く，薬局では配慮が必要です。男性不妊の原因には遺伝的な要因や精神的な部分，夫婦間の性生活なども関係してくることなので，あまり踏み込んで聞かないほうがよいように感じました。患者さんと薬剤師が同性だと，医師には聞きにくいことや不安なことがあった場合に話をよく聞くことで患者さんの安心感につながるのではないかと思います。

▶ 男性不妊症の病態とは？

今回のケースは，処方薬のみではなぜ受診したのかを推察することは難しいのですが，受診した科が婦人科ということ，33歳の男性に処方されているということより，男性不妊症に対しての処方と考えることができると思います。

不妊症とは，生殖可能な年齢の夫婦が通常の性行為を継続しているにもかかわらず，一定期間（約1年）[*1]を過ぎても妊娠に至らないものとされており，男性側に原因があるものを男性不妊症といいます。

1. 原因

男性不妊症の原因（表1）には先天性と後天性のものがあります。先天性の

[*1] 一定期間は，以前は2年が一般的でしたが，2015年8月に日本産科婦人科学会より1年に短縮という決定がされました。

表1 男性不妊症の主な原因と症状

無精子症	精液中に精子が1匹もいない
乏精子症	精液中に精子は確認できるが，その数が少ない
精子無力症	精子の数は正常だが，精子の運動率が悪い
精索静脈瘤	睾丸上部に流れる静脈が腫れやうっ血を起こし，精子異常や精巣萎縮につながる状態
閉塞性無精子症	精管の一部が詰まるなど癒着して精子が運ばれない
先天性精管欠損	生まれつき精管がなく，精子が精巣内に閉じ込められている
膿精液症	前立腺や精嚢などの炎症が原因で精液中に白血球が増え，精子の運動数が低下する
無精液症	精液が作られない
逆行性射精	精液が尿道に送られず，膀胱に逆行する
勃起不全	十分な勃起がない，または勃起状態が維持できない
膣内射精障害	膣内で射精することが困難

ものは，遺伝的要因や発育時期に受けた影響で性欲減退や勃起不全などの性機能不全となる事が考えられます。

原因は後天性のものがほとんどと考えられています。約90％が造精機能障害で，**ストレスやアルコール，喫煙，肥満，糖尿病，薬の影響，精巣の損傷や機能障害，精子を作る過程や射精に関するトラブル**などさまざまな原因により造精機能が障害され，**精液量や精子数，精子の運動数，奇形率**などに影響が出ると考えられています。

精子は一度の射精で出る精液に約1〜4億個含まれていますが，子宮の前で99％が死滅し，子宮内に到達するのは数十万個以下，さらに卵子の周囲まで到達するのは数百個以下，最終的に卵子と出会うのはたった1個です。そのため精子数が少なかったり運動数が低いと受精する確率は下がってしまうので，受精するためには精子の「質」が重要となります。

2. 検査

染色体検査や，精巣の機能を調べるためのホルモン検査もありますが，基本は精液検査です。精子量，精子濃度，運動率，精子の形態（奇形数）などの状態を検査機器や目視にて測定します。

▶ 男性不妊症の治療法

原因に応じて，内科的治療（薬物療法）や外科的治療（手術）が行われます。

1. 性機能障害の治療

(1) 抗うつ薬

射精時に精液が膀胱に逆流する逆行性射精の症例に三環系抗うつ薬（アモキサピン）が用いられることがあります。

(2) PDE5阻害薬

勃起不全が不妊原因の一つである場合にPDE5（ホスホジエステラーゼ5）阻害薬（シルデナフィル，バルデナフィル，タダラフィル）が用いられます。

(3) 射精障害に対する治療

誤ったマスターベーションに慣れているために性交時に射精できない場合，器具を用いてマスターベーションの方法を矯正できるか試みます。矯正できない場合などには人工授精が選択されることもあります。

2. 軽度〜中程度の造精機能障害の治療

(1) 生活習慣など男性不妊の原因となりうる要因の除去

精子形成や射精を障害する可能性のある薬剤，喫煙，過度のアルコール摂取などを中止します。また，精巣は体温より2℃程度低い温度でより良い精子を作るので，長時間高温状態となるような熱めの入浴やサウナなどは避けたほうがよいといえます。

(2) 非内分泌療法

漢方薬やビタミン剤，血流改善薬などが用いられます。統計学的に精液所見や妊娠率の改善に対する明確な有効性が示された治療法は少なく，経験的治療が主体となっています。

①よく処方される漢方薬
・虚証タイプ：補中益気湯，八味地黄丸，牛車腎気丸，十全大補湯，桂枝加竜骨牡蛎湯
・実証タイプ：柴胡加竜骨牡蛎湯，桂枝茯苓丸

　なかでも補中益気湯*2 の使用実績が多く，精子濃度や運動数改善に関するデータが報告されています．八味地黄丸や牛車腎気丸はデータが安定していないようです．

②よく処方されるビタミン剤，血流改善薬
・トコフェロール酢酸（ユベラ®）
・メコバラミン（メチコバール®）
・カリジノゲナーゼ（カルナクリン®）

　血液の循環を改善し，代謝改善や精子の運動能力の改善を促す作用を期待して処方されます．

(3) 内分泌療法（Case22 も参照）

①クロミフェン（クロミッド®）

　抗エストロゲン薬で，通常は女性の排卵誘発剤として使用されています．視床下部のエストロゲン受容体に競合的に結合して，エストロゲンによるネガティブフィードバックを抑えます．その結果，下垂体からの卵胞刺激ホルモン（FSH）と黄体形成ホルモン（LH）の分泌が亢進し，テストステロン分泌の増加や精子形成機能の改善が期待できます（図1）．

②hMG（FSH）-hCG療法*3

　ホルモン検査でLHやFSHが低い場合は低ゴナドトロピン性性腺機能低下症と判断され，hMG（FSH）-hCG療法（自己注射）が行われます．週に2～3回，筋肉注射で投与します．

③その他

　Case16でも紹介しましたが，男性でも高プロラクチン血症と診断されるこ

---

*2　病後の気力低下や全身倦怠感に対して有効とされている補気剤とよばれる漢方薬です．ナチュラルキラー（NK）細胞の活性化作用や栄養状態の改善作用を介して生体防御を向上させることが報告されています[1]．また，酸化ストレスを軽減させるため[2]，男性不妊に対しても効果があることが報告されています[3-6]．

*3　hMG（ヒト閉経後ゴナドトロピン）はホルモンの一種で，FSHとLHが含まれた成分です．一方，hCG（ヒト絨毛性ゴナドトロピン）には卵胞を破裂させ排卵を促す働きと黄体を形成する働きがあり，基本的にはLHと同じような働きをしています．

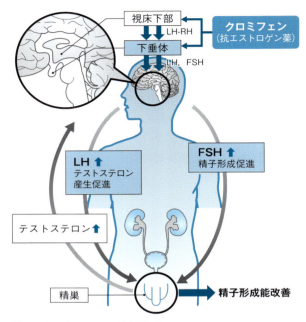

図1　クロミフェンの作用機序

とがあります。高プロラクチン血症では性欲の低下やインポテンツなどの性機能障害がみられる場合があります。治療薬としては，カベルゴリン（カバサール®）などドパミン作動薬の内服薬が処方されます。

3. 高度の精液性状低下，無精子症の治療

(1) 精巣精子採取術＋顕微授精

　さまざまな方法を試みても精液から精子を回収できない場合に行われます。精巣組織の一部を採取，または精巣を体外に取り出し手術用顕微鏡を用いて精子を採取し，顕微授精法により卵子と受精させます。

(2) 精路再建手術

　精子の通り道に閉塞がある場合に，その部分を取り除いて通路を再建します。

(3) 非配偶者間人工授精

　前述の治療を行っても妊娠に至らない場合，夫以外の精子提供者の精子を用いた人工授精を考慮することもできます。

婦人科から男性に処方…受診理由，処方目的は？

この症例にはこんな対応を

[薬剤師] 今日は1カ月分処方されていますが，初めて服用されるお薬ですか？ また，旦那様のお薬でしょうか？❶❷

[患者] 初めて処方されました。夫の薬です。

[薬剤師] わかりました。薬の説明のために必要な情報なので教えていただきたいのですが，不妊治療で受診されたのでしょうか？❸

[患者] はい。

[薬剤師] 教えていただいてありがとうございます。
今日はビタミンEと漢方が処方されています。ビタミンEは抗酸化作用や血行改善効果があり，精子の質を改善する効果が期待されています。それ自体が直接的に精子量や精子濃度，運動率，精子の形態（奇形数）などを劇的に改善するものではありませんが，飲んでみる価値は十分あると思います。また，補中益気湯も不妊治療ではよく用いられる漢方です。精子濃度や精子運動数の改善効果を期待して処方されています。食前服用で出ていますが，忘れたら食後でも構わないので，1日3回で継続して服用してください。❹
ご存知のように，これらの薬だけ飲めば安心というものではありません。日々の疲れやストレスをためない，過度のアルコールや喫煙は避けるなど，日常の生活習慣も関連は指摘されています。そして何よりタイミングの問題

❶
33歳男性に婦人科からの処方です。処方内容より不妊治療で受診した夫婦と推察できます。女性の性周期にあわせての受診となることが多いので，1カ月処方が基本になると思います。以前から継続しているのか初めて受診して処方されたのか確認してみましょう。

❷
妻への処方はありませんでした。不妊治療の場合，明らかな原因がわかっている場合は夫のみ治療ということがあるかもしれませんが，多くの場合は夫婦ともに治療することが多いので，妻も病院で何らかのホルモン注射を受けている可能性はあります。

❸
聞きにくいことでも，質問の必要性を伝えると教えてくれる場合も多くなると思います。

❹
夫に処方が出たということは，精液検査（精子数や運動率，奇形数の検査）をして数値が低かったので，精子の状態を改善するために処方されたと考えられます。服用継続することで徐々に状態を改善させるための薬なので，普段の生活で効果を実感することはないと思われますが，服用は続けるように伝える必要があります。

> 題も大きいです。…とは言っても，不妊治療はストレスを感じることも多いかと思います。女性側だけで悩みを抱え込まず，男性側の理解を得ることが重要といわれています。夫婦間でどのようにしたいかをお話しされる時間があると，女性側の負担も軽減されるのではないでしょうか。

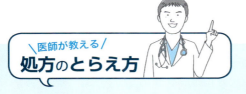

医師が教える 処方のとらえ方

　不妊治療に関する相談は総合診療医もときどき出会います。当然ですが，直接採卵などに関わったり精子数をチェックしたりするわけではありません。女性の患者さんであれば，不妊の原因検索で潜在性甲状腺機能低下症が見つかったので治療してほしい，男性の患者さんでは，今回の処方のように漢方薬など内科的な薬を出してほしいという相談を婦人科から受けます。

　その際に感じるのは，特に女性のほうがぐったりしていることが多い印象です。なかなか妊娠できないことに対する不安やストレスが極度にたまっているのでしょう。甲状腺ホルモンを処方する場合も，亢進症に傾かないように細心の注意を払います。そして，血液検査の微妙なホルモン値に一喜一憂する姿をみると，言葉を丁寧に選ぶことの大切さを感じます。うつの患者に「がんばれ」と言ってはいけないのと同じように，不妊治療中の女性に対しても「がんばれ」という言葉には注意しましょう。というより，現在どんな病気をもっている方でも「がんばれ」という言い方をするのは良いとはいえません。つい言いたくなるかもしれませんが，患者さんという立場の方はどんなときでも，すでにがんばっているのです。また，「過度にストレスにならないようにしましょう」なんて言葉もつい言いたくなるのですが，不妊治療中の女性は医師からかなり言われていて，「そんなこと

わかってる！」となってしまいます。不妊治療中はすでに医師からたくさんの情報をもらっていますから，不妊を解決するための細かい説明をするよりは，「薬に関してお困りのことはないですか？」くらいにして，傾聴に徹することが重要です。

　さて，そんな不妊治療中の女性患者さんに「ところで，ご主人はきちんと精子の数や運動能を検査したのですか？」と聞くと，かなりの確率でしていません。「旦那に言っても忙しいとか大丈夫だとか，なかなか受診してくれなくて…」というケースがとても多いと感じます。今回の処方例のように薬は出ていることが多いですが，精子の詳細な検査をしている男性は多くはありません。そのような場合には次のように説明しています。

　『不妊の原因は何でも女性のせいにしがちですが，データ上は半々です。でも男性は精子が出ているのを自覚しているので，自分が不妊の原因とは考えにくい傾向があります。また，そのための検査が恥ずかしいと思っている男性は多いですね。受診したら"目の前で射精しろ"と言われるのでは…なんて考えてしまっています。この薬でもうまくいかないようでしたら，ご主人もしっかり検査をしてもらうといいですよ。"女性だって検査は恥ずかしいのよ"と言ってあげましょう。ネットで調べると男性不妊に関しても情報がたくさんありますから，ご主人と一緒にご覧になるとよいと思います』。

　そして，男性不妊のパンフレットなどがあったら一緒にお渡しするとよいでしょう。女性はすでに十分知識があることが多いです。

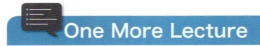

▶ 精索静脈瘤は左側に多い

　精索とは，精巣の動脈，静脈，リンパ管と精管がまとまっている筒状の部分を指します。一般男性の10〜15％に精索静脈瘤があるといわれ，男性不妊症患者の40％程度に認められています。また，精索静脈瘤は90％以上が左側の陰嚢に起こるといわれています。これには右精索静脈と左精索静脈の下大静脈への合流地点が違うことが大きく関与しています（図2）。

　右精索静脈は直接，下大静脈とつながっていますが，左精索静脈は左腎臓の腎静脈に垂直に合流してから下大静脈につながっています。また，左腎静脈は大動脈と上腸間膜動脈という血管に挟まれています。左腎静脈が2本の動脈に挟まれ圧迫されると血流障害を起こし，血液が左腎静脈や左精索静脈に逆流

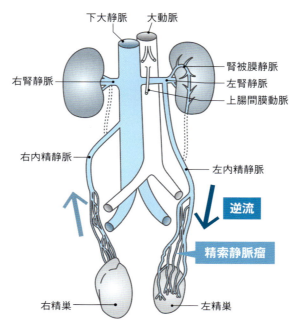

図2　精索静脈瘤

してしまうことがあります（ナットクラッカー現象）。この血液の逆流により弁が壊され，精索静脈瘤が発生してしまうと考えられています。

　精索静脈瘤ができると血流障害により腫れが発生して精索を圧迫し，睾丸温度の上昇を引き起こします。精巣は体温より2℃ほど低い温度でよく機能するため，睾丸温度の上昇は造精機能に悪影響を及ぼします。多くの場合，自覚症状はありませんが，程度が重くなると陰嚢部や下腹部の重圧感，不快感，鈍痛が起こります。

　精索静脈瘤は手術適応の病態ですが，手術を希望しない場合や軽度の場合に，その状態を漢方の瘀血と考え，桂枝茯苓丸を投与して良好な改善成績が得られたため，現在もよく処方されています[7]。桂枝茯苓丸で効果がなかった場合は，桃核承気湯に変更するか，サプリメントでコエンザイムQ10を補います。

▶ 不妊治療中の精神的ストレス

　不妊治療は夫婦ともに精神的ストレスを抱えている場合が多く，薬局での対応にも配慮が必要になります。例えば，女性は家族や勤務先でかけられる言葉や，毎月変わらず来る生理が大きな精神的負担となり，何らかの対応は継続しているにもかかわらず子供を授からないことへのストレスが時間の経過とともに大きくなると思います。また，男性は自分の精子に異常があるというショックや治療を行うことの恥ずかしさに加え，妊娠を希望する妻の精神的サポートなどの負担がかかってきます。

引用文献

1) 大野修嗣：漢方薬「補中益気湯」のNatural-Killer細胞活性に及ぼす影響．アレルギー，37：107-114, 1988
2) 赤松浩彦, 他：補中益気湯の活性酸素に及ぼす影響．和漢医薬学雑誌, 15：348-349, 1998
3) 平松正義：男性不妊患者に対する柴胡加竜骨牡蛎湯, 補中益気湯治療の経験．漢方医学, 17：246-248, 1993
4) 李 萍, 他：男性不妊における補中益気湯の臨床効果について．産婦人科の進歩, 48：406-410, 1996
5) 秋山道之進, 他：男性不妊症患者に対する補中益気湯の使用経験．西日本泌尿器科, 59：442-446, 1997
6) 風間泰蔵：男性不妊．Current Therapy, 6：1683-1686, 1988
7) 石川博通, 他：精索静脈瘤に対するツムラ桂枝茯苓丸の効果．漢方医学, 10：27-29, 1992

19 多発性嚢胞腎の患者にカンデサルタンのみ処方…？

難易度 ★★☆☆☆

処方箋（内科）／39歳女性

Rp.1　カンデサルタン シレキセチル錠（ブロプレス®）4mg
　　　　　　　　　　　　　　　　　　　　1回1錠（1日1錠）
　　1日1回　朝食後　　　　　　　　　　30日分

【わかっていること】
- 処方はカンデサルタン錠4mgのみ。2カ月ほど前から服用している。
- 多発性嚢胞腎と診断済みであることを聴取で確認。
- 併用薬なし，副作用歴なし，アレルギー歴なし

QUESTION
Q1　多発性嚢胞腎とはどのような病態でしょうか？
Q2　多発性嚢胞腎に対して，他にはどんな治療薬が用いられるでしょうか？

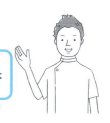

ANSWER

▶ 多発性嚢胞腎とは，腎臓に嚢胞が多発し，腎臓の機能が徐々に障害されていく遺伝性の疾患です。高血圧症を合併することが多く，腎機能障害の進行抑制を目的とする降圧療法が推奨されています。

▶ 嚢胞に水が溜まり腎臓容積が大きくなった場合にはトルバプタンの処方が推奨されています。

解説の前に 今回のケースを振り返って

　多発性嚢胞腎という病名を初めて聞き，調べてみると，かなり早い段階で透析が必要になる重大な病態でした（透析導入の平均年齢は男性52.3歳，女性54.5歳）。この病気になる方のほとんどは両親のどちらかが同じ病気であり，かなり幼い頃から腎臓の検査のために腎臓内科にかかっているものと考えられ，また，多くは親が透析療法を受けていて大変さを間近で見ているので，自身の将来を考え落胆しているかもしれません。しかし，すべての患者さんで透析療法が必要になるとは限らず，また日常生活で注意してもらうことはあるものの特に制限を受けることなく生活できますので，薬剤師として，血圧や体調変化を確認しながら薬と食事のアドバイスで健康管理をサポートしていければ，少しでも安心して日常生活を送ってもらえるのではないかと思いました。

▶ 多発性嚢胞腎ってどういう病気？

　両方の腎臓にできた多発性の嚢胞（水の溜まった袋）が徐々に大きくなり，進行性に腎臓機能が低下する遺伝性の腎臓疾患です。尿細管の太さを調節するPKD遺伝子の異常が原因で起こります。多くは成人になってから発症し，60歳までに約半数が末期腎不全に至ります[1]。

　常染色体優性遺伝で，男女差はありません（図1）。夫婦のどちらかが病気の遺伝子をもっていると50％の確率で遺伝します。

　2015年1月に施行された「難病の患者に対する医療等に関する法律」（難病

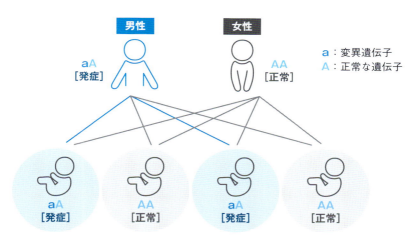

常染色体優性遺伝の場合，子どもは両親のどちらか一方から受け継いだ遺伝形質を発現する。どちらか一方の親が発病者の場合，子どもが発病者になる確率は50％となる。

図1 常染色体優性遺伝とは

法，平成26年法律第50号）に基づき指定される指定難病（難病医療費助成制度の対象疾病）の一つとされています。

1. 症状

(1) 自覚症状

多くの場合は，30〜40歳代まで無症状で経過します[2]。受診の原因になった自覚症状として，肉眼的血尿（31％），側腹部・腰背部痛（30％），家族に多発性嚢胞腎患者がいる（11％），易疲労感（9％），腹部腫瘤（8％），発熱（7％），浮腫（6％），頭痛（5％），嘔気（5％），腹部膨満（4％）があげられます[3]。

慢性の痛みは，腎臓が大きくなることによって腎臓を被っている膜が伸ばされるために起こります。大きくなった腎臓や肝臓を触れることもあります。進行すると，腹部圧迫症状として腹部膨満感や食欲不振などを認めます。

(2) 腎機能の低下

最も大きな問題の一つは，進行性の腎不全です。60歳で約50％の患者で透析が必要となります[1]。

2. 合併症

(1) 高血圧
　本態性高血圧に比べ，多発性嚢胞腎では20〜30歳代など若年から発症することが多くあります。嚢胞が大きくなる前や腎機能が正常のときから現れ，健康診断で高血圧を指摘されて多発性嚢胞腎と診断されることも少なくありません。

(2) 肝嚢胞
　女性，特に経産婦で肝嚢胞が大きくなる傾向があります。通常，無症状で肝機能障害を伴うことはありませんが，まれに巨大な多発性嚢胞肝になり，著しい腹部膨満を呈することがあります。

(3) 嚢胞出血
　痛みは鋭く，限局性で突然発症します。嚢胞の急激な増大と腎被膜の伸展により嚢胞壁の細血管が破れることで起こると考えられています。

(4) 嚢胞感染
　高熱，腹痛を認めた場合に疑われます。嚢胞感染の場合が多いですが，尿路感染や腎実質の感染を伴う場合もあり，尿路感染の場合には膿尿を伴います。難治性となり再燃を繰り返すこともあり，通常の抗菌薬治療に反応しない場合や再燃を繰り返す場合は，嚢胞の穿刺排液も考慮されます。

(5) 尿路結石
　突然の痛みと血尿を認めます。多発性嚢胞腎の20％に合併すると考えられています。

(6) 脳動脈瘤
　多発性嚢胞腎では未破裂脳動脈瘤の罹患率が高く，破裂した場合にはくも膜下出血となり，生命予後に大きく影響するため，脳動脈瘤のスクリーニングが推奨されています。特に脳動脈瘤やくも膜下出血の家族歴がある場合の罹患率は他と比べ有意に高くなっているので，家族歴の確認が重要となります。また，多発性嚢胞腎では若年から脳動脈瘤発生の危険があり，腎機能が正常，血圧が正常範囲であるにもかかわらず破裂し，くも膜下出血が起こっていると報告されていて，腎機能などから動脈瘤の破裂を予測することは困難と考えられています。

(7) その他
　他臓器（膵臓，脾臓，くも膜など）の嚢胞や僧帽弁逸脱症，大腸憩室，鼠

径ヘルニアなども合併することがあります。

▶ 多発性嚢胞腎の治療と予後

1. 治療
　根本的治療はありません。症状の進行を抑制する目的で降圧療法, 飲水, トルバプタンの処方が行われ, 腎機能障害には腎機能保護を目的とした保存的治療, 末期腎不全には透析療法や腎移植が行われます。

(1) 降圧療法
　カルシウム拮抗薬や利尿薬では, アンジオテンシン変換酵素(ACE)阻害薬やアンジオテンシンⅡ受容体拮抗薬(ARB)などのレニン・アンジオテンシン系阻害薬などに比較して腎機能を悪化させる可能性が示唆されていましたが,「エビデンスに基づく多発性嚢胞腎(PKD)診療ガイドライン 2014」[4]では, それを結論づけるには証拠不十分として, 慢性腎臓病(CKD)における降圧療法に準じて治療を行うこととなりました。

(2) トルバプタン
　多発性嚢胞腎では, バソプレシン*1 V_2 受容体拮抗薬のトルバプタン(サムスカ®)がよく処方されます。添付文書上の用法・用量は 1 日 60mg(朝 45mg, 夕 15mg)以上です。Cockcroft–Gault 式による推定クレアチニンクリアランス(Ccr)が 60mL/ 分以上かつ両腎容積 750mL 以上において腎容積増加抑制と腎機能低下抑制が示されており, 肝障害などの重篤副作用を厳重に確認しながら使用が推奨されています。ただし, 推定 Ccr 60mL/ 分未満あるいは両腎容積 750mL 未満の成人および小児では有効性と安全性は確立されていません[4]。

　脱水は腎機能を悪化させる可能性があるため, トルバプタン服用時には十分な飲水を促し, 喉の渇きなど脱水症状に注意が必要となります。

2. 経過・予後
　多数～無数の嚢胞により腎臓の腫大が明らかになるまで, 糸球体濾過量(GFR)は正常です[5]。40 才頃から GFR が低下し始め, 60 歳までに半数の患者が末期腎不全に至ります[1]。その低下速度は平均 4.4 ～ 5.9mL/ 分 / 年で[6],

---

*1　バソプレシンは, 腎尿細管細胞のバソプレシンV_2受容体を介して集合管における水の再吸収を促進させる働きをもつホルモンです。抗利尿ホルモンともよばれます。

腎機能が低下し始めると比較的速いのが特徴です。

▶ 生活上で注意することは？

多発性嚢胞腎の進行に影響すると推測される要因を表1に示します。また，患者が日常生活で注意するべき点として，次のようなことがあげられます。

(1) 血圧を上げない

脳動脈瘤などの合併症を予防するために必要なことです。食事からの塩分は控えるように伝えましょう。また，家庭で血圧を測定し，日々の血圧変動を数字で確認することも血圧を管理するうえで重要になります。

(2) 水分は多く摂取する

体の中の水分が足りなくなると，尿を濃くするために出てくるホルモン（バソプレシン）によって嚢胞が大きくなるといわれています。尿路感染や結石の予防も兼ねて，水分は十分に摂取するように伝えましょう。

(3) 腹痛や背部痛，血尿があれば受診する

痛みは，嚢胞が大きくなろうとして腎臓を被っている膜が伸ばされることで起こるといわれています。血尿は，嚢胞が大きくなる際に周囲の血管が切れて嚢胞内に出血することで起こると考えられています。どれも数日間の安静で治まりますが，症状が進行していると考えられるので，受診を勧めましょう。

(4) 発熱があれば受診する

腹痛や背部痛に伴って熱が出ている場合，嚢胞感染による発熱の可能性が考えられます。抗菌薬治療の適応となるため，受診を勧めましょう。

表1　多発性嚢胞腎の進行に影響すると推測される要因

悪いと推測される要因	良いと推測される要因
脱水	飲水
ナトリウム摂取	カルシウム摂取（食事から）
カフェイン	リノレン酸を含む食事
喫煙	大豆製品
過度の肉食	日光浴
抗うつ薬（SSRI）など	
リノール酸を含む食事	

〔Rinkel GJ：Lancet Neurol, 4：122-128, 2005 より〕

多発性嚢胞腎の患者にカンデサルタンのみ処方…?

この症例にはこんな対応を

薬剤師 今日は血圧の薬が出ています。以前から服用している薬ですか？ ❶

患者 多発性嚢胞腎という病気で血圧が高くなるため，少し前から服用しています。 ❷

薬剤師 そうなんですね。ほかに何か服用されている薬はありますか？

患者 この薬以外は何も服用していません。 ❸

薬剤師 わかりました。多発性嚢胞腎では普段から血圧や食事の塩分，水分補給，発熱に注意していただく必要がありますので，ご説明します。

　インスタントラーメンやスナック菓子，外食などでは多くの塩分を摂取してしまいます。自炊して塩分を控えるというのは重要なポイントです。ご自宅の醤油は減塩のものを選ぶと良いと思います。

　日々の血圧変化は数字で確認すると目標が立てやすいので，上腕で測るタイプの血圧計を購入して毎朝測るようにするのはいかがでしょうか？　血圧を管理する手帳は薬局で無料提供していますので，1冊お渡ししておきます。

　水分補給は1日2.5～4Lが推奨されています[4]。腎臓の嚢胞が進行するのを抑える効果が期待されているので，日常生活のなかで上手く取り入れてもらう必要があります。一度に大量に飲むよりも，少量を何度も補給するほうが良いです。コーヒーなどのカフェイン含有飲料は利尿作用があり水分補給となりにくいので，カフェインの入っていない飲み物を選んでください。

　また，発熱があった場合は病院を受診しましょう。嚢胞感染の可能性が考えられます。腰や背中の痛みがあれば医師に伝えるようにしてください。

❶ 39歳の女性，見た目は細身の体型でした。この年齢でも高血圧は十分考えられますが，背景に何か別の原因があるのかな…？と考える癖をつけたいところです。

❷ 親が同じ病気で精査したら自分も同じ病気だった，会社の健康診断で血圧が高いことを指摘されて受診したらわかった…などの経緯で見つかることが多いようです。

❸ 多発性嚢胞腎ではトルバプタンがよく処方されますが，非常に高額の薬剤のため，患者が指定難病医療費助成の申請中には処方されず，受給者証が届いてから処方を開始する場合も出てくると思います。

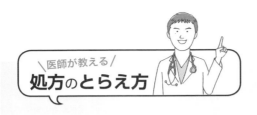

\医師が教える/
処方のとらえ方

　今回のケースは39歳という若年女性に降圧薬のみ，しかもARB（カンデサルタン）のみという処方から，糖尿病などの生活習慣病ではなさそうです。単剤ですから，難治性の高血圧でも心血管系イベント（急性冠症候群など）の後でもなさそうです。4mgとさほど多い量でないことからも，何かに対する予防的な処方もしくは不必要な降圧薬の可能性が予測され，何となくイライラしてしまいますが，前者（多発性嚢胞腎に対する予防的処方）と聞くと納得できます。

　多発性嚢胞腎では若くして腎機能が悪化していきます。それにより透析となっている患者さんにはそれなりの頻度で出会いますし，この腎機能悪化を何とか食い止めたいと思う気持ちはよくわかります。ARBでの腎保護効果を示した国内の研究もあり[7]，ARBが好まれる傾向はありますが，まだまだ臨床データは十分ではありません。ARBがかえって腎機能を悪化させる可能性も今後見つかるかもしれません。よって，それ以外の生活習慣への指導が重要となります。かかりつけ薬剤師が知識をもって，生活習慣や腎機能チェックなどこまめにサポートをしてあげることがとても大きな役割を果たす病気だと感じます。

　さて，多発性嚢胞腎の患者さんが急激に腎機能を悪くしてしまう原因として最もよくあるのが感染症です。特に腎嚢胞への感染を起こすと厄介です。というのも，腎嚢胞への感染が起こった場合，症状が熱くらいしかなく，抗菌薬が届きにくいのです。腎嚢胞へ感染しても腰背部痛は出ないことのほうが多いです。ですから，多発性嚢胞腎の患者さんが「熱しかない」（咳・鼻・喉などの風邪症状がない）場合は要注意です。かかりつけの医師ではない医療機関を受診した場合には，多発性嚢胞腎があることをしっかり伝えましょう。また，風邪症状があっても，薬剤の腎臓への影響を考えるとOTC医薬品などで対応しないほうがよいでしょう。腎嚢胞への感染でなく他の感染症になった場合も，脱水による腎前性腎不全の影響で腎機能が悪化しやすいのが特徴です。早期受診だけではなく，脱水にならないような

水分摂取の指導が重要です。

　腎嚢胞への抗菌薬移行性に関しては，よく使用されるβ-ラクタム系薬はどれも良くありません。腎嚢胞への移行性の良好な抗菌薬としては，スルファメトキサゾール・トリメトプリム（ST合剤），ニューキノロン系薬，メトロニダゾール，クリンダマイシン，ドキシサイクリン，ミノサイクリン，マクロライド系薬などがあり，抗菌薬選択の際には注意が必要です。

One More Lecture

▶ トルバプタンと難病法

　トルバプタンは2010年12月に心不全における体液貯留に適応を取得し，15mg錠が発売されました。その後，2013年5月に肝硬変における体液貯留に適応拡大となり7.5mg錠が発売，2014年5月に多発性嚢胞腎にも適応拡大となり30mg錠が発売されました。非常に高額の薬剤で，難病法による医療費助成の支給認定を受けなければ服用を継続することが難しい薬剤でもあります。

　今回の患者さんも，トルバプタンが多発性嚢胞腎に適応となった2014年5月から服用するように医師から勧められたそうですが，高額療養費制度の限度額支給認定証で自己負担金額の上限はあったものの，今後ずっと服用することを考えると生活が成り立たない…と，服用を断念していました。翌2015年1月に難病法が施行され，多発性嚢胞腎も難病法の指定疾患となって自己負担金額が大幅に軽減されることとなり，ようやく服用を始めることができたそうです。「制度が変わって自分の疾患も指定難病に入り，非常にありがたく感じている」とおっしゃっていたのが印象的でした。

　また，日常の水分補給に関して以下のようなエピソードも伺うことができました。

・トルバプタンを服用し始めて，1日2L以上の水分補給を毎日している。
・1Lのペットボトルを常に携帯して，こまめに水分補給している。
・トイレの回数も多くなり，服用開始から1〜2カ月間はトイレの場所ばかり

気にしていた。
・現在はその生活にも慣れ，トイレの回数も気にならなくなった。
・医師からも「トイレの回数は気にならなくなりますよ」と言われていた。

引用文献

1) Higashihara E, et al : Prevalence and renal prognosis of diagnosed autosomal dominant polycystic kidney disease in Japan. Nephron, 80 : 421-427, 1998
2) Gabow PA : Autosomal dominant polycystic kidney disease. N Engl J Med, 329 : 332-342, 1993
3) 難病情報センター：多発性嚢胞腎（http://www.nanbyou.or.jp/entry/295）（情報更新日：2017年4月24日）
4) 厚生労働省難治性疾患克服研究事業進行性腎障害に関する調査研究班・編：エビデンスに基づく多発性嚢胞腎（PKD）診療ガイドライン2014．東京医学社，2014
5) Grantham JJ, et al : Volume progression in autosomal dominant polycystic kidney disease : the major factor determining clinical outcomes. Clin J Am Soc Nephrol, 1 : 148-157, 2006
6) Torres VE, et al : Autosomal dominant polycystic kidney disease : the last 3 years. Kidney Int, 76 : 149-168, 2009
7) Nutahara K, et al. : Calcium channel blocker versus angiotensin II receptor blocker in autosomal dominant polycystic kidney disease. Nephron Clin Pract, 99（1）: c18-c23, 2005

20 亜鉛欠乏で酢酸亜鉛が処方…説明の注意点は？

難易度 ★☆☆☆☆

処方箋（歯科）／65歳女性

Rp.1　酢酸亜鉛水和物錠（ノベルジン®）25mg　　1回1錠（1日2錠）
　　　1日2回　朝夕食後　　　　　　　　　　　　28日分

【わかっていること】
・舌の痛みで受診，通院中。亜鉛欠乏を指摘され，以前からポラプレジンク（プロマック®）が処方されていた。
・今回の血液検査結果でも亜鉛不足を指摘されたため，薬を変えて治療することになった。

QUESTION
ポラプレジンクから酢酸亜鉛への変更，どのようなことに注意して説明すればよいでしょうか？

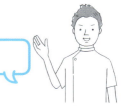

ANSWER

- 亜鉛の投与により銅の吸収が阻害され，貧血，白血球減少，疲労感，皮下出血などが起こることがあります。
- ノベルジン®はポラプレジンクよりも薬価が高いため，負担金額が大幅に増えてしまうことについても説明が必要です。

 今回のケースを振り返って

　ウィルソン病治療薬のノベルジン®に 2017 年 3 月，低亜鉛血症が適応追加されたことで処方変更となったケースです。今回調べていくうちに，亜鉛製剤の副作用による銅欠乏の理由も理解できました。銅欠乏による貧血などに注意して患者さんをフォローしていきたいと思います。
　現在，低亜鉛血症への適応をもつ薬剤はノベルジン®のみなので，今後も処方は増えてくると思いますが，ポラプレジンクとの薬価の差もあるので，すべてがノベルジン®に移行するとは考えにくいです。

▶ 亜鉛の働き

　亜鉛は成人の体内に約 2g 含まれており[1]，多くの臓器に存在し，酵素の活性化やタンパク質の構成要素として生体内のさまざまな反応に関与しています。アミノ酸からのタンパク質合成やDNAの合成に必要な要素であり，胎児や乳児の発育や生命維持に非常に重要な役割を果たします。骨の成長や肝臓，腎臓，膵臓（インスリンは亜鉛を 2 原子含有），精子や生殖機能など，細胞分裂が盛んな組織や器官に多く含まれています。活性酸素を除去する酵素の構成成分であり，味覚を感じる味蕾細胞や免疫反応にも関与しています。

▶ 亜鉛欠乏で起こるさまざまな症状[2]

・**皮膚炎**：コラーゲンの合成には亜鉛が必要です。亜鉛が不足すると創傷治癒遅延や皮膚の乾燥が起こります。

- **味覚障害**：舌の表面には味覚を感じる味蕾があります。味蕾細胞は約1カ月ごとにターンオーバーしますが，細胞再生に亜鉛が使われます。亜鉛が不足すると味蕾の再生がうまく行われず，味覚異常が起こります。
- **慢性下痢**：亜鉛不足により腸内環境が乱れ，腸の働きが低下し水分の吸収がうまく行われなくなる結果，下痢になると考えられています。
- **汎血球減少**：血球も細胞分裂によって増えますが，亜鉛が不足すると細胞分裂がうまく行えなくなります。
- **免疫機能障害**：亜鉛は免疫細胞が活性化するための情報伝達物質として働きます。亜鉛不足により免疫細胞同士の情報伝達がうまく行われなくなります。
- **神経感覚障害**：亜鉛不足により無欲化，記憶障害，情緒不安定，行動異常などが起こることがあります。
- **認知機能障害**：亜鉛は記憶に重要な役割を果たしている海馬に多く存在することが知られています。アルツハイマー病では海馬の亜鉛量が少ないことがわかっています。
- **成長遅延**：細胞分裂が活発な乳幼児期は，亜鉛の需要が高くなっています。亜鉛が不足すると細胞分裂が十分に行われず，成長障害が起こる可能性があります。
- **性腺発育障害**：亜鉛は性ホルモンの分泌にも関与しています。亜鉛不足により性ホルモンの分泌が減少し，性成熟が遅れる可能性があります。

▶ 亜鉛の1日摂取基準

　厚生労働省のWebサイトに「日本人の食事摂取基準（2015年版）」が掲載されており，そのなかで亜鉛の摂取基準も設定されています(表1)。推奨量は，男性は15歳～69歳で1日10mg，女性は12歳～69歳で1日8mgです。

　通常の食事で亜鉛の過剰摂取の可能性は低いと考えられますが，サプリメントなどによって過剰摂取となると銅欠乏や貧血，汎血球減少，胃の不快感，腹痛，下痢などさまざまな健康被害が起こるため，耐容上限量も設定されています。亜鉛の耐容上限量は，18歳以上の男性では1日40～45mg，18歳以上の女性では1日35mgです。

表1 亜鉛の食事摂取基準（mg/日）

性別	男性				女性			
年齢等	推定平均必要量	推奨量	目安量	耐容上限量	推定平均必要量	推奨量	目安量	耐容上限量
0～5（月）	―	―	2	―	―	―	2	―
6～11（月）	―	―	3	―	―	―	3	―
1～2（歳）	3	3	―	―	3	3	―	―
3～5（歳）	3	4	―	―	3	4	―	―
6～7（歳）	4	5	―	―	4	5	―	―
8～9（歳）	5	6	―	―	5	5	―	―
10～11（歳）	6	7	―	―	6	7	―	―
12～14（歳）	8	9	―	―	7	8	―	―
15～17（歳）	9	10	―	―	6	8	―	―
18～29（歳）	8	10	―	40	6	8	―	35
30～49（歳）	8	10	―	45	6	8	―	35
50～69（歳）	8	10	―	45	6	8	―	35
70以上（歳）	8	9	―	40	6	7	―	35
妊婦（付加量）					＋1	＋2	―	―
授乳婦（付加量）					＋3	＋3	―	―

〔厚生労働省：日本人の食事摂取基準（2015年版）より〕

▶ 亜鉛を含む食品

　亜鉛は牛肉や豚肉をはじめとした肉類や魚介類全般に多く含まれます。魚介類の中でも特に牡蠣は100gあたりの亜鉛の含有量が非常に多く，亜鉛摂取の代表的な食品といえます。牡蠣の可食部分はおおよそですが15gほどで，亜鉛を約2.0mg含んでいます。成人男性の亜鉛の1日所要量は10mgですので，牡蠣を5個食べると1日所要量を満たすことができます。また，チーズ類も亜鉛を多く含み，プロセスチーズは100gあたり3.2mg（スライスチーズ1枚

約20g中0.6mg）の亜鉛を含有します。亜鉛を多く含む主な食品を表2に示します。

ゴマやナッツ類にも亜鉛は含まれますが，一度に摂れる量が多くないため，亜鉛の摂取目的としてはあまり効率的ではありません。穀物や豆類にも含まれますが，亜鉛の吸収を妨げるフィチン酸も含まれるため，肉類や魚介類には劣るようです。インスタント食品などに使用される食品添加物のポリリン酸も亜鉛の吸収を妨げるため，摂り過ぎには注意が必要になります。

表2　亜鉛含有量が多い食品

食品名	100g中の成分含有量	目安量（可食部）	目安量（可食部）中の成分含有量
牡蠣	13.2mg	1個60g（15g）	2.0mg
からすみ	9.3mg	1腹140g（140g）	13.0mg
するめ	5.4mg	1枚110g（110g）	5.9mg
ほや	5.3mg	1個230g（46g）	2.4mg
わたりがに	3.7mg	1杯200g（70g）	2.6mg
毛がに	3.3mg	1杯500g（150g）	5.0mg
たらばがに	3.2mg	足1本250g（125g）	4.0mg
ビーフジャーキー	8.8mg	1袋50g	4.4mg
コンビーフ缶詰	4.1mg	1缶100g	4.1mg
牛肩肉	4.9mg	薄1枚50g	2.5mg
牛肩ロース	4.6mg	薄1枚70g	3.2mg
牛ヒレ肉	4.2mg	厚1cm1枚100g	4.2mg
牛もも肉	4.0mg	薄1枚70g	2.8mg
牛ランプ肉	3.8mg	薄1枚70g	2.7mg
プロセスチーズ	3.2mg	スライス1枚20g	0.6mg

〔ビタミネ：亜鉛の多い食品，食べ物と含有量一覧（https://vitamine.jp/minera/aen01.html）より〕

亜鉛は動物性タンパク質やビタミンC，牛乳などに含まれる乳糖などと一緒に摂取することで吸収率が良くなります。

▶ 酢酸亜鉛とは？

酢酸亜鉛（ノベルジン®）は，もともとはウィルソン病の治療薬（銅吸収阻害薬）として発売されていた薬です（ウィルソン病については後述の One More Lecture を参照）。2017年3月に低亜鉛血症の適応が追加されました。低亜鉛血症に適応を有する国内で初めてかつ唯一の亜鉛製剤です。

1. 用法・用量

低亜鉛血症に対し，成人および体重30kg以上の小児では1回25～50mgを開始用量とし1日2回経口投与，体重30kg未満の小児では1回25mgを開始用量とし1日1回経口投与します。最大投与量は，成人および体重30kg以上の小児では1日150mg（1回50mgを1日3回），体重30kg未満の小児では75mg（1回25mgを1日3回）です。いずれの場合も食後に投与します。

2. 作用機序

亜鉛が腸管細胞で金属結合性タンパク質であるメタロチオネインの生成を誘導します[3]。メタロチオネインは金属キレート作用をもち，食物に含まれる銅および消化液中に分泌された内因性の銅と腸管粘膜上皮細胞で結合し糞便中に排泄させるため，銅の吸収と門脈循環中への移行を阻害します。また，亜鉛は肝臓など他の臓器でもメタロチオネインを誘導して銅の濃度を下げると考えられています[4]。

メタロチオネインは体内で必須微量元素の恒常性維持や重金属元素の解毒を行います。メタロチオネインはいくつかの型に分けられますが，肝臓，腎臓，膵臓，心臓などほとんどの組織に分布している型の金属との親和性は，**亜鉛（Zn）＜カドミウム（Cd）＜銅（Cu）＜水銀（Hg），銀（Ag）**の順となっています[5]。

3. 副作用

重大な副作用として，**銅欠乏症（貧血，白血球減少，疲労感，皮下出血など）**

があります。その他，低亜鉛血症に対する酢酸亜鉛の国内臨床試験で 74 例中 23 例（31.1％）に副作用の報告があり，主な自他覚症状では悪心 4 例（5.4％），嘔吐 3 例（4.1％），搔痒症 2 例（2.7％）が認められ，臨床検査では血中銅減少 3 例（4.1％），血中鉄減少 2 例（2.7％）が認められました。

▶ ポラプレジンクとの比較

酢酸亜鉛，ポラプレジンクともに，吸収した亜鉛がメタロチオネインを誘導し銅と強く結合するため，いずれも銅欠乏症に注意が必要となります。亜鉛の含有量は，酢酸亜鉛（ノベルジン®錠）25mg 中に 25.0mg，ポラプレジンク（プロマック®D 錠）75mg 中に 16.9mg です。いずれも 1 日 2 回投与なので，ポラプレジンクから酢酸亜鉛に変更すると 1 日あたり 16.2mg 増えることになります。

また，酢酸亜鉛はポラプレジンクに比べ薬価が高く，3 割負担であっても金額の差が大きくなります。例えば，ポラプレジンクのジェネリックを服用していた患者さんが酢酸亜鉛に変更した場合，1 日 2 回×30 日分の薬代の総額は約 1,000 円から約 16,000 円となり，3 割負担では約 300 円から約 4,800 円となります（表 3）。

表3 2018年4月薬価改定後の薬価

	1 錠（1g）薬価	1 日薬価
プロマック®D錠75mg	29.0 円	58.0 円
プロマック®顆粒15%	53.5 円	53.5 円
プロマック®D錠の主要ジェネリック	16.7 円	33.4 円
プロマック®顆粒の主要ジェネリック	38.1 円	38.1 円
ノベルジン®錠25mg	269.5 円	539 円
ノベルジン®錠50mg	422.3 円	844.6 円

この症例にはこんな対応を

薬剤師　今日は薬が変更になりました。まだ亜鉛の値が低かったのですか？ ❶

患者　数値はまだ低かったようです。「新しい薬が出たので試してみよう」と言われました。 ❷

薬剤師　なるほど，わかりました。はじめに本日のお会計ですが，いままでよりだいぶ高くなってしまいます。このノベルジン®は新しい薬で，❸ ジェネリックもないため，1錠あたりの薬代が高いのです。金額的に継続することが難しいと感じた場合には，医師に相談して変更してもらうことも必要かもしれません。

　この薬もこれまでと同じく亜鉛を補給する薬ですが，含まれる亜鉛の量が増えています。薬を変えてみてどのように数値が変わるかを次回❹の診察で確認すると思います。

　これから1カ月間で気をつけていただきたいこととしては，まず，吐き気や嘔吐に注意して服用してください。程度が強ければ吐き気止めが必要になるかもしれないので，症状を感じたら医師に電話で相談してみましょう。また，新しいサプリメントなどを始めるのは控えてください。数値に変化があった場合に，薬の影響かその他の影響かわからなくなってしまうので注意しましょう。

❶ ポラプレジンクから酢酸亜鉛に変更になりました。自覚症状で改善がないか，あるいは血液検査で亜鉛の濃度が低いため薬が変更になった可能性があります。

❷ 酢酸亜鉛は2017年3月に低亜鉛血症の適応が追加になりました。

❸ 患者さんが想定している以上に金額が高くなると思います。処方変更や削除，日数変更の希望が出るかもしれません。患者さんの強い希望があった場合には医師に疑義照会する例も出てくると思います。トラブル回避のためにも，少しでも早く金額のことはお知らせしたほうがよいでしょう。

❹ ポラプレジンクから酢酸亜鉛への変更で，亜鉛の量は1日16.2mg増える計算です。

亜鉛欠乏で酢酸亜鉛が処方…説明の注意点は？

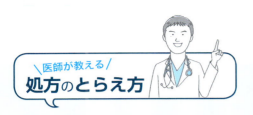
\医師が教える/
処方のとらえ方

　今回のケースでは亜鉛が投与されています。酢酸亜鉛（ノベルジン®）はもともとウィルソン病治療薬（銅吸収阻害薬）ですが，ウィルソン病は極めてまれな疾患ですので，それに対する処方の可能性はとても低いことが容易に予測されます。

　一方，亜鉛投与を目的とした処方としては，酢酸亜鉛に加えてポラプレジンク（プロマック®）などをよく見かけるでしょう。医師の世界では「味覚異常＝亜鉛欠乏」→「亜鉛投与」という図式が揺るぎない地位を獲得しています。亜鉛製剤が胃薬のポラプレジンクしかなかった時代が長かったため，「亜鉛補充といえばプロマック®」というのは多くの医師が知っているところです。ノベルジン®は2015年から販売されていますが，低亜鉛血症の適応追加は2017年と比較的最近です。なお，「胃潰瘍」の病名はつけやすいのでポラプレジンクは処方しやすいのですが，「亜鉛欠乏症」の病名で保険診療として認められるかどうかは都道府県次第です。よって，亜鉛欠乏への対応は院内製剤やサプリメントなども考慮する必要が出てくることもあります。ドラッグストアなどでも健康食品としてグルコン酸亜鉛製剤，天然牡蠣肉エキス，酵母亜鉛製剤などが広く安価に販売されていますので，私も患者さんに「市販のものを買って試してみてもいいですよ」なんて説明することが多々あります。

　しかし，この「味覚異常＝亜鉛欠乏」→「亜鉛投与」という図式は必ずしも正しくないのですが，医師は安易にこの図式に乗りがちな側面があります。味覚障害の原因はほかにないでしょうか？　感染症であれば口腔内カンジダ症も原因になりますし，また，脳血管障害後など脳病変による味覚障害の可能性もあります。安易な亜鉛の投与は，副作用のことも考えると改めたいところです。

　とはいえ，実際の臨床では味覚障害の原因がはっきりしないことも多く，不定愁訴というのも失礼ですが，そのような症状になりがちです。今回の患者さんもそうですが，「舌の不調」はかなり厄介な訴えであることは間違

いありません．器質的な疾患の可能性もある一方，精神的な要素も大きく，患者さんの訴えの多さに外来では対応に苦慮することが多いでしょう．

◉舌の不調，傾聴の姿勢が大事です

　味覚を含めた舌の不調へのアプローチで一番大切なことは，患者さんの話をしっかり聞いて受け止めてあげる傾聴の姿勢です．舌の不調は感覚器（味覚）に影響が出るため極めて不快で気になるものです．患者さん自身も何とかしたくていろいろなセルフケアを試すものの，それが逆効果になっている人が多い印象です．例えば舌を10分おきに洗ったり，ヨードのうがい薬で1日に10回以上も口をゆすいだり，口腔内ブラッシングを頻回にやったり，刺激性の高い塗り薬（歯磨き粉など）を舌に塗ったりなどして，口腔内の清潔を保とうとされています．そのようなケアがまったく無意味とは言いませんが，逆効果となっている可能性も，しっかり傾聴してあげたうえで上手に説明してあげることが重要です．ちなみに私はこんなふうに説明しています．

　『舌の症状って本当に気になりますよね．体の入り口ですのでいろいろなものが入ってきますし，味覚って繊細ですから．でも，刺激性の高いものでケアするとかえって症状が強く出ることも多いんですよ．例えばヨードなどは確かに菌を殺してくれるのですが，かなり刺激性が高いので，そのせいで余計に違和感が出やすいことがあります．また，口の中は正常細菌叢といって，菌がいて外部からの病原微生物の侵入を抑えたりして成り立っている環境なので，ヨードなどであまりにも口をゆすいでしまうとかえって悪くなることがあります．味覚も，亜鉛を投与するだけでなく日常生活のストレスへのアプローチも重要になります』．

　舌の症状とそのつらさをしっかり聞いてあげて，それを引き起こしている日常のストレスに耳を傾けてあげるだけでも，かなり症状が改善する印象です．ぜひ，患者さんの話を聞いてあげる一人になってください．舌痛症の患者さんでは，実はその家族が一番ストレスになっていて患者さんを怒ったりしていますので，そこも見つけてあげる一人になってください．

One More Lecture

▶ 酢酸亜鉛は食前に服用？　食後に服用？

　酢酸亜鉛は，ウィルソン病と低亜鉛血症の2つの適応をもっています。その用法は，ウィルソン病に対しては「食前1時間以上または食後2時間以上空けて経口投与」，低亜鉛血症に対しては「食後に経口投与」となっています。なぜ用法が違うのでしょうか？

　ウィルソン病（肝レンズ核変性症ともよばれます）は，常染色体劣性遺伝の先天性銅過剰症です。肝臓での銅代謝障害により，取り込まれた銅が胆汁酸に排泄されず肝機能障害を起こし，さらに銅が全身の臓器に沈着して精神・神経症状や腎機能障害などを引き起こします。早期に診断され適切な治療を続けた場合は予後良好ですが，未治療や治療中断では致死的です。

　酢酸亜鉛を投与すると小腸粘膜細胞にメタロチオネインが誘導されます。食事由来の銅はこのメタロチオネインと強く結合するため，銅の吸収が阻害されますが，酢酸亜鉛を食事と一緒に服用した場合，この作用が遅延する可能性があります。そのため，ウィルソン病に対してはより効果を期待して，「食前1時間以上または食後2時間以上空けて経口投与」と用法が厳密に設定されているのです。一方，酢酸亜鉛を低亜鉛血症に用いる場合は，悪心・嘔吐など消化器系の副作用を回避するため「食後投与」となっています。

引用文献

1) Cousins RJ : Zinc. Present knowledge in nutrition, 7th edition（ed. by Filer LJ, et al），International Life Sciences Institute, pp293–306, 1996
2) Prasad AS : Discovery of human zinc deficiency : 50 years later. J Trace Elem Med Biol, 26 : 66–69, 2012
3) Yuzbasiyan–Gurkan V, et al : Treatment of Wilson's disease with zinc : X. Intestinal metallothionein induction. J Lab Clin Med, 120 : 380–386, 1992
4) Lee DY, et al : Treatment of Wilson's disease with zinc. VII. Protection of the liver from copper toxicity by zinc–induced metallothionein in a rat model. J Lab Clin Med, 114 : 639–645, 1989
5) 徳島文理大学薬学部公衆衛生学講座：メタロチオネインについて（http://p.bunri–u.ac.jp/lab11/research/MT.html）

21 アシクロビル＋シメチジン＋葛根湯＝単純疱疹のウイルスに対抗？

難易度 ★★☆☆☆

処方箋（脳神経外科）／56歳男性

Rp.1 アシクロビル錠（ゾビラックス®）200mg　1回1錠（1日4錠）
　　　1日4回　毎食後・就寝前　　　　　　　5日分
Rp.2 シメチジン錠（タガメット®）200mg　1回1錠（1日3錠）
　　　葛根湯エキス顆粒　　　　　　　　　　1回2.5g（1日7.5g）
　　　1日3回　毎食後　　　　　　　　　　　5日分

【わかっていること】

- 頸部の痺れがあり，他院で治療していたが効果がなく受診。カルバマゼピン，ノイロトロピン®を服用したがいまひとつ効果がみられず，チザニジン，エチゾラムを追加したがやはり効果がみられなかった。
- 今回，アシクロビルが処方となったが，水疱はなく，単純疱疹や帯状疱疹ではない。
- シメチジン，葛根湯が処方されているが，胃炎や風邪症状はない。

Q1　アシクロビルは頸部の神経麻痺に効果があるのでしょうか？
Q2　シメチジン，葛根湯の処方意図は何でしょうか？

▶ アシクロビルは頸部神経麻痺に効果がある？

　今回，アシクロビルが処方されました。アシクロビルの添付文書上の適応（成人の場合）は，単純疱疹，造血幹細胞移植における単純ヘルペスウイルス感染症（単純疱疹）の発症抑制，帯状疱疹となっており，用法・用量は，単純疱疹では1回200mgを1日5回経口投与，帯状疱疹では1回800mgを1日5回経口投与となっています。

しかし，この患者さんに水疱や紅斑はなく，耳下から頸部にかけての神経麻痺を訴えています。

1. 単純疱疹，帯状疱疹のおさらい（表1）

（1）単純疱疹

口唇あるいは陰部などに多発する小水疱が特徴的なウイルス性の皮膚疾患で，単純ヘルペスウイルスによる感染症の一つです。単純ヘルペスウイルスには1型と2型の2種類があり，1型では幼少期の初感染時に発熱と口腔内びらんが生じ，その後は頻度はさまざまながら口唇ヘルペスを生じることがあります。2型では性行為感染症として性器ヘルペスを生じることがあります。

表1　ヘルペスウイルスの分類

名称	初感染時	再活性化時
単純ヘルペスウイルス1型（HSV-1）	口唇ヘルペス 歯肉口内炎 性器ヘルペス 角膜ヘルペス	口唇ヘルペス 角膜ヘルペス ベル麻痺 成人の脳炎
単純ヘルペスウイルス2型（HSV-2）	口唇ヘルペス 性器ヘルペス 新生児の脳炎	性器ヘルペス
水痘・帯状疱疹ウイルス（VZV）	水痘	帯状疱疹 ラムゼイ・ハント症候群
エプスタイン・バーウイルス（EBV）*	伝染性単核症	
サイトメガロウイルス（CMV）	巨細胞封入体症	HIV患者の網膜炎，消化管病変
ヒトヘルペスウイルス6（HHV-6）	突発性発疹（1度目） 熱性痙攣	
ヒトヘルペスウイルス7（HHV-7）	突発性発疹（2度目）	
ヒトヘルペスウイルス8（HHV-8）		カポジ肉腫

＊：EBVはバーキットリンパ腫や上咽頭がんの発症にも関与している。

(2) 帯状疱疹

　皮膚に帯状紅斑と小水疱，また神経痛様の疼痛を示します。水痘・帯状疱疹ウイルスは初感染時には水痘（みずぼうそう）を発症しますが，水痘が治った後もウイルスが三叉神経節や脊髄後根神経節に潜伏し，何らかの原因で再活性化して発症するのが帯状疱疹です。

2. 顔面の神経麻痺に抗ウイルス薬の処方が想定されるケース

　顔面の神経麻痺にはさまざまな原因がありますが，抗ウイルス薬が投与される場合があるようです。

(1) ラムゼイ・ハント症候群

　水痘・帯状疱疹ウイルスが内耳や顔面神経，蝸牛神経，前庭神経などで再活性化し，モヤモヤした鈍い痛みの頭痛・耳痛や，耳部周りに水疱ができる場合があります。目や口などに顔面麻痺が起こり，また，聴覚を司る蝸牛神経と平衡感覚を司る前庭神経に障害が起きると耳鳴りやめまい，難聴などの症状が現れます。さらに三叉神経や舌咽神経まで広がると激しい顔面痛や喉の痛みなどが起こります。

(2) ベル麻痺

　顔面神経が炎症によって腫脹した状態です。顔面神経は頭蓋骨の顔面神経管の中にあり，腫脹すると神経が圧迫され神経伝達の阻害や損傷，細胞死が起こるとされています。原因は特定されていませんが，臨床上，1型単純ヘルペスウイルスの関与が考えられています。

＊

　今回の患者さんがこの2疾患のどちらか，あるいは別の疾患なのか，カルテを見ないと診断名まではわかりませんが，いずれにしても，頸部の神経麻痺に対して抗ウイルス薬が処方されたと推察できます。

▶ シメチジン，葛根湯の処方意図は？

　どちらも，アシクロビルの効果増強や，免疫機能の活性化を期待して処方されたと考えられます。シメチジンは本来の胃酸分泌抑制作用に加えて免疫応答にも関与しており，免疫細胞にあるヒスタミン H_2 受容体をブロックすることで免疫を活性化すると考えられています。この作用は H_2 受容体拮抗薬のなかでもシメチジンに特徴的な作用であり，ファモチジンやラニチジンでは認められていません。

消化器がんの治療でもシメチジンが併用される場合は多いですが，この免疫活性作用を期待して処方されている場合が多いと思います。

葛根湯は風邪の初期症状に対する抗ウイルス薬として処方されますが，今回は単純ヘルペスに対する効果を期待して処方されるようです。ウイルス増殖を直接抑制するのではなく，生体の体温を上げて免疫能を高め，結果的にウイルス増殖を抑制することなどが作用機序と考えられているようです。

REVIEW

今回のケースを振り返って

この患者さんは以前からよく来局されていた方で，頸部の痺れがあることや服用していた薬がわかっていたため，間違った服薬指導をせずに済みました。

患者さんからの情報によると，医師は「神経にウイルスがいて，アシクロビルはそれを取り除くための薬で，葛根湯もシメチジンもアシクロビルの働きを強めると言っていた」とのことでした。今回も患者さんから教えられた一例でした。

不妊治療のために抗がん薬を処方…？

難易度 ★☆☆☆☆

処方箋（婦人科）／41歳女性

Rp.1　レトロゾール錠（フェマーラ®）2.5mg　　1回1錠（1日1錠）
　　　 1日1回　朝食後　　　　　　　　　　　　 5日分

【わかっていること】
・不妊治療のため婦人科を継続受診している。
・4カ月前にクロミフェン錠（クロミッド®）の処方が数回あったが，今回初めてレトロゾールが処方された。

> レトロゾールは閉経後乳がんの治療薬ですが，なぜ不妊治療の患者さんに処方されたのでしょうか？

▶ エストロゲンとホルモン療法

　乳がんのなかには女性ホルモンであるエストロゲンの影響を受けて増殖するタイプがあり，70〜80％の患者にみられます。エストロゲン受容体（ER）かプロゲステロン受容体（PgR）のどちらかが存在すればホルモン感受性乳がんとして，ホルモン療法の対象になります。

　ホルモン療法は閉経前と閉経後で薬剤の選択が変わります。閉経前女性では主に卵巣からエストロゲンが分泌されます。図1左に示すように，視床下部で産生される黄体形成ホルモン放出ホルモン（LH-RH）が，下垂体での黄体形成ホルモン（LH）と卵胞刺激ホルモン（FSH）産生を刺激し，これらが卵巣に作用してエストロゲンが分泌されます。そのため，閉経前乳がんではLH-RHアゴニストと抗エストロゲン薬が使われます。LH-RHアゴニストは

下垂体のLH-RH受容体を継続刺激し，受容体のダウンレギュレーションを起こした結果，LH, FSHの分泌能を低下させ，エストロゲン分泌を抑制します。
- **LH-RHアゴニスト**（リュープロレリン，ゴセレリン）
- **抗エストロゲン薬**（タモキシフェン，フルベストラント）

　一方，閉経後は卵巣からのエストロゲン分泌が止まりますが，副腎から男性ホルモンのアンドロゲンが分泌され，アンドロゲンからエストロゲンが産生されます（図1右）。この過程で働いている酵素が脂肪組織などに存在するアロマターゼで，アンドロゲンをエストロゲンに変換します。そこで，閉経後乳がんにはアロマターゼ阻害薬と抗アンドロゲン薬を使います。
- **アロマターゼ阻害薬**（レトロゾール，アナストロゾール，エキセメスタン）
- **抗エストロゲン薬**（タモキシフェン，トレミフェン，フルベストラント）

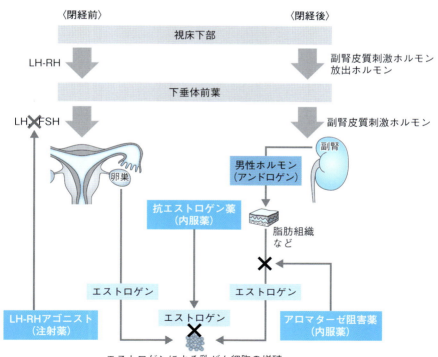

図1　閉経前後のエストロゲン分泌とホルモン療法

▶ 女性ホルモンと月経の基礎知識

月経周期は平均約 28 日で,「卵胞期」「排卵期」「黄体期」に分かれます (図 2)。

- **卵胞期**：エストロゲンの分泌が徐々に増え，受精卵が着床する子宮内膜が肥厚・増殖するとともに，卵巣では卵胞が成長する。
- **排卵期**：エストロゲンの分泌がピークに達すると，排卵を促すため LH 濃度が急激に高まり（LH サージ），成熟した卵胞から卵が放出される。
- **黄体期**：排卵した卵胞は黄体となり，黄体からはエストロゲンとプロゲステロンが分泌される。プロゲステロンは子宮内膜を，受精卵がさらに着床しやすい状態にする。体温も上昇させるため，この時期は高温期になる。
- 妊娠が成立しない場合，エストロゲンとプロゲステロンの分泌は減少し，増殖した子宮内膜は剥がれ落ちて体外に排出される（月経）。黄体は白体に変化して老廃物となる。

▶ なぜレトロゾールは処方された？

女性ホルモン（エストロゲンとプロゲステロン）の分泌は視床下部や下垂体でコントロールされており，卵巣での女性ホルモン濃度が高い場合は LH，FSH の分泌に抑制がかかり，女性ホルモン濃度は低下します（ネガティブフィードバック，図 3）。

不妊治療で使われるクロミフェン，シクロフェニルは抗エストロゲン作用をもち，エストロゲンが視床下部または下垂体のエストロゲン受容体に結合するのを阻害しネガティブフィードバックが働かないようにします。その結果，LH，FSH 分泌を持続させて卵胞発育・排卵誘発を促します。

今回処方されたレトロゾールも保険適用外ですが，卵胞発育・排卵誘発作用があります。前述のとおりレトロゾールはアロマターゼを阻害して副腎由来のエストロゲン分泌を減少させるため，ネガティブフィードバックが低下し，LH，FSH の分泌が持続して卵胞発育・排卵誘発を促します。また，FSH 受容体の感受性が増強され，少量の FSH でも卵胞発育を促すとされています。

不妊治療のために抗がん薬を処方…？

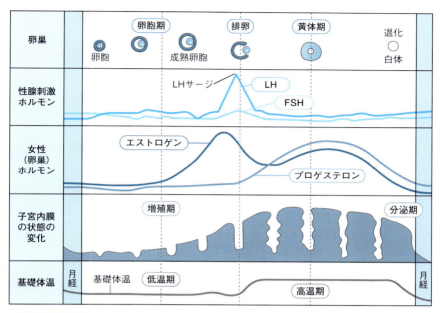

【性腺刺激ホルモン】
・黄体形成ホルモン（LH）：排卵直前に分泌が急上昇（LHサージ）して排卵を促し，排卵後は卵巣に残った卵胞を黄体に変える。
・卵胞刺激ホルモン（FSH）：脳下垂体から分泌されて卵巣を刺激し，卵胞を育てる。

【女性ホルモン】
・エストロゲン（卵胞ホルモン）：排卵するまで卵胞の成熟や子宮内膜の肥厚・増殖を準備し，視床下部に卵胞が成熟したことを知らせる。
・プロゲステロン（黄体ホルモン）：体温を上昇させ，肥厚・増殖した子宮内膜を着床しやすい状態にして妊娠を持続させる。

図2 月経周期と女性ホルモンの変化

▶ レトロゾール以外のアロマターゼ阻害薬は使用されるのか？

　レトロゾールが排卵誘発剤として使用されることになった経緯を調べてみると，多嚢胞性卵巣症候群の患者で，クロミフェンを投与してもうまく排卵しなかったものの，レトロゾールを投与すると排卵したという事例があり，レトロゾールはクロミフェンより排卵誘発効果が高いのではないかと考えられるようになったようです。

　そして，2000年頃より多嚢胞性卵巣症候群患者の排卵誘発目的でレトロゾー

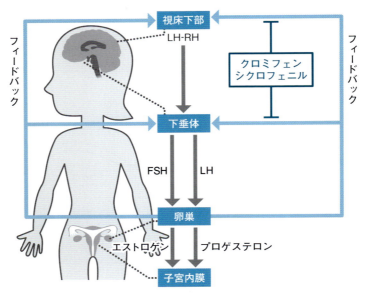

図3 視床下部―下垂体―卵巣系のフィードバック機構

ルが使用されるようになりました。その後、レトロゾールとクロミフェンで効果を比較した研究が行われ、2014年に「New England Journal of Medicine」誌で発表されました[1]。結果は、レトロゾールのほうが排卵率と子どもの獲得率が高く、流産率、双子率は変わらないというものでした。これらのことから、多嚢胞性卵巣症候群の患者に限らず、レトロゾールが排卵誘発剤として使用されるようになったと思われます。

　レトロゾール以外のアロマターゼ阻害薬（アナストロゾール、エキセメスタン）も排卵誘発作用を目的として処方される場合があると思いますが、研究・報告が進んでいない経緯から、アロマターゼ阻害薬による排卵誘発＝レトロゾールとなっているのではないでしょうか。不妊治療を専門としている医師に聞ける機会があればぜひ聞いてみたいと思います。

REVIEW

今回のケースを振り返って

▶ レトロゾールは，クロミフェンで効果がみられない場合や連続使用により効果が弱くなった場合に処方されることがあります。婦人科の処方箋で，自費でレトロゾールが処方されている場合は不妊治療が目的と考えて間違いなさそうです。

　不妊治療におけるレトロゾールの服用方法は，処方医によって微妙な違いがあるようですが，月経周期5日目から5日間服用するのが一般的なようです（指示が違う場合もあります）。

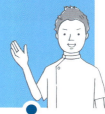

引用文献

1) Legro RS, et al : Letrozole versus clomiphene for infertility in the polycystic ovary syndrome. N Engl J Med, 371 : 119–129, 2014

23 デキサメタゾンは吐き気止めとして…？

難易度 ★☆☆☆☆

処方箋（腫瘍内科）／53歳女性

Rp.1　アプレピタントカプセルセット（イメンド®）　1回1Cap（1日1Cap）
　　　　125mg　1日1回　化学療法前　　　　　　　1日分（day1）
　　　　80mg　1日1回　午前中　　　　　　　　　　2日分（day2〜3）
Rp.2　デキサメタゾン錠（デカドロン®）0.5mg　　　　1回4錠（1日8錠）
　　　　1日2回　朝・昼食後　　　　　　　　　　　　7日分

【わかっていること】
- 乳がん治療のため病院で化学療法を受けている。
- 化学療法時に前回処方分のアプレピタントを持参し，施行前に服用している。
- 吐き気が強いとのことで，今回初めてデキサメタゾンが追加になった。

> このケースで注目するポイントは？

▶ 抗がん薬投与に伴う悪心・嘔吐

　デキサメタゾンは副腎皮質ホルモン製剤（ステロイド）で，炎症やアレルギー反応を抑える働きがありますが，その適応の一つに「抗悪性腫瘍薬投与に伴う消化器症状（悪心・嘔吐）」があります。吐き気は本来，毒物の取り込みを防ぐ生体の防御反応ですが，抗がん薬投与後に副作用として悪心・嘔吐が出現することがあります。抗がん薬の種類によって発生リスクの高いものから低いものまであります。

　抗がん薬による嘔吐は急性嘔吐，遅発性嘔吐，予測性嘔吐に分類されます（表1）。悪心・嘔吐は患者さんにとって「最も不快で苦痛な副作用」といわれています。これを軽減させるためには，適切な制吐薬を最初からきちんと使っ

表1 抗がん薬の副作用による嘔吐

種類	状態
急性嘔吐	抗がん薬投与後，比較的短時間に認められるもの。投与直後～3時間に多くみられる
遅発性嘔吐	抗がん薬投与後，24時間以降に認められるもの。投与後5日前後まで続くことがある
予測性嘔吐	前回の抗がん薬投与時などにコントロール不十分な場合，不快な記憶による嫌悪感などから起こる嘔吐

ていくことが大切です。制吐薬を使わずにいて一度でも吐いてしまうと，その体験の嫌な記憶から，次の化学療法時にも予測性嘔吐が起きやすくなります。適切な対応をしていれば，患者さんは治療の後々まで吐き気や嘔吐に苦しまずに済む可能性があります。

　抗がん薬による悪心・嘔吐の発生機序は図1のとおりです。抗がん薬が体内に入ると，小腸にあるクロム親和性細胞がダメージを受けてセロトニンを放出します。このセロトニンを受けた5-HT₃受容体が，脳内の化学受容器引き

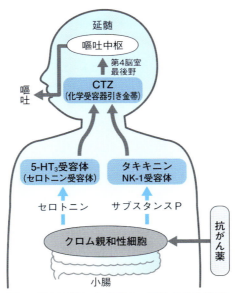

図1　抗がん薬による悪心・嘔吐の発生機序

金帯（CTZ）を介して延髄の嘔吐中枢を刺激し，嘔吐が起こります。同様に，サブスタンス P（タキキニンとよばれる神経伝達物質の一種）が放出されニューロキニン–1（NK–1）受容体に取り込まれ，延髄の嘔吐中枢を刺激して嘔吐が起こります。

▶ デキサメタゾンと他の制吐薬の薬物相互作用

　主な制吐薬を表2に示します。デキサメタゾンが結果的にどのように制吐作用を示すのか，その機序は十分には解明されていませんが，他の制吐薬と組み合わせて使うことで作用が増強されるようです。ただし，アプレピタントとは「併用注意」です。デキサメタゾンはチトクロム P450（CYP）3A4 で代謝されるのに対し，アプレピタントは CYP3A4 阻害作用があり，デキサメタゾンの代謝が阻害されて血中濃度が高くなるためです。デキサメタゾンの1日投与量は通常 4〜20mg ですが，アプレピタントとの併用においては半量程度に減量して使用されていることが多いようです[1]。マクロライド系抗菌薬やア

表2　悪心・嘔吐に使用される主な薬剤

薬剤の種類	一般名	商品名	特徴
セロトニン5-HT₃受容体拮抗薬	インジセトロン グラニセトロン オンダンセトロン アザセトロン ラモセトロン パロノセトロン　など	シンセロン カイトリル ゾフラン セロトーン ナゼア アロキシ　など	抗セロトニン作用
ニューロキニンNK-1受容体拮抗薬	アプレピタント	イメンド	NK-1受容体/サブスタンスPを遮断
ドパミンD₂受容体拮抗薬	メトクロプラミド ドンペリドン	プリンペラン ナウゼリン	抗ドパミン作用
ステロイド	デキサメタゾン	デカドロン	制吐作用の機序は不明 他の制吐薬と併用により作用増強
ヒスタミンH₁受容体拮抗薬	プロメタジン	ヒベルナ ピレチア	嘔吐中枢に選択的に作用
抗精神病薬	ハロペリドール プロクロルペラジン	セレネース ノバミン	抗ドパミン作用
抗不安薬	ロラゼパム オランザピン	ワイパックス ジプレキサ	精神・心理面からの悪心・嘔吐に有効

ゾール系抗真菌薬などCYP3A4が関与する薬剤では相互作用が考えられるため，デキサメタゾンの処方時は併用薬に注意が必要です。

REVIEW

今回のケースを振り返って

デキサメタゾンでは薬物相互作用に注意が必要であると確認できました。最近あった別のケースでは，抗がん薬治療中の患者さんにパロノセトロン注（アロキシ®静注）という長時間型の制吐薬（$5-HT_3$受容体拮抗薬）が使われていました。パロノセトロンは半減期が40時間と長いため，遅発性嘔吐にも有効とのことです。注射なので院外処方ではないですが，このように化学療法施行時に前投与されているケースがあるので，処方箋でデキサメタゾンや抗精神病薬などが出たときには，診療科名などから処方意図を判断して説明しなくては…と思いました。

また別のケースでは，腫瘍内科から大量のオピオイドが処方されている患者さんにデキサメタゾンが処方になりました。来局されたご家族に「吐き気が出ているのですか？」と尋ねたところ，「いいえ」とのことで，化学療法の補助で使っているのか，本来のステロイドの効果（抗炎症作用）を狙っているのか，迷ってしまいました。「先生からお薬のことは聞いていますか？」，「はい」とのことだったので，指示どおり服用するようにお話ししましたが，後から調べてみると…「骨周囲の炎症を鎮めることによる鎮痛補助効果」，「脳圧亢進による頭痛」，「食欲不振の治療」など，ステロイドの適応外使用の例がたくさんありました。お薬説明の難しさを実感した一例でした。

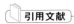
引用文献

1) 小野薬品工業株式会社：イメンドカプセル，インタビューフォーム（2019年3月改訂，第10版）

24 鉄剤の併用注意，どこまで指導する？

難易度 ★☆☆☆☆

処方箋（産科）／29歳女性

Rp.1　フマル酸第一鉄カプセル（フェルム®）100mg　1回1Cap（1日1Cap）
　　　 1日1回　昼食後　　　　　　　　　　　　　　　14日分

【わかっていること】
- 現在，妊娠6カ月。
- 前回処方に**「酸化マグネシウム 1日1g（1日3g）1日3回毎食後」**があり，服用継続中。

> 鉄剤と制酸薬を同時に服用してよいでしょうか？

▶ 鉄吸収のメカニズムとは（図1）

　食物由来の鉄は，肉や魚など動物性食品に含まれるヘム鉄（ヘモグロビン，ミオグロビン）と，野菜や海藻など植物性食品に含まれる非ヘム鉄（○○酸鉄）があります。

　ヘム鉄は，そのままの形で腸管粘膜上皮から吸収されます。一方，非ヘム鉄は，胃酸（塩酸）による強酸性下で○○酸鉄から3価の鉄イオンFe^{3+}の形で遊離し，胃内に存在する食事由来のビタミンC（アスコルビン酸）などにより還元されて2価の鉄イオンFe^{2+}となり，腸管から吸収されます。ちなみに，Fe^{3+}は酸素と結合すると酸化鉄（Ⅲ）（＝酸化第二鉄）となります。鉄の自然酸化で生じる，いわゆる赤サビです。

　ここでは酸化還元反応についておさらいしましょう（図2）。

鉄剤の併用注意，どこまで指導する？

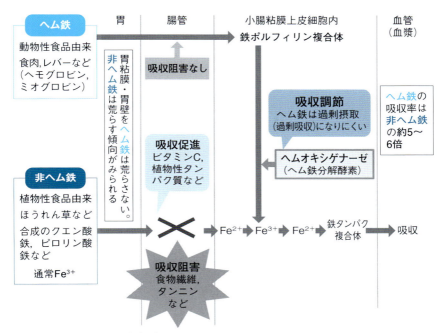

図1　食事由来の鉄の吸収経路

〔全研本社株式会社：高い吸収率を誇る効果的な鉄分補給素材 ヘム鉄. 健康美容EXPO（http://www.ils.co.jp/seihin/hem.html）より〕

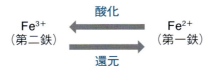

ある原子や物質が電子を失ったとき：**酸化**
原子や物質が電子を受け取ったとき：**還元**

図2　鉄の酸化還元反応

▶ 鉄剤の相互作用（表1）

1. ビタミンC

　鉄は食物中に存在するビタミンCなどの還元剤によってFe^{3+}からFe^{2+}に還

表1 鉄剤の種類

商品名 (成分名)	フェルム (フマル酸第一鉄)	フェロミア (クエン酸第一鉄)	フェロ・ グラデュメット (硫酸鉄)	インクレミン (ピロリン酸第二鉄)
剤形	徐放カプセル	普通錠,顆粒	徐放錠	シロップ
鉄含有量	100mg/Cap	錠 : 50mg/錠 顆粒: 100mg/包	105mg/錠	6mg/mL
常用量	100mg	100〜200mg	105〜210mg	10〜15mL (小児)
特徴	・Fe^{2+}キレートでキレート力が弱く, 遊離するとFe^{3+}になる ・徐放性顆粒が含まれる ・カプセル剤で徐々に吸水しFe^{2+}を放出する ・徐放性のため胃腸障害が軽減される	・Fe^{2+}キレートでキレート力が強く, そのままの形で吸収されるため(低分子キレート), 吸収率が良い ・そのまま吸収されるためビタミンC併用不要	・無機鉄塩 ・従来の硫酸鉄は胃腸障害が多かったが, 徐放性にすることで胃腸障害が軽減されている	・唯一のシロップ剤 ・小児用量の設定のみ, 成人量は規定なし

元され,腸管から吸収されやすくなることから,鉄剤とビタミンC製剤を併用すると吸収率が良くなるといわれています。ただし,Fe^{2+}は胃粘膜を刺激するため,鉄剤とビタミンC製剤を併用するとFe^{2+}が増加し,胃腸障害の副作用が増大する可能性があります。

2. 制酸薬,お茶など

　鉄剤と制酸薬の併用は,服用間隔を空けるべきでしょうか？　また,鉄剤をお茶や牛乳で飲んでもよいでしょうか？

　鉄剤の添付文書には併用注意として制酸薬,タンニン酸を含有するもの(濃い緑茶,コーヒーなど)が記載されており,いずれも「同時に服用することを

避ける」とあります。制酸薬（酸化マグネシウム，プロトンポンプ阻害薬，ヒスタミンH_2受容体拮抗薬）は胃内pHの上昇により難溶性の鉄重合体を形成し，鉄吸収が阻害されます。また，緑茶などのタンニン酸と鉄が難溶性の高分子鉄キレートを形成し，鉄吸収が阻害されます。

牛乳は添付文書に記載がありませんが，牛乳中のリン酸塩やホスホプロテインと鉄が結合して高分子のキレート化合物を形成し，鉄吸収が阻害されると考えられています。

ただし，理論上と実際の臨床とは相違があります。

- 鉄欠乏性貧血の患者は体内の鉄量が減少しているため，腸管からの鉄吸収が亢進しており，吸収率が良い。
- 徐放性鉄剤は短時間で制酸薬などと混ざっても大きな問題にはならない。
- 鉄剤には吸収量よりも過剰量の鉄が含まれている。

以上から，臨床上では「徐放性鉄剤と制酸薬，お茶，牛乳との服用間隔を空ける必要はない」との見解も出てきています。

では，徐放性製剤ではなく，普通錠のクエン酸第一鉄（フェロミア®）ではどうでしょうか。

非イオン型鉄剤であるフェロミア®は，クエン酸と鉄が低分子キレート化することにより，酸性から塩基性に至る広いpH領域で溶解するので，硫酸鉄やフマル酸第一鉄より腸管からの吸収が良好な製剤となっています。また，イオン型鉄剤と異なり，鉄イオンを放出しないで低分子ポリマーとして吸収されるので相互作用を受けにくいと報告されています[1]。その報告では，アスコルビン酸を併用しても吸収効率は変わらないと記載されています。

REVIEW

今回のケースを振り返って

過去には「鉄剤とアスコルビン酸の併用は吸収率を上げる」,「制酸薬やタンニンの併用はキレート形成により吸収率が下がる」と教わってきましたが,実際には必ずしもそうではないという報告があり,それを踏まえて医師は「鉄剤はお茶で服用しても問題ない」,「制酸薬とは間隔を空ける必要はない」と説明しているのかもしれません。理論上と臨床での相違を理解したうえで,医師と説明が異なることがないように,患者さんの服薬アドヒアランスが向上する服薬指導を心がけたいと感じた症例でした。

今回のフマル酸第一鉄と制酸薬の併用については,製薬会社からは「臨床上で吸収が低下したという報告はありませんが,ご心配ならば少々時間をずらして服用してください」とのことでした。

引用文献

1) 坂口一夫,他:クエン酸第一鉄ナトリウムによる鉄欠乏性貧血患者の治療効果に対するアスコルビン酸の併用効果. 医療薬学, 30:326-329, 2004

25 精神科からメコバラミンが処方…？

処方箋（精神科）／19歳男性

Rp.1	ラメルテオン錠（ロゼレム®）8mg 1日1回　19時	1回1錠（1日1錠） 14日分
Rp.2	メコバラミン錠（メチコバール®）500μg 1日1回　夕食前	1回3錠（1日3錠） 14日分
Rp.3	スルピリド細粒（ドグマチール®）50% 1日2回　朝・夕食後	1回0.06g（1日0.12g） 14日分
Rp.4	ロラゼパム錠（ワイパックス®）0.5mg 不安時	1回1錠 10回分

【わかっていること】
- 母親と一緒に来局。不眠症状と外出への不安感が強く，病院へ来るのも苦痛。
- 頓服でロラゼパム処方があり，外出前に服用して何とか外出ができる程度とのこと。
- 薬をもらった後は自宅まで交通機関を使って帰宅するため，薬局内でロラゼパムを追加服用し，帰宅までに備えている。
- 普段からひきこもり気味の様子。
- 痩せ型でうつむき気味，薬はすべて付き添いの母親に渡している。

精神科からメコバラミンが処方されたのはなぜでしょうか？

▶ 概日リズム睡眠障害のおさらい

　お母様からの聞き取りにより，本症例は睡眠障害にメコバラミンが処方されたと思われます。ビタミンB_{12}は概日リズム睡眠障害のリズム調整に働くとされます。

昼夜のサイクルと体内時計のリズムが合わないため，1日のなかで十分な睡眠をとることができず，日常生活が困難になるのが概日リズム睡眠障害です。大きく内因性と外因性に分かれます。

1. 内因性
- 眠る時間帯が極端に遅くなり，明け方近くに寝て昼頃起きる睡眠相後退症候群
- 夕方ごろから眠り，深夜〜早朝に目覚めてしまう睡眠相前進症候群
- 眠る時間が毎日少しずつ遅くなり，24時間サイクルにあわず社会的に行動する時間に覚醒できない非24時間睡眠覚醒症候群
- 睡眠や覚醒の出現が不規則に起こり，1日に複数回睡眠するなど昼夜関係なく繰り返す不規則型睡眠覚醒パターン

2. 外因性
- 時差ぼけや夜間労働者などに起こる睡眠障害

▶ そもそも概日リズム（サーカディアンリズム）とは？

　サーカディアンリズムとは，サーカ（約，およそ）ディアン（1日）リズムのことです。人は洞窟など光がない場所で生活すると，体内時計が24時間周期ではなく少し長い24.5時間周期になります。ただ通常は明暗周期下で生活しているため，体内時計は毎日24時間周期にリセットされています。

　体内時計は，①入力系（光などの外界の信号を受け取る仕組み），②発振体（約24時間の振動を起こす仕組み），③出力系（それぞれの臓器に時刻情報を伝える仕組み）からなります（図1）。概日リズムを外界の明暗周期にあわせて約24時間にリセットするには，朝に光を浴びるとよいとされます。すなわち，光刺激によって網膜から視交叉上核へ神経伝達が行われることで体内時計の針がリセットされ，脳内が覚醒し，体温調節やホルモン分泌調節（松果体からのメラトニン分泌が止まる）が行われます。

　メラトニンは視床下部に働きかけて自律神経を調節し，睡眠と覚醒，食欲，体温調節，全身機能に影響を及ぼします。メラトニンはタイマーのように，強い光を浴びることで分泌が減少し，覚醒後14〜16時間程度で再度分泌が開始されます。

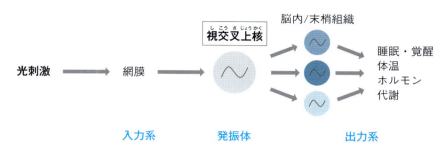

図1 体内時計の仕組みと光刺激による反応

▶ ビタミンB₁₂の効果

ビタミンB₁₂は光感受性を高めることによって，網膜から視交叉上核への神経伝達を高める作用があると考えられています[1]。用法・用量は，1日量1.5〜3.0mgを毎食後経口投与します。

ラメルテオンはメラトニン受容体に結合して催眠作用や概日リズムを調節する作用をもちます。メコバラミンはラメルテオンの作用を補助するために処方されたと考えられました。

▶ 概日リズム睡眠障害の治療

生活習慣が原因で起こりやすいため，本人の治療意欲と生活習慣を変える努力が何よりも大切です。治療方法として，薬物治療のほかに2,500ルクス以上の光を1時間ほど浴びせて体内リズムを動かす高照度光療法があります。

- 朝の光はリズムを前に動かす作用があるため，睡眠相後退症候群では毎朝6〜7時から1時間程度，高照度光療法を行います。
- 夜の光はリズムを後ろに動かす作用があるため，睡眠相前進症候群では夕方〜夜間に高照度光療法を行います。

また，今回の症例ではラメルテオンが19時服用で処方されています。添付文書上では就寝前服用となっていますが，ラルメテオンは入眠1〜2時間前（で

きれば 21 〜 22 時など固定した時刻）に服用することで，入眠時刻の後退を防ぐ効果が期待されます[2]。

高照度光療法と薬物治療を組み合わせることで相乗効果が期待できます。

REVIEW
今回のケースを振り返って

> この処方箋が来たとき，なぜメコバラミンが処方されているのかまったくわかりませんでした。調べてみると，ラメルテオンの補助的な役割で処方されていることがわかり，納得できました。メコバラミンがどの程度効果的なのかはわかりませんが，調べてみるとメコバラミンの睡眠障害に関する文献が多数報告されていました。
>
> 今回のポイントからは少し外れますが，スルピリド細粒50％の微量処方は，筆者の薬局でよく応需します。スルピリドの低用量投与は，添付文書上では胃腸機能の改善目的で処方されますが，本症例では抗うつ効果を期待して処方されていると思います。うつ病・うつ状態に対する添付文書上の用量は通常150〜300mg/日ですが，1/4程度の量で効果が期待され処方されていました。

引用文献

1）宮崎総一郎：睡眠障害の理解．耳鼻臨床，99：427-434, 2006
2）本多　真：睡眠障害の治療．日本薬理学雑誌，129：422-426, 2007

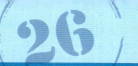

難易度 ★★☆☆☆

関節痛を訴える患者になぜシメチジン？

処方箋（スポーツ医学診療科）／62歳男性
Rp.1　シメチジン錠（タガメット®）200mg　　1回1錠（1日2錠） 　　　1日2回　朝・夕食後　　　　　　　　　　28日分

【わかっていること】
・ 併用薬なし。
・ 関節が痛いとのことで受診した。

> シメチジンはヒスタミンH₂受容体拮抗薬ですが，何を目的に処方されたのでしょうか？

▶ シメチジンの適応外処方

　シメチジンは，胃潰瘍や十二指腸潰瘍など消化性潰瘍の治療に用いられるヒスタミンH_2受容体拮抗薬のなかで最初に開発された薬です。シメチジンはイミダゾール環を有し，シトクロムP450（CYP）を阻害することから，薬物相互作用や副作用が多く，併用する場合は特に注意が必要です。そのため他のH_2受容体拮抗薬より使いにくいとのことで，適応症である胃潰瘍などに対してはあまり使用されなくなってきました。

　しかし，本来の適応と無関係と思われるような適応外の使用例が多く報告されています。特に整形外科領域では，石灰沈着性腱板炎（後述）に対して処方される例が多くあり，今回のケースも石灰沈着による関節痛への適応外処方ではないかと推測されます。

　Case 21でも触れましたが，シメチジンは免疫反応に関与するヒスタミンを

阻害するため，免疫活性化作用があると考えられています。シメチジンの適応外処方には，ほかに次のような例があります。
- **蕁麻疹，アレルギー性鼻炎，気管支喘息**：ヒスタミン H_1 受容体拮抗薬との併用により副作用軽減，作用増強
- **単純疱疹**：抗ウイルス作用（Case 21 参照）
- **がん**：悪性腫瘍の縮小効果，転移予防，延命効果
- **尋常性疣贅（いぼ）**：ヨクイニンとの併用により作用増強　など

▶ 石灰沈着性腱板炎の病態と治療法を知ろう

1. 症状・診断

　石灰沈着性腱板炎は，肩関節の腱板にリン酸カルシウム（石灰）が沈着して炎症を生じる関節周囲炎です。40〜50歳代の女性に多くみられ，夜間に肩に突然激痛が走り，腕を動かすことができなくなります。発症後1〜4週の急性期，発症後1〜6カ月の亜急性期，6カ月以上続く慢性期に分かれます。

　いわゆる四十肩・五十肩（肩関節周囲炎）の症状とよく似ているため，接骨院などで間違えて治療され慢性化するケースも少なくありませんが，四十肩・五十肩とは区別して診断・治療が行われます。石灰沈着性腱板炎の特徴として夜間痛があり，痛みが強く急激な症状であればすぐに診断がつきます。また，石灰沈着の有無はX線撮影で確認できます。

　原因ははっきりわかっていませんが，加齢と力学的負荷によって変性と血行不良が起こり，石灰沈着が誘発されると推察されています。予防は困難といえますが，適度な運動で筋肉を鍛えることが予防につながります。ただし，急性期の痛みが出ているときは無理に動かさないように注意します。

2. 病態の推移

　関節の腱板に沈着するリン酸カルシウムは，経過とともに，濃厚なミルク状→練り歯磨き状→石膏状へと硬く変化（石灰化）していきます（**図1左**）。やがて石灰が盛り上がり，腱板から肩峰下滑液包（肩関節の動きを良くする袋）に破れ出ます（**図1右**）。急性期ではこのときに激痛となります。肩峰下滑液包の内部では破れ出た石灰が異物とみなされ，白血球による炎症反応が生じ，腫れて熱をもちます。体表面からは皮膚が赤く腫れあがったように見えます。

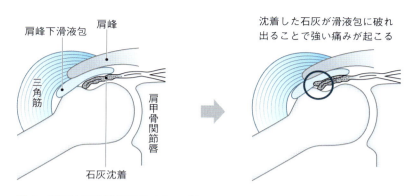

図1 石灰沈着性腱板炎のメカニズム

3. 治療方法

ほとんどの場合は保存療法で軽快します。三角巾やアームスリングなどで肩・腕を安静にすること、シメチジンやNSAIDsの服用、ステロイドと局所麻酔薬の滑液包内注射などが有効です。急性期では激痛を早く取るため、腱板に針を刺して沈着した石灰を破り、ミルク状の石灰を吸引する方法が行われます。亜急性期・慢性期では、石灰が石膏状に硬くなり、ときどき強い痛みが再発したり、硬く膨らんだ石灰が肩の運動時に周囲と接触し、炎症が消失せず痛みが続くことがあります。痛みが強く肩の運動に支障がある場合は、手術で石灰を摘出することもあります。

再発予防は、肩甲骨と上腕骨の動きをリハビリによって正常に戻します。

▶ 石灰沈着性腱板炎に対するシメチジンの作用

一つには、副甲状腺細胞膜に存在するヒスタミン H_2 受容体にシメチジンが作用することで、副甲状腺ホルモン（parathyroid hormone；PTH）の分泌を抑えてカルシウム（Ca）代謝に作用する機序が考えられています[1]。PTHは骨吸収を通じて血中Ca濃度を増加させるため、PTHを抑制することで血中Ca濃度は低下します。

また、骨格筋に分布する血管にある末梢のヒスタミン H_2 受容体に直接作用し、末梢でのPTHの代謝に影響する機序も考えられています[2]。

しかし，これまでのところ肩石灰性腱炎において Ca 代謝異常の報告はないため，後者の末梢での作用機序の可能性が高いと考えられているようです[3]。

REVIEW

今回のケースを振り返って

- 石灰沈着は体のどこにでも起こるもので，シメチジンの有効性は透析患者の異所性石灰沈着症でも有効と報告されています[4]。Case 21 でも紹介しましたが，シメチジンの適応外使用の幅は広いと考えさせられる症例でした。
  Case 21 で触れた免疫活性効果はシメチジン特有で，他の H_2 受容体拮抗薬にはなかった作用ですが，石灰沈着性腱板炎に対する疼痛改善率，石灰縮小効果はファモチジンにも認められ，その効果はシメチジンと同等という報告もあります[3]。肩の痛みを訴える患者にファモチジンが処方されている場合，「胃薬です」ではなく，もう一歩踏み込んだ確認と説明が必要になると感じました。

引用文献

1) Brown EM, et al : PTH secretion in vivo and in vitro. Regulation by calcium and other secretagogues. Miner Electrolyte Metab, 8 : 130–150, 1982
2) Fiore CE, et al : Effects of cimetidine on parathyroid hormone metabolism. Lancet, 28 : 501, 1981
3) 繁田明義，他：肩石灰性腱炎に対する H_2 受容体拮抗薬の治療効果．肩関節，35 : 907–910, 2011
4) 安倍　淳，他：人工腎透析患者に見られた異所性石灰化の 3 症例．整形外科と災害外科，38 : 1828, 1990

27 3歳の子どもにレボドパが処方…パーキンソン病の薬で検査って？

難易度 ★★★★☆

処方箋（小児科）／3歳女児

Rp.1　レボドパ散（ドパストン®）98.5%　　1回90mg（1日90mg）
　　　　1日1回　　　　　　　　　　　　　　1日分

【わかっていること】

- 3歳の女の子。
- レボドパ1日分の処方，服用時間の記載なし。
- 検査をする予定とのことだが，検査内容は不明。

> レボドパは何のために処方されたのでしょうか？

　レボドパはパーキンソン病の治療に用いられる薬ですが，今回は小児科から3歳の幼児へ1回分のみの処方です。検査をする予定とのことで，そのために処方されたと考えられますが，どのような検査でしょうか。

▶ 成長ホルモン分泌刺激試験とは

　成長ホルモン分泌刺激試験は，下垂体から分泌される成長ホルモン（growth hormone；GH）が十分に分泌されているかどうかを調べる検査です。
　検査方法は，腕から採血して血液中に含まれるGHの量を測定しますが，GHは主に夜間に分泌されるため，日中に調べてもあまり意味がありません。そこで，GHの分泌を促進する薬剤を投与し，その反応をみてGHの分泌能力

を判定します。下垂体に GH があれば，薬剤を投与することで GH がさらに大量に分泌されます。下垂体の GH が不足していると，薬剤の投与後も分泌量が少ない結果となります。検査の流れを図1に示します。

GH の分泌を促進する薬剤としては，以下の6種類が用いられます。検査のタイミングなどにより薬剤に反応しにくい場合があるため，2種類以上の検査を実施して判定します。

(1) インスリン

速効型ヒトインスリン注射剤（ノボリン®R など）を生理食塩液で希釈し，0.1単位/kg を静注します。インスリンにより低血糖を起こし，低血糖によって視床下部からのソマトスタチン（GH の分泌を抑えるホルモン）を抑制することで GH の分泌を促進します。投与後15～45分で低血糖となりますが，痙攣などが起きる場合があるので，血糖モニターを常に注意しながら行います。万が一，低血糖による意識障害や痙攣が発現した場合には，ブドウ糖液を静注します。

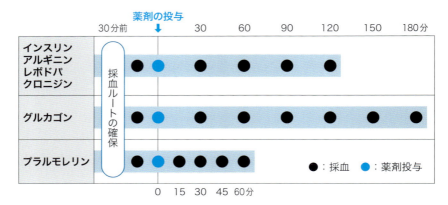

検査前日の夜10時頃から絶食し（水や白湯は飲んでもよい），検査当日の朝食は抜く。
①**採血ルートの確保**：腕の血管に静脈留置針を刺して固定し，採血する。検査実施中はここから繰り返し採血を行う。
②**薬剤の投与**：成長ホルモン（GH）の分泌を促す薬剤を点滴や経口薬などで投与する。
③**採血**：薬剤を投与後，一定の時間ごとに採血し（プラルモレリンは15分ごと，それ以外は30分ごと），血液中の GH の量を測定する。
④**検査終了**

図1　成長ホルモン分泌刺激試験の検査スケジュール

(2) アルギニン

L-アルギニン塩酸塩 10%注射液（アルギニン点滴静注 30g「AY」）0.5g/kg（最大 30g）を 30 分間点滴静注します。アルギニンはアミノ酸の一種で，ヒスタミンが関与していますが，作用機序は複雑です。視床下部からのソマトスタチンの分泌を抑制することで GH の分泌を促進します。副作用はまれで，患者の苦痛が少ないため実施しやすい検査です。

(3) レボドパ（L-DOPA）

レボドパ（ドパストン®）10mg/kg（最大 500mg）を経口投与します。レボドパはパーキンソン病治療薬で，視床下部からの成長ホルモン放出ホルモン（growth hormone releasing hormone；GHRH）の分泌を促し，ソマトスタチンの分泌を抑制して GH の分泌を促進します。投与後 30 分前後で吐き気が出現することがあり，患者は苦痛を感じますが，時間とともに回復することがほとんどです。

(4) クロニジン

クロニジン塩酸塩錠（カタプレス®）75μg を粉砕して乳糖を加え 0.1mg/g に調整し，$0.1mg/m^2$（最大 0.15mg）を経口投与します。クロニジンは高血圧治療薬で，中枢性 α_2 受容体を介して GHRH の分泌を促し，GH の分泌を促進します。投与後 60 分程度で眠気が出ますが，血圧低下は検査用量では軽度です。眠っている間に検査が済んでしまうので，外来で行いやすい検査です。

(5) グルカゴン

グルカゴン注射用（グルカゴン G ノボなど）0.03mg/kg（最大 1mg）を皮下注射します。グルカゴンによって血糖が上昇しインスリン分泌が促進された後，急激に血糖が通常のレベルまで低下することにより，GH の分泌を促進します。投与後 60～120 分後，反動による低血糖が出現するため注意が必要です。

(6) プラルモレリン（GHRP-2）

プラルモレリン塩酸塩（注射用 GHRP 科研）100μg を製品付属の生理食塩液 10mL に溶解し，2μg/kg を約 30 秒かけて緩徐に静注します。成長ホルモン放出ペプチド（growth hormone releasing peptide；GHRP）が視床下部に作用し，強力に GH 分泌を促進します。投与後 15～30 分で体が熱くなる，腹部膨満感などの副作用が出ることがありますが，検査の拘束時間が短く済みます。

▶ 試験の前後に行われる検査

成長ホルモン分泌刺激試験を実施する前にさまざまな検査が必要です。

- ・血液・尿検査（糖尿病，腎機能，肝機能など）
- ・内分泌検査（甲状腺，性ホルモンなど）
- ・X線検査（骨年齢の測定，骨の成熟度やこれからの成長予測，骨の病気の有無）
- ・染色体検査（遺伝子による原因かどうか）
- ・MRI検査（脳下垂体の状態や脳腫瘍など）

成長ホルモン分泌刺激試験の後には，さらに下垂体前葉機能の検査（甲状腺ホルモン，性ホルモンなどの負荷試験）を行います。

これらの検査で詳しく調べた後に，成長ホルモン分泌不全性低身長症と診断された場合，成長ホルモン製剤（ソマトロピン）の自己注射による治療が開始されます。

3歳の子どもにレボドパが処方…パーキンソン病の薬で検査って？

REVIEW
今回のケースを振り返って

> この女の子はレボドパによる成長ホルモン分泌刺激試験を行った後，成長ホルモン分泌不全性低身長症との診断が確定して，ソマトロピンが処方開始となりました。こうした検査方法や使用される薬剤と処方意図を理解することに加え，その病態や日常生活で注意が必要なことなどを学習し，不安を感じている患者さんやご家族にきちんと対応できるようにしたいと思いました。
> 　また，今回の調剤手順として，極少量の散剤分包となるため，あらかじめ希釈散（倍散）に調製してから秤量し，検査に誤差が出ないよう気をつけて分包しました。賦形剤は乳糖で問題ないことを製薬企業や資料から確認しました（血糖値の変動を考慮）。
> 　経口で服用するのはレボドパとクロニジンで，どの調剤薬局でも処方を受け付ける可能性はあります。どちらも粉砕して倍散を調製し，そこから必要量を調剤することとなり，処方理由の理解，在庫の確認，倍散の調製，極少量の調剤など投薬するまでのハードルが多い処方です。ミスを起こすポイントが多いと思いますが，せめて倍散の調製方法について理解できていれば慌ててミスを起こすリスクが減ると思いますので，ぜひ今回の処方例で練習してみてください。

283

28 生理食塩液を点鼻で処方！？

難易度 ★☆☆☆☆

処方箋（耳鼻咽喉科）／53歳男性

Rp.1	加味帰脾湯エキス顆粒 1日3回　毎食後	1回1包（1日3包） 42日分
Rp.2	L-カルボシステイン錠（ムコダイン®）500mg 1日3回　毎食後	1回1錠（1日3錠） 42日分
Rp.3	生理食塩液（大塚生食注）20mL 耳閉感あるときに点鼻	3本

【わかっていること】
- これまで他のクリニックを受診していたが，大学病院を紹介され受診。以前より耳管開放症との診断がついている。
- 「自分の話す声が大きいのか，小さいのかわからない。会話するときに非常に不便に感じる」との訴えあり。

耳の病気なのに生理食塩液の「点鼻」で処方されているのはなぜでしょうか？

▶ 耳の構造のおさらい

　耳の内部は外耳・中耳・内耳の3つに分けられ，耳管は中耳に含まれます（図1）。耳管は鼓室と上咽頭をつなぐ管で，長さは標準で3.5cm程度，通常はほど良い柔らかさをもって閉じています。耳管にはいくつかの役割がありますが，ここでは主な2つを紹介します。

生理食塩液を点鼻で処方！？

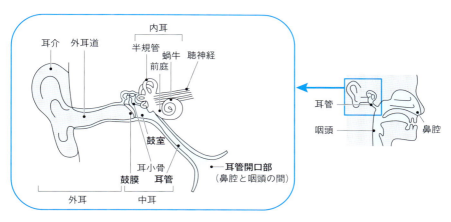

図1　耳の構造

1. 換気（圧力の調整）

　鼓膜の内側である鼓室の気圧を，その人がいる場所の大気圧と等しくします。乗り物に乗っているときにトンネルに入ると，耳が詰まる感じ（耳閉感といいます）がしますね。これは外部の高い気圧に押されて鼓膜が内側に凹んだ状態になるためです。そこで唾を飲み込んだり，鼻をつまんで息を込めたりすると（いわゆる息抜きをすると），耳管が開いて鼓室に空気が送り込まれ，凹んだ鼓膜を押し戻します。それにより耳閉感が取れて聞こえが良くなります。

2. 排泄

　鼓室内から不要な分泌物や病原体を鼻水などとして運び出します。

▶ 耳管開放症とは？

　上述のように，耳管は鼓膜の外側と内側に気圧の差が生じたときに開くようにできていますが，それが開きっぱなしになっているのが耳管開放症です。軽症では耳の詰まる感じ程度ですが，症状が重いと，自分の声が大きく響く（自声強調）症状や，呼吸音が聞こえる（呼吸音聴取＝呼吸性耳鳴りともいう）症状が起こります。この2つが最も苦痛な症状であるといわれています。これらは，口の中から耳管を通じて鼓室へとダイレクトに空気の行き来ができてしまうために起こります。

▶ 耳管開放症の原因と治療

　疲労，ストレス，無理なダイエットや脱水などが原因になりやすいとされます。耳管を取り巻く軟部組織のボリュームが少なくなるためです。

　耳管開放症は治療を行っても全快しないことが多い病気です。軽症では漢方薬を中心とした内服療法や生理食塩液の点鼻などがあります。重症では，鼓膜のテーピング（鼓膜に特殊な絆創膏を貼って動きを制限する）や，耳管ピン（特殊なピンを使って耳管をふさぐ）などが行われます。

1. 漢方薬

　加味帰脾湯が処方されます[1]。有効率についてはさまざまな報告があるようですが，軽症では有効率が高いとの報告が多いです[2]。

2. 生理食塩液の点鼻——菌の繁殖には要注意

　開放されているほうの耳を下にして生理食塩液を点鼻すると，耳管開口部に生食が触れ，耳管が閉じることで症状が改善します。一時的な効果ですが，簡便に症状を改善できます。

　ただし菌の繁殖には注意が必要です。あらかじめ使用・保管方法を決めておく必要あります。筆者は5mLまたは10mLの点眼容器を用意し，20mL入り生理食塩液から再充填して渡していますが，開封した時点で無菌状態ではなくなります。自宅では冷蔵庫に保管すること，使用開始したら数日中に廃棄することを説明していますが，使用期限については意見がさまざまなようで，当日中のみと説明されている場合もあるようです（参考として，人工涙液型点眼剤のソフトサンティア®は，使用期限内であっても，開栓後，約10日間以上過ぎた使い残りの薬液は使用しないように記載しています）。

3. 生活上の注意点

（1）水分補給は必須！　十分量を補給する

　水分補給が十分でないと耳管内の粘膜が乾燥して粘り気がなくなり，耳管の状態が悪くなります。

（2）鼻すすりはしない

　鼻をすすると耳管が閉じて聞こえが良くなるため，始終鼻すすりを続ける

人がいます。しかし，鼻すすりを続けると慢性的に鼓膜が内側に凹んでしまいます。この状態で耳鼻科を受診すると，開放症とは逆に「耳管狭窄症」として誤診されることも多いようです。耳管開放症による耳閉感がつらくても，鼻すすりによって改善しないよう患者さんに説明しましょう。

(3) タバコはやめるように説明

吸ったニコチンが耳管を通って鼓室内を循環して，中耳や内耳を痛め，めまい，耳鳴り，耳閉感を増強します。

REVIEW

今回のケースを振り返って

耳管開放症という「耳」の症状を訴える患者さんに，生食が「点鼻」で処方になっていたので，最初は理由がわかりませんでした。調べてみると上に書いたことがわかりましたが，知識がないと「点耳で使用してください」と誤った説明をしてしまう可能性があると感じました。

生食の点鼻は簡単に行えるので使用回数が多いと思われますが，保管に関しては十分な説明が必要と思います。特に菌の繁殖した生食を点鼻すると中耳内の感染症を起こす可能性があるので，保管方法と使用期限について患者さんの理解度を確認するようにしましょう。

生活上の注意はどれも普段からできる予防なので，しっかり伝えることが大切です。この病気は過度なダイエットやストレス，疲労が原因で，若い女性に増加傾向とのことです。命に関わる病気ではありませんが，不快感が強いため物事に集中できない，気分がふさぐなど悩まれるようです。「耳がふさがる感じ」「自分の声が大きく響く」「自分の呼吸音が聞こえる」などの訴えがあれば，生活上の注意を伝え，耳鼻科への受診を促したいですね。

引用文献

1) 石川　滋：耳管開放症に対する薬物療法の試み．耳鼻咽喉科臨床，87：1337-1347, 1994
2) 大島昭夫：耳管開放症の重症度分類と治療．耳鼻咽喉科臨床，99：643-646, 2006

29 抗パーキンソン病薬のトリヘキシフェニジルが処方される痙性斜頸って？

難易度 ★★☆☆☆

処方箋（リハビリ科）／45歳女性	
Rp.1　ジアゼパム錠（セルシン®）2mg 　　　1日3回　毎食後	1回1錠（1日3錠） 30日分
Rp.2　トリヘキシフェニジル錠（アーテン®）2mg 　　　エチゾラム錠（デパス®）0.5mg 　　　1日2回　朝・夕食後	1回1錠（1日2錠） 1回1錠（1日2錠） 30日分

【わかっていること】
- 問診表に「痙性斜頸」と記入あり。
- 他院からの紹介で受診。

痙性斜頸とはどのような疾患でしょうか？　また，どんな薬物療法が行われるでしょうか？

▶ 痙性斜頸とは

　痙性斜頸は，頭や首の筋肉が異常に緊張することによって頭の位置が不自然な状態になってしまう疾患で，自分の意思に関係なく筋肉が収縮して不随意運動を引き起こすジストニア（後述）の一種です。30〜50歳代に発症することが多く，推定で全国に約4万人いるといわれています。海外では女性に多いとされますが，日本では男性のほうが多くみられます。

▶ 痙性斜頸の症状

　首や肩の周りにある筋肉に強い緊張がみられ，頭の位置が正常とは違っている状態です。例えば，頭が回っている（横を向いている），前後や左右に傾いている，肩が上がっている，体が横にねじれているなどの状態で，さまざまな症状が組み合わさった形で現れ，首振りなど異常な動きを合併する場合もあります。常に固まっている場合もあれば，歩くときや精神的なストレスがかかったときだけ頭の位置が変わってしまう，首が動きにくいだけで頭の位置は正常，首の痛みしか症状が出ない…といった場合もあります。

　肩こりと間違われて長期間治療が行われないケースもありますが，発症から時間が経過するにつれて筋肉や周囲の組織がだんだん硬くなり，治療の効果が得られにくくなるため，早期に適切な治療を受けることが重要です。ストレスや運動が症状を悪化させ，横になると症状が軽快することが多いので，肩こり体操のような運動も逆効果の場合があり，注意が必要です。

▶ 痙性斜頸の治療

1. 薬物内服治療

　ジストニアに対する内服治療は，有効率が低く，一時的に有効でも後に効果が減弱して増量を要したり，副作用が問題となったりする場合が多いことから，ジストニア治療としては補助的な役割にとどまります。症状の程度によっても，薬の効果や副作用の現れ方はさまざまです。

　ジストニアに用いられる主な薬剤を**表1**に示します。今回処方されたトリヘキシフェニジルは抗コリン性の抗パーキンソン病薬であり，ジストニア治療に有効性が示されている薬剤です[1]。同時に処方されたベンゾジアゼピン系抗不安薬のジアゼパム，エチゾラムもよく使用されます。

2. ボツリヌス療法

　ボツリヌス療法はジストニア治療の第一選択という位置づけですが，単独では治療困難な例も多く，積極的に薬物療法が併用されるべきと考えられているようです。この治療は筋肉にA型ボツリヌス毒素製剤（ボトックス®）[*1]を注射し，神経と筋肉の伝達を遮断して筋肉の緊張を取り除く方法です。治療当

表1　ジストニアに用いられる経口薬

> **ベンゾジアゼピン系抗不安薬**：ジアゼパム，エチゾラムなど
> **抗てんかん薬**：クロナゼパム，ガバペンチンなど
> **抗パーキンソン病薬**
> 　**抗コリン薬**：トリヘキシフェニジルなど
> 　**ドパミン作動薬**：ブロモクリプチン，ロピニロールなど
> 　**レボドパ含有製剤**：レボドパ・カルビドパなど
> **筋弛緩薬**：バクロフェン，ダントロレンなど
> **神経障害治療薬**：メキシレチン

日はほとんど効果が現れず，通常は2～3日後に効果が現れてきます。効果は1～2週間程度で安定し，数カ月持続した後，数週間かけて効果が消失します。安定した治療効果を維持するためには，効果が消失してきたら再度治療を行う必要がありますが，2カ月は間隔を空ける必要があります。痙性斜頸の場合は初回投与量が少なく設定されているため，初回で大きな効果を得ることは難しいようです。

　なお，ボツリヌス療法は，ボトックス®を使用するための講習・実技セミナーを受講し資格を得た医師のみ治療が可能です。

3. 外科手術

　緊張している筋肉を支配している神経を遮断する手術などがあります。薬物内服治療やボツリヌス療法で効果がない場合にのみ行われます。

▶ ジストニアってどんな病気？

　脳（主に大脳基底核）や神経系統の何らかの障害により，持続的または不随意に筋肉が収縮したり固くなったりする難治性の疾患です。筋肉が自分の意思どおりに動かなくなり，異常な動作や姿勢になります。知的機能障害や視力・聴力などの感覚機能障害はなく，生命に関わる疾患ではありません。発病の早

---

*1　2018年末時点の適応は，眼瞼痙攣，片側顔面痙攣，痙性斜頸，上肢痙縮，下肢痙縮，2歳以上の小児脳性麻痺患者における下肢痙縮に伴う尖足，重度の原発性腋窩多汗症，斜視，痙攣性発声障害となっています[2]。

い段階においてはストレスや情緒により影響されることがあるといわれています。

ジストニアは，全身の筋肉が異常に動いてしまう**全身性ジストニア**と，体の一部のみ筋緊張の異常が起こる**局所性ジストニア**に分類されます。局所性ジストニアは**痙性斜頸**のほか，**痙攣性発声障害**（声が出ない，詰まる），**眼瞼痙攣**（眼がぎゅっと閉じて開けられない），**書痙**（力が入って字が書きにくい，箸を持ちにくい），**職業性ジストニア**（音楽家やプログラマー，美容師などで，特定の職業動作に伴って出現する）などがあります。スポーツ選手に起こりやすい**イップス**とよばれる症状も職業性ジストニアと考えられています。

原因で分類すると，**一次性（原発性）ジストニア**（原因不明や遺伝子異常を含む）と，**二次性（続発性）ジストニア**（別の疾患やケガが元になっているもの）に分類されます。パーキンソン病に伴うジストニアや薬剤性ジストニア（ドパミン遮断作用をもつ抗精神病薬による錐体外路系の副作用）など，原因がわかっているものは二次性ジストニアです。

> **ジストニアとジスキネジア**
>
> パーキンソン病の治療においては，薬（レボドパ含有製剤）の効果が切れる早朝にジストニア（筋肉のこわばり）が起こることと，逆に薬が効きすぎてジスキネジア（自分の意思と関係なく手足や口が動いてしまうこと）が起こることが知られています。

▶ ジストニアの予後

前述したように，ジストニア自体では生命が脅かされることはありませんが，経過が長くなると首や手足の骨が変形して脊髄を圧迫し，麻痺や痺れの原因となる場合があります。現在，ジストニアの原因ははっきりわかっておらず，病気自体を根本的に治療することは困難と考えられています。

REVIEW

今回のケースを振り返って

痙性斜頸の患者さんは，今回の患者さんの前にも数名来局しており，ボトックス®注射をしていると聞いたことはありましたが，他の治療法についてはあまり理解していなかったため，今回，痙性斜頸とジストニアについて調べ，曖昧だった部分が理解できました．精神的なストレスや疲労，不自然な偏った姿勢を継続していることが引き金となり発症することもあるようなので，今後の指導に役立てたいと思いました．

引用文献

1) Fahn S : High dosage anticholinergic therapy in dystonia. Neurology, 33 : 1255-1261, 1983
2) グラクソ・スミスクライン株式会社：ボトックス注用，添付文書（2018年5月改訂，第21版）

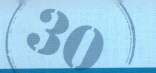

リウマチ治療にビオチン，どんな効果があるの？

難易度 ★★★☆☆

処方箋（内分泌科）／58歳女性

Rp.1　メトトレキサートカプセル（リウマトレックス®）2mg　　1回1Cap（1日2Cap）
　　　水曜日　1日2回　朝・夕食後　　　　　　　　　　　　　7日分

Rp.2　メトトレキサートカプセル（リウマトレックス®）2mg　　1回2Cap（1日2Cap）
　　　木曜日　1日1回　朝食後　　　　　　　　　　　　　　　7日分

Rp.3　ビオチン散0.2%　　　　　　　　　　　　　　　　　　　1回1.5g（1日4.5g）
　　　1日3回　毎食後　　　　　　　　　　　　　　　　　　　49日分

【わかっていること】

- 慢性関節リウマチでメトトレキサートを服用。
- 痛みは，トラマドール・アセトアミノフェン配合錠（トラムセット®），セレコキシブ錠（セレコックス®），ロキソプロフェン錠（ロキソニン®）で調節している。

> ビオチンの処方意図は何でしょうか？

▶ ビオチンの働き

　ビオチンはビタミンB群に属する必須の水溶性ビタミンで，別名ビタミンB_7，ビタミンHともよばれます。食品から摂取するほか，腸内細菌によっても合成されます。

　ビオチンは生体内の4種類のカルボキシラーゼ（アセチルCoAカルボキシラーゼ，ピルビン酸カルボキシラーゼ，プロピオニルCoAカルボキシラーゼ，メチルクロトニルCoAカルボキシラーゼ）の補酵素として働きます[1]（図1）。この酵素反応は炭酸の固定，転移，脱炭酸の反応に関与し，糖代謝，分岐鎖ア

リウマチ治療にビオチン，どんな効果があるの？

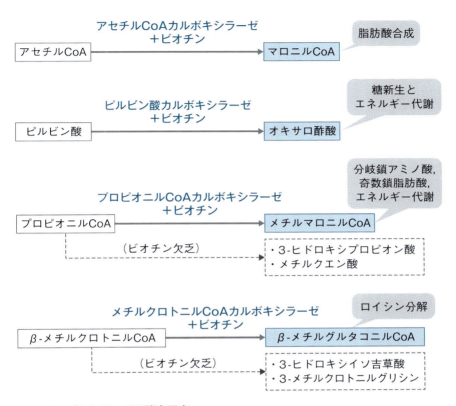

図1　カルボキシラーゼの酵素反応

ミノ酸の代謝，脂肪酸やコレステロールおよびステロイドホルモンの合成，タンパク質を尿酸に分解する働き，葉酸利用の活性化，核酸成分のピリミジンの合成に必須の役割を果たします。ビオチンが不足するとこれらの働きが損なわれ，総合的に体の代謝機能が低下し，間接的にさまざまな疾患の原因となりえます。一般的には，皮膚や爪，髪の毛の規則的な細胞分裂を促す栄養素としての作用，また糖新生を促すので筋肉痛や疲労回復に役立つ作用があり，さらにヒスチジンを体外に排出させる働きによりアトピー性皮膚炎や花粉症にも効果があると考えられています。

▶ ビオチン欠乏症とは？

　ビオチンはレバー，豆類，卵黄などさまざまな食品に含まれ（表1），また腸内細菌でも合成されるため，通常の食生活をしていれば欠乏することはまれですが，最近では抗菌薬の服用や慢性の下痢，生活習慣の変化などによって腸内細菌叢の構成変化が起こり，ビオチン欠乏症が増加しています。

　ビオチンは食品中に結合型ビオチンとして含有されています。結合型ビオチンは膵液中のビオチニダーゼにより分解されて遊離型ビオチンに変換され，主に空腸で吸収されますが，卵白に含まれるタンパク質のアビジンはビオチンと強力に結合し，ビオチンの腸管からの吸収を阻害します。そのため，生の卵白の大量摂取はビオチン欠乏症を引き起こすとされています。熱を加えた場合は影響ありません。

　乳児においては，ミルクアレルギー用などの粉ミルクを他にビオチンを含む食品を摂取することなく長期間摂取した場合に，ビオチン欠乏による皮膚疾患が多いとのことでした。これは，以前は母乳代替食品へのビオチン添加が認められていなかったためで，2014年に使用基準が改正され，現在は使用が認められています。

表1　ビオチンを多く含む食品（可食部100gあたり）

食品名	含有量	食品名	含有量
パン酵母（乾燥）	309.7μg	アーモンド（フライ）	61.6μg
まいたけ（乾燥）	242.6μg	卵黄（ゆで）	54.9μg
鳥レバー（生）	232.4μg	焼きのり	46.9μg
落花生	92.3μg	干しシイタケ	36.6μg
インスタントコーヒー	88.4μg	黒砂糖	33.6μg
卵黄（生）	65.0μg	きな粉（脱皮大豆）	32.9μg

〔文部科学省科学技術・学術審議会資源調査分科会：日本食品標準成分表2015年版（七訂）より〕

▶ ビオチンの吸収促進

　ビオチンと酪酸菌（宮入菌）製剤（ミヤBM®）を併用するとビオチンの吸

収が促進します。腸内の細菌バランスが悪玉菌優位になっているとビオチンが消費されるため、善玉菌を増やす目的で併用します。

ビタミンCはビオチンの吸収を促進するため、併用すると効果が良くなるようです。ほかにはビタミンB_2やB_6も併用することがあります。

また、サプリメントのなかには徐放性のビオチンもあるようです。ビオチンの吸収率が良くない原因として、水溶性で摂取した分がすぐに体外に排出されてしまうことが原因と考えられているためです。

▶ さまざまなビオチン療法

添付文書上の適応症以外にも、さまざまな疾患に対してビオチン療法が行われています。ビオチン療法における処方例を表2に示します。

表2 ビオチン療法の処方例

```
Rp. ビオチン散0.2%     1回1.5g（1日4.5g）  ←ビオチンとして1日9mg
    ミヤBM®細粒        1回1g（1日3g）      ←酪酸菌として1日120mg
    1日3回  8時間毎
```

【参考：ビオチン散0.2％の添付文書の記載】
効能・効果：急・慢性湿疹、小児湿疹、接触皮膚炎、脂漏性湿疹、尋常性ざ瘡
用法・用量：通常、成人にはビオチンとして1日0.5～2mg（0.2％散剤として0.25～1g）を1～3回に分割して経口投与

1. 皮膚疾患のビオチン療法

ビオチンはタンパク質の生成に関係し、皮膚を作る細胞を活性化して老廃物の排泄を促し皮膚の機能を正常に保つ働き、コラーゲンやセラミドなどの生合成を高める働きがあるとされています。また、ヒスチジン（アミノ酸、ヒスタミンの前物質）の排泄を促しアレルギー症状を緩和するといわれ、アトピー性皮膚炎や掌蹠膿疱症[*1]にビオチン療法が用いられる場合があります。

*1 膿がたまった膿疱とよばれる無菌性の皮疹が手掌（手のひら）や足蹠（足の裏）に多く現れ、周期的に増悪・寛解を繰り返します。また、掌蹠膿疱症に伴う関節症状で鎖骨や胸の中央、関節に痛みが生じることがあります。

2. 糖尿病のビオチン療法

　ビオチンが不足するとタンパク質の代謝が低下してインスリンの生産が減少するといわれています。ただし，ビオチン療法の治療効果がどれほどかは不明です。

3. 自己免疫疾患のビオチン療法

　ビオチンが欠乏すると，α-リノレン酸から生成されるエイコサペンタエン酸やプロスタグランジン E_3 が減少し，免疫グロブリンが過剰になるとされています。また，自己免疫疾患などの膠原病患者に統計的にビオチン欠乏が多いという説もありますが，すべての自己免疫疾患患者にいえることではなく，評価は賛否両論あります。

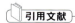

今回のケースを振り返って

　ビオチン散の添付文書上の用量が1g/日なのに対し，今回の処方は4.5g/日と多いため，自己免疫疾患に対するビオチン療法と推測しました。
　調べてみると，メトトレキサートのような免疫抑制薬と併用しても効果がみられないとか，酪酸菌と併用しないとビオチンが吸収されず逆に悪玉菌が余計に増えるなど，情報がさまざまあります。
　ビオチンや酪酸菌はサプリメントや医薬部外品（ミヤリサン®など）がドラッグストアなどでもたくさん市販されています。患者さんからビオチンについて質問があったときは，どの情報が正しいものなのかを薬剤師が自分なりに判断して情報提供できたらよいと思いました。

引用文献

1) Harper HA, et al : Review of physiological Chemistry; 16th edition. Lange Medical Publications, p167, 1977

索 引

英数字

- 2 峰性の病歴 ………… 52, 57
- 5-アミノサリチル酸
  (5-ASA) 製剤 … 112, 120
- 24 時間蓄尿 ……………… 209
- α-リノレン酸 …………… 298
- β-エンドルフィン ……… 171
- β刺激薬………………… 132
- β-ラクタム系アレルギー
  …………………………… 104
- κ受容体………………… 171
- μ受容体………………… 171
- ACE 阻害薬 …………… 127
- A-DROP システム ……… 81
- Alb/Cre 比 …………… 207
- ARB（アンジオテンシン II
  受容体拮抗薬）………… 127
- A 型ボツリヌス毒素製剤
  …………………………… 289
- bacterial overgrowth … 192
- B 型肝炎 ………………… 187
  - ーーウイルス……… 112
- CapeOX 療法 …………… 64
- *Clostridium difficile* …… 121
- Cockcroft-Gault 式 …… 235
- collagenous colitis …… 119
- CRP ……………………… 90
- DATSUN ………………… 119
- HELLP 症候群 ………… 127
- hMG（FSH）-hCG 療法
  …………………………… 223
- hypertensive disorders
  of pregnancy（HDP）… 126
- Japan Coma Scale（JCS）
  …………………………… 88
- LH-RH アゴニスト … 11, 257
- LH サージ ……………… 258
- L-アスパラギン酸カリウム
  …………………………… 181
- L-カルボシステイン …… 47
- MASCC スコア…………… 32
- Na^+/K^+-ATPase …… 177
- NSAIDs ………………… 6, 173
- PDE5 阻害薬 …………… 222
- pH ……………… 114, 163
- POEM …………………… 43
- Pregnancy and Lactation
  Labeling Rule（PLLR）… 59
- pregnancy induced
  hypertension（PIH）… 126
- quick SOFA ……………… 36
- receptor activator of NF-
  κB ligand（RANKL）… 11
- u-Alb …………………… 207
- アーガメイト® ………… 166
- アーテン® ……………… 288
- アイソボリン® …………… 74

和文

あ

- 亜鉛……………………… 242
  - ーー欠乏……………… 242
  - ーーの 1 日摂取基準… 243
  - ーーを含む食品……… 244
- 亜急性甲状腺炎………… 143
- 悪性胸膜中皮腫…………… 3
- アサコール® ……… 107, 114
- アシクロビル …………… 252
- アジスロマイシン………… 77
- アシドーシス……… 162, 179
  - ーーとアルカローシスの
    分類 ……………… 180
- アスコルビン酸…… 266, 269
- アスパラ®-CA 錠 ……… 147
- アスピリン ……………… 128
- アゾール系抗真菌薬…… 264
- アダラート® … 39, 43, 123
- アテレック® …………… 205
- アドシルカ® …………… 105
- アナストロゾール………… 9
- アビジン ………………… 296
- アプレゾリン® ………… 127
- アプレピタント …… 262, 264
- アマンタジン……………… 90
- アミロイドーシス………… 21
- アムロジピン …………… 159
- アモキシシリン
  …………… 52, 77, 86, 93
- アモキシシリン・クラブラン酸
  ………………………… 59, 86
- アリミデックス® ………… 9
- アリムタ® ………………… 3
- アルカローシス………… 179
- アルギニン ……………… 281
- アルドメット® ………… 127
- アルファカルシドール … 160
- アルブミン ……………… 152
  - ーー尿………………… 207
- アルブミン/クレアチニン比
  （Alb/Cre 比）……… 207
- アレルギー症状………… 297
- アロキシ® ……………… 265
- アロプリノール ………… 161
- アロマターゼ阻害薬
  …………………… 11, 257
- アンジオテンシン II 受容体
  拮抗薬（ARB）……… 127
- アンジオテンシン変換酵素
  （ACE）阻害薬……… 127
- アンドロゲン …………… 257
- 意識障害………………… 88
- 異常行動………………… 189

い

- イソクスプリン ………… 132
- イップス ………………… 291
- イトラコナゾール ……… 36
- イメンド® ……………… 262
- インスリン ………… 177, 280
- インドメタシン ………… 133
- 院内肺炎………………… 80
- インフルエンザ菌……… 52

う

- ウイルス性胃腸炎……… 25
- ウィルソン病…………… 251
- ウートフ徴候…………… 86
- ウテメリン® …………… 132
- ウレアーゼ産生菌……… 189

え

- エストロゲン ……… 11, 256
- エチゾラム ……………… 288
- エリスロポエチン ……… 171
- 塩化カリウム……… 175, 181
- 炎症………………… 22, 90

299

炎症性腸疾患……………… 108
エンピリックセラピー…… 81

お

黄体期………………………… 258
黄体形成ホルモン（LH）
　　　　　　　……… 223, 256
　　──サージ……………… 258
黄体形成ホルモン放出
　ホルモン（LH-RH）… 256
　　──アゴニスト… 11, 257
オーグメンチン®…… 32, 59
オキサリプラチン…………… 69
オキシプリノール………… 161
おしるし…………………… 129
悪心・嘔吐………………… 262
お茶………………………… 268

か

概日リズム………………… 272
潰瘍性大腸炎……………… 108
化学受容器引き金帯（CTZ）
　　……………………………… 263
過期産……………………… 125
確定診断……………………… 89
家族性地中海熱……………… 20
肩関節周囲炎……………… 276
カタプレス®……………… 281
葛根湯……………………… 252
褐色細胞腫………………… 214
活性型ビタミンD₃製剤
　　………………… 146, 161
カテコラミン……………… 177
カナマイシン………… 186, 190
カバサール®……………… 195
下部食道括約筋……………… 40
カペシタビン………… 63, 64
カベルゴリン………… 195, 199
加味帰脾湯………………… 284
痒み………………………… 171
ガラクトース……………… 193
カリウム…………………… 216
　　──製剤……………… 180
カリジノゲナーゼ………… 223
カリメート®……………… 166
カルシウム………………… 149
　　──拮抗薬…… 45, 211

　　──製剤……………… 147
　　──代謝……………… 277
カルタン®………………… 155
カルナクリン®…………… 223
カルボキシラーゼ………… 294
ガレノキサシン……………… 47
眼瞼痙攣…………………… 291
肝硬変……………………… 188
肝性脳症…………………… 188
　　──の昏睡度分類…… 191
関節痛………………………… 21
関節リウマチ……………… 294
感染性心内膜炎……………… 94
甘草………………………… 178
がん治療で用いられる
　主な漢方薬………………… 71
カンデサルタン…………… 231
感度・特異度………………… 88
肝嚢胞……………………… 234
漢方薬………………………… 72
顔面神経麻痺……………… 254

き

キサンチンオキシダーゼ
　　……………………………… 161
偽性副甲状腺機能低下症
　　………………………………… 16
喫煙………………………… 216
キナーゼ……………………… 29
球形吸着炭………… 155, 165
急性中毒症状………………… 22
急性腹症……………………… 20
牛乳………………………… 269
胸膜炎………………………… 21
菌血症………………………… 97
菌交代現象………………… 121
金属キレート……………… 246

く

クエン酸…………………… 148
クエン酸第一鉄…………… 269
クッシング症候群… 45, 178
くも膜下出血……………… 234
クラビット®……… 27, 106
グリチルリチン酸………… 178
グルカゴン………………… 281
グルコン酸カリウム……… 181

クレアチニン……………… 172
クレアチニンクリアランス
　　……………………………… 235
クレメジン®……………… 155
クローン病………………… 108
クロニジン………………… 281
クロミッド®……………… 223
クロミフェン……… 223, 259
クロム親和性細胞………… 263

け

ケイキサレート®………… 166
桂枝茯苓丸………………… 229
痙性斜頸…………………… 288
頸部神経麻痺……………… 252
痙攣性発声障害…………… 291
血圧コントロール………… 210
血圧上昇のメカニズム … 159
血圧低下…………………… 45
月経周期…………………… 258
月経不順…………………… 196
結石予防…………………… 148
血糖コントロール………… 210
ゲフィチニブ………………… 3
下痢……………… 23, 121, 166
下痢ピッピー……………… 119
検査の陽性・陰性………… 89
原発性アルドステロン症
　　…………………… 45, 178, 214
肩峰下滑液包……………… 276

こ

高アンモニア血症………… 188
抗うつ薬…………………… 222
抗エストロゲン薬
　　……………………… 11, 223, 257
高カリウム血症…………… 165
高カルシウム血症………… 13
　　──の症状……………… 13
抗がん薬…………………… 262
　　──の治療評価尺度…… 74
抗菌薬……………………… 121
　　──の予防投与………… 96
口腔衛生…………………… 101
高血圧…………… 45, 214, 234
抗甲状腺ホルモン………… 144
甲状腺がん………………… 145

索引

甲状腺機能低下症……… 198
甲状腺クリーゼ………… 185
甲状腺刺激ホルモン（TSH）
　……………………… 198
　　──放出ホルモン（TRH）
　……………………… 198
甲状腺腫………………… 143
甲状腺中毒性周期性
　四肢麻痺………………… 176
甲状腺摘出術……………… 16
甲状腺と副甲状腺の解剖
　……………………… 146
甲状腺ホルモン………… 198
高照度光療法…………… 273
抗精神病薬……………… 203
高尿酸血症……………… 161
更年期様症状……………… 45
抗パーキンソン病薬…… 288
高プロラクチン血症…… 197
高リン血症……………… 163
高齢者の糖尿病治療…… 215
コエンザイムQ10……… 229
呼吸音聴取……………… 285
呼吸苦…………………… 185
国立成育医療研究センター
　妊娠と薬情報センター… 53
牛車腎気丸…… 63，70，223
骨粗鬆症………………… 12
骨転移…………………… 12
骨密度の低下…………… 10
粉ミルク………………… 296
コルチゾール…………… 178
コルヒチン…………… 19，22

さ

サーカディアンリズム… 272
催奇形性…………… 26，136
柴胡加竜骨牡蛎湯……… 223
酢酸亜鉛………… 241，246
サムスカ®……………… 235
サラゾスルファピリジン
　（SASP）……… 112，120
サワシリン®………… 77，93
酸塩基平衡………… 163，178
酸化還元反応…………… 266
サンティア®…………… 286

し

ジーンプラバ®………… 122
ジェニナック®…………… 47
地黄……………………… 75
歯科治療………………… 97
子癎……………………… 127
耳管開放症……………… 285
耳管ピン………………… 286
ジギタリス製剤………… 177
子宮筋腫………………… 131
子宮頸管………………… 129
　　──無力症………… 131
子宮収縮………………… 129
軸索……………………… 84
シクロオキシゲナーゼ… 173
ジクロフェナク………… 47
視交叉上核……………… 273
自己検尿………………… 208
自己免疫疾患…………… 298
脂質コントロール……… 211
視床下部………… 198，280
ジスキネジア…………… 291
シスタチンC…………… 172
ジストニア……………… 290
ジスロマック®………… 77
自然軽快………………… 50
舌の不調………………… 250
市中肺炎………………… 80
耳毒性…………………… 193
ジヒドロ葉酸レダクターゼ
　………………………… 3
シプロフロキサシン…… 32
シメチジン……… 252，275
四物湯…………………… 75
射精障害………………… 222
縦隔内甲状腺腫………… 144
シュウ酸………… 148，153
絨毛膜羊膜炎…………… 130
授乳婦に対する薬の影響
　………………………… 53
松果体…………………… 272
硝酸イソソルビド……… 43
上歯痛…………………… 52
掌蹠膿疱症……………… 297
常染色体優性遺伝……… 232

常染色体劣性遺伝……… 251
上皮成長因子受容体（EGFR）
　………………………… 3
除外診断…………… 15，89
食塩……………………… 216
職業性ジストニア……… 291
食道アカラシア………… 41
書痙……………………… 291
女性化乳房……………… 203
女性ホルモン
　……………… 141，196，258
処方のカスケード……… 16
シルニジピン…… 159，205
新カルシチュウ®D₃…… 11
腎機能…………… 161，165
腎機能障害（腎機能低下）
　………………… 17，161
真菌感染症………………… 36
神経感覚障害…………… 243
神経症状−感覚性毒性基準
　（DEB-NTC）………… 69
腎血管性高血圧………… 45
腎結石…………………… 142
心室細動………………… 179
腎性貧血………………… 171
腎臓……………………… 232
腎嚢胞への感染………… 238
腎不全…………………… 233
　　──保存期………… 157

す

水痘・帯状疱疹ウイルス
　……………………… 254
水分補給………………… 286
睡眠呼吸障害…………… 214
睡眠障害………………… 271
スチバーガ®…………… 27
ステロイド…… 6，101，262
ズファジラン®………… 132
スルピリド……… 203，274
スルファピリジン……… 113
スローケー®…………… 175

せ

正期産…………………… 124
性器出血………………… 129
精索静脈瘤……………… 228

301

制酸薬	268	
成長遅延	243	
成長ホルモン	279	
──分泌刺激試験	279	
──分泌不全性低身長症	283	
──放出ホルモン（GHRH）	281	
性ホルモン	243	
生理食塩液	284	
石灰沈着性腱板炎	276	
切迫早産	129	
セフェム系抗菌薬	52	
セフカペン ピボキシル	106	
セフジトレン ピボキシル	52	
セレコキシブ	133	
ゼローダ®	63	
セロトニン	263	
腺腫様甲状腺腫	144	
先進医療	46	
せん妄	189	

そ

早産	125	
造精機能障害	222	
速効型ヒトインスリン	280	
ゾビラックス®	252	
ソマトスタチン	280	
ソマトロピン	282	
ゾレドロン酸	12	

た

胎児毒性	136	
代謝性アシドーシス	163	
代謝性アルカローシス	179	
帯状疱疹	254	
耐性菌	90	
大腸がん	28, 65	
──の症状	29	
──の全身化学療法	65	
──の補助化学療法	65	
体内時計	272	
胎便吸引症候群	125	
タガメット®	252, 275	
ダクチル®	133	
多胎妊娠	131	

タダラフィル	105	
脱水	235	
脱髄	84	
タバコ	287	
多発性硬化症	84	
多発性嚢胞腎	232	
ダフクリア®	122	
タモキシフェン	11	
タリオン®	47	
炭酸水素ナトリウム	163	
胆汁酸	251	
単純ヘルペスウイルス	252	
単純疱疹	253	
男性不妊症	220	
タンニン酸	268	
タンパク質	216	
タンパク尿	208	
短絡（シャント）	189	

ち

チアマゾール	175	
蓄尿検査	208	
蓄膿症	49	
チトクロム P450（CYP）	264, 275	
腸管合併症	116	
腸管除菌	192	
チラーヂン®	139	
沈降炭酸カルシウム	155, 164	
沈降炭酸カルシウム／コレカルシフェロール／炭酸マグネシウム	11	

て

手足症候群	64	
手足の痺れ	184	
低カリウム血症	178, 184	
──を起こす薬剤	184	
低カルシウム血症	12, 15	
──の症状	13	
低血糖	280	
低ゴナドトロピン性性腺機能低下症	223	
デキサメタゾン	262	
テストステロン	223	

鉄イオン	266	
鉄吸収	266	
鉄欠乏性貧血	171	
鉄剤	266	
テトラサイクリン系抗菌薬	82	
デノスマブ	11	
デノタス® チュアブル	9, 11	
デパス®	288	
デフィニエイティブセラピー	82	
テモゾロミド	87	
テルミサルタン	158	
点眼剤	286	

と

桃核承気湯	229	
銅欠乏症	246	
透析	233	
銅代謝障害	251	
糖尿病	193, 298	
──を合併する高血圧	212	
糖尿病腎症	207	
──の食事・生活上の注意	216	
──の病期分類	208	
動脈管収縮	137	
トコフェロール酢酸	219, 223	
ドパストン®	279	
ドパミン作動薬	199	
トランデート®	127	
鳥のくちばし状の狭窄	42	
トリヘキシフェニジル	288	
トルバプタン	235, 239	
トロンボキサン A2	128	

な

内因性オピオイド	171	
ナットクラッカー現象	229	
ナルフラフィン	171	
難聴	193	
難病法	232	

に

二次性高血圧	45, 214	

索引

二次性副甲状腺機能亢進症
　　　　　　　　　　171
ニトロール®　　　　　43
ニフェジピン
　　39, 43, 123, 127, 133
ニボルマブ　　　　　　8
乳がん　　　　　　10, 256
乳酸カルシウム　　　146
乳糖　　　　　　　　193
ニューモシスチス肺炎
　　　　　　　　36, 87
ニューロキニン-1（NK-1）
　受容体　　　　　　264
尿管結石　　　　　　142
尿検査　　　　　　　207
尿試験紙　　　　　　208
尿道結石　　　　　　143
尿毒症　　　　　　　165
尿路結石　　　　140, 234
妊娠　　　　　　　　26
妊娠高血圧症候群　　125
妊娠週数　　　　　　124
　──でみた薬剤の影響
　　　　　　　　　　135
認知機能障害　　　　243

ね
ネガティブフィードバック
　　　　　　　　223, 258

の
脳血管障害　　　　　184
膿性鼻汁　　　　　　57
脳動脈瘤　　　　　　234
囊胞感染　　　　　　234
囊胞出血　　　　　　234
ノベルジン®　　241, 246
ノルバデックス®　　11

は
パーキンソン病　　　291
肺炎　　　　　　　　79
肺炎球菌　　　　　　52
肺がん　　　　　　　2
敗血症　　　　　　　36
排卵期　　　　　　　258
排卵誘発剤　　　223, 259
橋本病　　　　　　　143

破水　　　　　　　　130
バセドウ病　　　143, 176
バソプレシン　　　　235
八味地黄丸　　　75, 223
白血球を構成する5つの分画
　　　　　　　　　　31
発熱　　　　　　　　20
発熱性好中球減少症　31, 87
鼻すすり　　　　　　286
バナナ　　　　　　　184
羽ばたき振戦　　　　189
バルーン拡張術　　　43
パロノセトロン　　　265
汎血球減少　　　　　243
パンビタン®　　　1, 4

ひ
ビオチン　　　　　　294
皮疹　　　　　　　　6
ヒスタミン　　　　　281
　──H$_2$受容体　　254
ヒスチジン　　　　　297
非ステロイド抗炎症薬
　（NSAIDs）　　6, 173
ビタミンB$_7$　　　　294
ビタミンB$_{12}$　　4, 6, 273
ビタミンC　128, 267, 297
ビタミンE　　　　　128
ビタミン剤　　　　　6
非定型肺炎　　　　　81
ヒト絨毛性ゴナドトロピン
　（hCG）　　　　　223
ヒト閉経後ゴナドトロピン
　（hMG）　　　　　223
ヒトヘルペスウイルス　253
ヒドララジン　　　　127
皮膚炎　　　　　　　242
非ヘム鉄　　　　　　266
ピペリドレート　　　133
疲労　　　　　　　　90
貧血　　　　　　　　171

ふ
ファモチジン　　　　278
フィダキソマイシン　122
フィンゴリモド　　　85
フェブキソスタット　161

フェマーラ®　　　9, 256
フェロミア®　　　　269
不揮発性酸　　　　　163
副甲状腺　　　　　　145
　──機能低下症　　15
　──摘出術　　　　16
　──の移植　　　　146
　──ホルモン（PTH）
　　　　　　15, 145, 277
副腎　　　　　　　　45
腹痛　　　　　　　　25
副鼻腔炎　　　　　　49
副鼻腔の解剖　　　　49
腹膜炎　　　　　　　20
不随意運動　　　　　189
不妊症　　　　　　26, 220
フマル酸第一鉄　　　269
不溶性の塩　　　　　164
プラリア®　　　　　12
プラルモレリン　　　281
プリン体　　　　　　148
フルオロウラシル　　74
フルコナゾール　　　36
プロゲステロン　　　258
プロスタグランジン
　　　　　　　　133, 173
プロスタサイクリン　128
プロトンポンプ阻害薬　119
プロプレス®　　　　231
プロマック®　　　　247
フロモックス®　　　106
プロラクチン　　　　196
　──産生腫瘍　　　197

へ
閉経前後のエストロゲン分泌
　　　　　　　　　　257
米国食品医薬品局（FDA）
　　　　　　　　　　59
ベーチェット病　　22, 98
ベズロトクスマブ　　122
ペニシリンアレルギー　105
ペニシリン系薬　　　81
ペニシリン耐性肺炎球菌　59
ベポタスチン　　　　47
ヘム鉄　　　　　　　266

ペメトレキセド………………	3	
ヘモグロビン………………	266	
ヘルペスウイルスの分類		
……………………………	253	
ベル麻痺……………………	254	
ベンズブロマロン…………	161	
ペンタサ®………… 107,	115	
ほ		
膀胱結石……………………	142	
ホスホジエステラーゼ 5		
（PDE5）…………………	222	
ホスホプロテイン…………	269	
補正血清カルシウム値……	152	
補中益気湯………… 219,	223	
ホットフラッシュ…………	45	
ボツリヌス療法……………	289	
ボトックス®………………	289	
骨吸収………………………	277	
ホモシステイン……………	6	
ポラプレジンク……………	247	
ポリスチレンスルホン酸		
……………………………	166	
ホリナートカルシウム……	74	
ポリファーマシー…………	16	
ボルタレン®………………	47	
ホルモン感受性乳がん……	256	
ホルモン療法……… 10,	256	
ま		
マグセント®………………	133	
マグネシウム………………	148	
マクロライド系抗菌薬		
……………… 53, 82,	264	
末梢神経障害………………	69	
慢性下痢……………………	243	
慢性腎臓病（CKD）………	156	
──の CGA 分類 ……	157	
み		
ミエリン……………………	84	
ミオクローヌス……………	189	
ミオグロビン………………	266	
味覚障害……………………	243	
耳の構造……………………	284	
ミヤ BM®…………………	296	
ミヤリサン®………………	298	
味蕾…………………………	243	

ミルクアルカリ症候群……	17	
ミルクアレルギー…………	296	
む		
むくみ………………………	45	
ムコダイン®………………	47	
無精子症……………………	224	
め		
メコバラミン……… 223,	271	
メサラジン………… 107,	114	
メタロチオネイン…………	246	
メチコバール®…… 223,	271	
メチルドパ…………………	127	
メトトレキサート…………	74	
メトロニダゾール…………	192	
眼の症状……………………	101	
メラトニン…………………	272	
メルカゾール®……………	175	
免疫機能障害………………	243	
免疫グロブリン……………	298	
免疫チェックポイント阻害薬		
……………………………	8	
免疫不全患者………………	73	
免疫抑制薬…………………	101	
も		
門脈圧亢進…………………	188	
門脈体循環系短絡…………	188	
や		
薬剤性下痢…………………	119	
薬剤性腎障害………………	173	
薬剤性腸炎…………………	121	
薬剤耐性（AMR）対策		
アクションプラン………	91	
ゆ		
有害事象共通用語規準		
（CTCAE）………………	69	
疣腫…………………………	94	
ユーゼル®…………………	74	
ユベラ®…………… 219,	223	
よ		
葉酸………………………4,	74	
──代謝拮抗薬…………	3	
ヨード………………………	250	
ら		
酪酸菌製剤…………………	296	
ラクツロース……… 186,	188	

ラベタロール………………	127	
ラムゼイ・ハント症候群		
……………………………	254	
ラメルテオン………………	271	
卵胞期………………………	258	
卵胞刺激ホルモン（FSH）		
……………………………	223	
ランマーク®………………	12	
り		
リトドリン…………………	132	
利尿薬……………… 161,	178	
リファキシミン……………	193	
硫酸鉄………………………	269	
硫酸マグネシウム… 127,	133	
緑膿菌………………………	87	
リン酸塩……………………	269	
リン酸カルシウム…………	276	
リンパ球……………………	84	
──減少…………………	87	
れ		
レゴラフェニブ……… 27,	29	
レスピラトリーキノロン系薬		
……………………… 53,	82	
レチノール・カルフェシロール		
……………………………	1	
レッドフラッグサイン……	25	
レトロゾール………… 9,	256	
レニン・アンジオテンシン系		
（RAS）阻害薬…………	159	
レボチロキシン……………	139	
レボドパ…………… 279,	281	
レボフロキサシン		
……………… 27, 32,	106	
レボホリナートカルシウム		
……………………………	74	
ろ		
ロイコボリン®……………	74	
ロゼレム®…………………	271	
濾胞腺腫……………………	143	

宇高　伸宜 • Udaka Nobuyoshi
株式会社サンクール あしたば薬局グループ

- 北海道医療大学薬学部卒業，同大学大学院衛生化学講座修士課程修了後，札幌市西区にある北祐会神経内科病院に入職。その後，札幌市北区に本社を置く（株）サンクール あしたば薬局グループに入社。
- 大学病院前の薬局の管理薬剤師を任されたことをきっかけに，本書の元となる社内DI情報を作成し，社内の教育担当として現在も活動中。
- 2013年からは社内研修会に共著の岸田医師を招き，臨床的な知識を身につけた薬剤師を育てることを目的とした研修会を継続している。
- 趣味はゴルフとビリヤード。こだわる性格で，はまると上手くなるまでやり続けます。ゴルフはベストスコア77までいきましたが，現在は7歳と3歳の子どもと遊ぶのが趣味になっています。天気の良い日は庭でBBQばかりしています。

岸田　直樹 • Kishida Naoki　MD, MPH
総合診療医・感染症医／感染症コンサルタント
北海道科学大学薬学部 客員教授（臨床推論）
一般社団法人 Sapporo Medical Academy 代表理事
北海道大学医学院社会医学博士課程（数理モデル）

- 2002年旭川医科大学卒業。手稲渓仁会病院初期研修，同総合内科・医学教育フェロー修了。2008年静岡県立静岡がんセンター感染症科フェロー，2010年手稲渓仁会病院総合内科・感染症科 感染症科チーフ兼感染対策室長，2014年4月よりSMA代表理事，2017年より北海道科学大学客員教授
- 医療におけるエンパワメントを推進する法人を設立。総合診療医として総合診療科回診，内科外来や救急などで研修医指導に関わり，感染症コンサルタントとしても全国的に活動中。研究テーマは人口学・感染症疫学・数理モデル
- 主な資格：日本内科学会総合内科専門医，日本感染症学会専門医・指導医，日本化学療法学会抗菌化学療法指導医，北海道医療大学非常勤講師，公衆衛生修士（MPH）
- 主な著書：「誰も教えてくれなかった『風邪』の診かた」（単著／医学書院），「感染症非専門医・薬剤師のための感染症コンサルテーション」（単著／じほう），「ジェネラリストのための内科外来マニュアル」（編著／医学書院），「薬剤師のための臨床推論」（編著／じほう），「3ステップで推論する副作用のみかた・考えかた」（編著／じほう）
- 趣味は温泉めぐり，サッカー観戦（インテルファン），物理学，3人の息子と戯れること

処方箋の"なぜ"を病態から推論する
病態がわかると服薬指導が変わる！

定価　本体3,400円（税別）

2019年 5 月15日　発　行

著　者　宇高 伸宜　岸田 直樹
発行人　武田 正一郎
発行所　株式会社 じ ほ う

　　　　101-8421　東京都千代田区神田猿楽町1-5-15（猿楽町SSビル）
　　　　電話　編集　03-3233-6361　販売　03-3233-6333
　　　　振替　00190-0-900481
　　　　＜大阪支局＞
　　　　541-0044　大阪市中央区伏見町2-1-1（三井住友銀行高麗橋ビル）
　　　　電話　06-6231-7061

©2019　　デザイン・組版　（株）サンビジネス　　印刷　（株）暁印刷
Printed in Japan

本書の複写にかかる複製，上映，譲渡，公衆送信（送信可能化を含む）の各権利は株式会社じほうが管理の委託を受けています。

JCOPY ＜出版者著作権管理機構 委託出版物＞
本書の無断複製は著作権法上での例外を除き禁じられています。
複製される場合は，そのつど事前に，出版者著作権管理機構（電話 03-5244-5088，FAX 03-5244-5089，e-mail：info@jcopy.or.jp）の許諾を得てください。

万一落丁，乱丁の場合は，お取替えいたします。
ISBN 978-4-8407-5177-3